Das DMSO-Handbuch

Verborgenes Heilwissen aus der Natur

Dr. rer. nat. Hartmut P. A. Fischer

Das DMSO-Handbuch

Verborgenes Heilwissen aus der Natur

Daniel Peter
- Verlag -
Verlag für ein neues Bewusstsein

Verlag Daniel Peter Verlag, Schnaittach

E-Mail info@daniel-peter-verlag.de

Internet www.daniel-peter-verlag.de

Lektorat Dipl. Ing. Simone Fischer

Covergestaltung Frank Alkemade, Alkemade Fotografie,
Foto in Lizenz von kikkerdirk© – fotolia.com

Innenlayout und Satz Hans-Jürgen Maurer, Frankfurt/Main
Gülistan Stahlmann, EYE Marketing, Essen

ISBN 978-3-9815255-1-9

1. Auflage November 2012, 5.000 Exemplare
2. Auflage März 2013, 7.000 Exemplare
3. Auflage Januar 2014, 9.500 Exemplare
4. Auflage Januar 2015, 12.000 Exemplare
5. Auflage Januar 2016, 12.000 Exemplare
6. Auflage Juli 2016, 15.000 Exemplare
7. Auflage August 2017, 20.000 Exemplare
8. Auflage Juni 2018, 22.000 Exemplare
9. Auflage Februar 2019, 33.000 Exemplare

Gedruckt mit Biofarben

Haftungsausschluss

Die hier dargestellten Vorgehensweisen und Fallberichte sollen Ihnen zur Information dienen und unterliegen komplett Ihrem eigenen Urteilsvermögen. Sie stellen keinen Ersatz für medizinisches Fachwissen dar. Sie ersetzen nicht die fachlich fundierte Diagnose, Beratung oder Therapie beim ganzheitlich arbeitenden Arzt oder Heilpraktiker.

Der Autor hat sich bemüht, alle Aspekte der vorgestellten Themen verständlich und detailliert zu erläutern sowie externe Informationen möglichst genau und vollständig wiederzugeben. Dennoch wird für eventuell fehlende, ungenaue oder fehlerhafte Inhalte oder Widersprüche keine Verantwortung oder Haftung übernommen, weder vom Autor noch vom Verlag.

Weder der Autor noch der Verlag haften für Schäden, welcher Art auch immer, die sich aus der Anwendung der in diesem Werk geschilderten Methoden ergeben. Insbesondere übernehmen wir keine Haftung für Verbesserungen oder Verschlechterungen Ihres Gesundheitszustandes.

Auf Grund der Dynamik im Internet können Seiten/Links, die im Buch erwähnt werden und die zum Zeitpunkt der Fertigstellung dieses Buches noch aktuell waren, inzwischen bereits verändert oder nicht mehr vorhanden sein.

Danksagung

Viele liebe Menschen haben die Fertigstellung dieses Buches begleitet und ermöglicht. Manche von Ihnen auch unbeabsichtigt. Bereits ein freundschaftliches Gespräch oder Hilfe bei einer ganz anderen Arbeit brachten dieses Schreibprojekt direkt und indirekt voran. All dieser vielen Momente und Unterstützungen kann man sich als Autor im Nachhinein nicht mehr erinnern. Deshalb bliebe eine Aufzählung von Namen an dieser Stelle immer unvollständig. So danke ich allen, die mit großen und kleinen Beiträgen das DMSO-Handbuch mit erschaffen haben!

Herzlich
Hartmut Fischer
www.pranatu.de

Inhalt

Gedanken zur 4. Auflage

„Ich habe sehr gute Verbesserungen erzielt, aber ist die Verwendung von DMSO eigentlich erlaubt?"

So oder ähnlich, lautet eine häufige Frage. Wo sind wir nach nur drei bis vier Generationen gedanklich hingeraten? Noch unseren Urgroßeltern war es völlig fremd, sich wegen Erkrankungen irgendwo in ein Wartezimmer zu begeben, um dann eine sogenannte offiziell anerkannte Therapie in Anspruch zu nehmen. Sie hatten ihre natürliche Hausapotheke und das überlieferte Wissen. Und heute nun fragen wir danach, ob es erlaubt ist, ein Hausmittel anzuwenden, das uns offensichtlich gut tut!? Zum Glück haben sich durch die interessengesteuerte medizinische Umerziehung der vergangenen wenigen Jahrzehnte die Tatsachen nicht verändert. Deshalb in aller Deutlichkeit: **Für die eigenverantwortliche Selbstbehandlung jedes Einzelnen, sowie seiner Familienangehörigen und Haustiere, gilt selbstverständlich die hundertprozentige Therapiefreiheit! Dies schließt, ebenso selbstverständlich, die eigene Durchführung/Anwendung von Infusionen, Injektionen, Einläufen, das Nähen von Wunden und das Anmischen von Augentropfen etc. mit ein!**

Jeder kann sich solche Möglichkeiten und Fähigkeiten für den Krankheitsfall, auch mit unserer Hilfe, leicht aneignen. Wir sollten die Verantwortung für unseren Körper nicht länger auf Dienstleister des noch bestehenden Systems auslagern. Auch im Vergleich mit den üblichen Krisen-Vorsorge-Empfehlungen scheint das (Wieder-)Erlernen von gängigen Behandlungsmethoden und die Bevorratung mit einfachen Hausmitteln wichtig zu sein. Dieses Bewusstsein zu etablieren und entsprechende Ausbildungsmöglichkeiten zu schaffen, sehe ich zusammen mit Gleichgesinnten als dringliche Aufgabe an. Dazu gehört, Ihnen wieder eine echte, unabhängig machende Hausapotheke, den „Gesundheitswerkzeugkasten", zurückzugeben. DMSO sollte darin enthalten sein.

Vorwort

DMSO erlebt derzeit ein Comeback als frei zugängliches Therapeutikum, nachdem es viele Jahre von Fachleuten und Alternativmedizinern „gehütet" wurde. Inzwischen ist es bekannt geworden als schnell wirksames und dabei exzellent verträgliches Mittel für die Behandlung von akut-entzündlichen und traumatischen Erkrankungen. Es wirkt entzündungshemmend, lindert schnell Schmerzen, sorgt für eine rasche Resorption von Schwellungen oder Einblutungen und unterstützt die Wundheilung. Deshalb wird es zum Beispiel gerne bei Sportverletzungen, Schulter-Arm-Syndromen, rheumatischen und degenerativen Gelenkerkrankungen (auch Bandscheibenveränderungen) oder Neuralgien eingesetzt. Doch DMSO kann noch viel mehr, und das haben nicht nur Schönheitschirurgen, Unfall-, Sport- oder Tiermediziner entdeckt, sondern auch unzählige Menschen, die für ihre chronischen Leiden nach alternativen Heilungswegen suchen. Es handelt sich also bei DMSO um einen äußerst vielseitigen Baustein für die therapeutische Eigenständigkeit und um ein großes Stück medizinische Unabhängigkeit von nebenwirkungsreichen Standardmedikamenten. Für viele der Suchenden blieben aber der sichere Umgang mit dieser Flüssigkeit und die möglichen Einsatzgebiete bisher unklar. Kurz gesagt, es fehlte ein konkretes Nachschlagewerk für den praktischen Einsatz von DMSO. Mit diesem Buch wird deshalb nun ein hauptsächlich anwendungsorientiertes Standardwerk sowohl für alle Selbstbehandler als auch für Ärzte, Heilpraktiker und andere Therapeuten gleichermaßen vorgelegt.

Im vergangenen Oktober hatte Frau Dr. med. Antje Oswald den Vorschlag des Verlagsleiters, ein solches DMSO-Handbuch zu schreiben, an mich weitergeleitet. Nach den Vorgesprächen mit Herrn Daniel Peter war nur schwer zu überblicken, welche Tragweite die Zusage für dieses Projekt mit sich bringen würde – im positiven Sinne. Heute liegen alle Erkenntnisse und Aha-Momente, alles Staunen und Wundern über das, was die Recherchen zu diesem vor 146 Jahren erstmalig dargestellten Stoff hervorgebracht haben, in druckfertiger Form vor – bereit für den

Einsatz bei einer Vielzahl von Erkrankungen. Inzwischen konnte ich für mich selbst und in meiner Praxis viele Erfahrungen mit der Anwendung von DMSO bei den verschiedensten Erkrankungen machen. Diese Lerneinheiten können Sie nun nutzen, ohne in vielen Situationen „das Rad neu erfinden zu müssen“.

Es ist nicht so, dass mir DMSO unbekannt gewesen wäre. Im Verlauf meines naturwissenschaftlichen Studiums sowie während der Forschungsarbeiten zur Dissertation im Bereich „Organische Synthese“ war mir DMSO ständiger Begleiter als Lösungsmittel mit besonderen Eigenschaften, sowohl für chemische Reaktionen als auch für analytische Proben beispielsweise in der Kernresonanzspektroskopie. Es kann sogar durch besondere Aktivierung selbst als mildes Oxidationsmittel dienen (sog. Swern-Oxidation). Diese allgemeine Beliebtheit als flüssiger Bestandteil für Lösungen in Forschung und Industrie ist aber in der Regel nur die eine Erscheinungsform, nur das eine Gesicht, das wir von DMSO wahrnehmen.

Seinen eigentlichen Wert für die Behandlung verschiedenster Leiden bei Mensch und Tier offenbarte das DMSO erst ab Anfang der 1960er-Jahre durch die Experimente von M.D. Stanley W. Jacob in Oregon an Transplantationsgeweben. Er gilt seither, neben M.D. Edward E. Rosenbaum, als Vater der therapeutischen DMSO Anwendung, die seit damals eine wechselvolle Geschichte durchlaufen hat. Diese Geschichte(n) wurde(n) etwa von Maya Muir in einem Übersichtsartikel lebhaft beschrieben.[1] Vom plötzlich emporgehobenen „Wundermittel“, das von den großen Pharmafirmen mit Zulassungsanträgen* ins Rennen geschickt wurde, bis zum versteckt gehaltenen Arzneistoff einer Gemeinde von gesamtheitlich denkenden Therapeuten. Vom Objekt der Begierde, dem bis heute zehntausende von wissenschaftlichen Fachartikeln gewidmet wurden, bis zum Insidermittel, dem zahlungskräftige Patienten in mittelamerikanische Länder folgten, wo seine medizinische Anwendung offiziell anerkannt ist.

Obwohl die Anzahl der Publikationen zum therapeutischen Einsatz von DMSO schier unüberschaubar ist und obwohl die Masse und Qualität der Patientendaten unter den alternativen Arzneistoffen ihresgleichen sucht, gibt es erstaunlicherweise bis dato kein deutschsprachiges Handbuch für interessierte Anwender und Therapeuten. Viele kennen DMSO nur dem Namen nach, ebenso wie seine Hauptanwendungsfelder. Da es

* News: Seit 1.11.2015 DMSO-Ampullen mit Zulassung verfügbar! (Vgl. „Bezugsquellen“)

jedoch allgemein nur sehr spärliche Anleitungen und Rezepturen gibt, die von den Insidern zudem oft gehütet werden, hat sich eine gewisse Unsicherheit im Umgang mit dieser äußerst vielseitigen Substanz entwickelt. Deshalb soll das vorliegende Werk vor allem den praktischen Einsatz und das sichere „Hantieren" mit DMSO vermitteln. Darüber hinaus können Sie dieses Stück Literatur durchaus auch als unterhaltsames „Lesebuch" nutzen, weil viele Abschnitte den reinen „DMSO-Horizont" überschreiten und Ihnen ganz nebenbei jede Menge Informatives liefern.

Als Naturwissenschaftler konnte ich nicht umhin, ein Kapitel voran zustellen, das die kurzweilige Geschichte, die erstaunlichen physikalischen, chemischen und pharmakologischen Eigenschaften sowie die Sicherheit von DMSO als Naturarznei beschreibt. Für alle „Ungeduldigen", und dazu gehören sicher nicht nur medizinische Laien, sondern auch manche Ärzte und Heilpraktiker, wurde diesen Abschnitten jeweils eine leicht verständliche Zusammenfassung **voran**gestellt. Somit könnten die genaueren Ausführungen zu den DMSO-Eigenschaften zunächst sogar übersprungen werden, um möglichst rasch das „Praxiskapitel" zu erreichen. Die Lektüre dieser naturwissenschaftlichen Betrachtungen sei Ihnen jedoch ans Herz gelegt. Sie sind geeignet, Ihnen ein tieferes Verständnis für die biochemischen Vorgänge im menschlichen oder tierischen Organismus zu ermöglichen, die DMSO vermittelt. Dadurch können Sie vielleicht auch eine ganz persönliche Art der Versöhnung zwischen Theorie/Forschung und praktischer Anwendung herbeiführen.

Der weitaus größte Teil des Buches befasst sich jedoch mit den konkreten Anwendungstechniken und Verabreichungsformen sowie den bisher mit DMSO behandelten Symptomen und Krankheiten. Das Buch ist dennoch auch ein Nachschlagewerk, das die sichere Handhabung lehrt, zu eigenem Ausprobieren ermutigt und so die eigentliche Berührung mit einer rätselhaften, heilenden Flüssigkeit ermöglicht.

Schon aus reiner Tradition sind an manchen Stellen kleine Sticheleien oder gar begründete Vorwürfe gegenüber Ärzten oder der Schulmedizin allgemein eingestreut. Ob sie jeweils berechtigt sind, ist selbstverständlich eine Frage des Einzelfalls, und so bitte ich um Nachsicht. Ärzte und Heilpraktiker, das ist eben ein polarisiertes Verhältnis – seit eh und je. Inzwischen besuchen auch Schulmediziner meine Seminare, und so ergeben sich freundschaftliche und vertrauensvolle Netzwerke über Berufsstände hinweg. Umgekehrt brauche ich auch ärztliche Hilfe. Nicht nur, wenn ich mir einen Knochen gebrochen habe, sondern auch, wenn es um Diagnoseberichte oder pharmakologische Beurteilungen geht. Mir selbst ist vollkommen klar, und das sollte für jede/jeden Heilpraktiker/in gelten, dass uns die Ärzte in Sachen medizinisches Fachwissen und Patientenerfahrung aufgrund ihres umfangreichen, strukturierten Ausbildungsweges in der Regel weit überlegen sind. Sie können/könnten also sehr wohl auch ganzheitliche, am Individuum orientierte und hoch verträgliche Therapiewege anbieten. Leider legt den Ärzten die enge Einbindung in das Dreiecksverhältnis aus Kostenträgern, Arzneimittel- und Medizintechnikanbietern sowie ihren eigenen Interessenvertretern Handschellen an. Viele von ihnen starten hochmotiviert und voller Ideale in den Heilberuf und resignieren schon nach kurzer Zeit, weil bürokratische und monetäre Zwänge ihnen die persönliche Freiheit rauben. Erschwerend kommt hinzu, dass viele Ärztinnen/Ärzte die buchstäblich einstudierte Überheblichkeit der Hochschulprofessoren und Klinik-Chefs übernehmen, wenn es um das Dazulernen oder das Eingestehen von (Behandlungs-)Fehlern geht. Sich für alternative und patentfrei nutzbare Heilmittel, wie DMSO oder all die anderen hier beschriebenen Stoffe, zu öffnen, würde auch ihnen guttun. Wer sich kategorisch gegen alles stellt, was die Pharmaindustrie klein zu halten versucht, und sich damit direkt oder indirekt an diese verkauft, vergibt völlig unnötig die Chance auf den Blick über den fachspezifischen Tellerrand hinaus. Wäre es nicht schön, wenn wir eine neue Generation von Therapeuten, Ärzten und Heilpraktikern erleben würden, die gemeinsam und mit allen frei zugänglichen, effektiven und verträglichen Hilfsmitteln zum Wohle der Erkrankten agieren? Einen gleichberechtigten Beitrag zur Volksgesundheit, wie es so schön heißt, leisten beide Fraktionen auch heute schon, wenn wir diejenigen unter ihnen betrachten, die sich nicht vom Geld leiten lassen und ein gutes Herz haben. Das sollten alle anerkennen.

Hartmut Fischer
Oktober 2012

Einleitung

DMSO ist bekannt als einfach zu handhabendes Heilmittel, das für ernsthafte, stark schmerzende Erkrankungen ebenso geeignet ist, wie für alltägliche Beschwerden. Man kann es nutzbringend für sich und seine Familie einsetzen, ohne eine Liste mit sogenannten unerwünschten Nebenwirkungen beachten zu müssen. Es lässt sich, nach den bisherigen Erkenntnissen, auch sehr gut mit anderen Arzneien kombinieren oder kann deren Nutzen noch verstärken. DMSO ist sogar für jedermann günstig zu erwerben. Wenn Ihnen also auf der Suche nach einer Lösung für Ihre individuellen gesundheitlichen Beschwerden oder für therapeutische Aufgaben an anderen Patienten nun dieses Buch begegnet ist, lohnt es sich, das DMSO mit all seinen überraschenden Eigenschaften genauer unter die Lupe zu nehmen. Und weil von all den Ansprüchen, die Sie an diesen Stoff haben, die Anwendungssicherheit im Vordergrund stehen sollte, will ich schon an dieser Stelle kurz auf die wenigen zu erwartenden Begleiterscheinungen einer DMSO-Behandlung eingehen, die jedoch nicht bei allen Anwendern zu beobachten sind.

Natürlich kann man darüber diskutieren, was unter einer Nebenwirkung zu verstehen ist und wie eine solche von der erwünschten Wirkung zu unterscheiden sei. In diesem Buch wird es so gehandhabt, dass Erscheinungen oder Beobachtungen, die unter der Anwendung eines Arzneimittels auftreten, immer dann als erwünscht und notwendig angesehen werden, wenn sie Ausdruck der erhofften pharmakologischen Wirkung auf den Organismus sind. Ganz unabhängig davon, ob dies einzelne Anwender subjektiv als angenehm oder unangenehm bewerten, denn eine Wirkung wird ja gefordert. Beispielsweise führt die kapillarerweiternde Eigenschaft des DMSO bei äußerlicher Anwendung regelmäßig zu vorübergehenden lokalen Hautrötungen, die individuell sehr unterschiedlich ausgeprägt sein können (vgl. 2.2). Da diese Reaktion zur deutlich schnelleren Abschwellung und Abheilung von akuten Verletzungen beiträgt, ist sie in meinem Verständnis natürlich Bestandteil und

Ausdruck der erwünschten Wirkung. Ein noch drastischeres Beispiel aus einem anderen Bereich: Wenn Sie ein Brechmittel einnehmen, erwarten Sie, dass die, subjektiv sehr unangenehme, aber hier erwünschte Wirkung möglichst zuverlässig eintritt!

Eine (echte) unerwünschte Nebenwirkung dagegen ist aus meiner Sicht beispielsweise der unter klassisch-schulmedizinischer Chemotherapie auftretende Haarausfall. Es muss sich dabei ja offensichtlich um unselektiv-zellschädigende Substanzen handeln – der Haarausfall ist dann Ausdruck des Zugrundegehens gesunder, körpereigener Gewebe. Dies kann nicht erwünscht sein und muss nicht als notwendig hingenommen werden.

Eine solche Interpretation zum Thema „Wirkung und Nebenwirkung“, zu der ich mir hier die Freiheit nehme, widerspricht sicherlich gängigen klinischen Protokollen und Fragebögen. Üblicherweise würde dort die oben erwähnte, rasch rückläufige örtliche Hautrötung unter der Rubrik „Beobachtete Nebenwirkungen“ notiert. Wir kennen dieses Dilemma ganz allgemein im Bereich der alternativen Heilverfahren und bezeichnen verschiedene Phänomene eventuell mit dem Begriff „Erstverschlimmerung“. So ist hinlänglich bekannt, dass zum Beispiel ein Entgiftungsvorgang im Rahmen von ausleitenden Verfahren sehr heftige und oft unangenehme Begleiterscheinungen hervorrufen kann – von Alpträumen bis zur Übelkeit. Trotzdem würden weder Therapeut noch Patient in diesem Zusammenhang von unerwünschten Nebenwirkungen sprechen. Erstens wartet man ja auf diese Reaktion – sie ist also erwünscht. Zweitens ist es keine Neben-, sondern die Hauptwirkung.

Vorweggenommen ist es so, dass vor allem eine besondere Eigenschaft des DMSO von manchen als nachteilig angesehen wird: Es erzeugt bei vielen Anwendern einen Mund- und/oder Körpergeruch, der von Außenstehenden als knoblauch- oder austernartig beschrieben wird. Amüsanterweise registriert der Betroffene selbst diese Ausdünstungen nicht und wundert sich oftmals darüber, dass andere Menschen Abstand halten und nach Möglichkeit versuchen, den Raum zu lüften … Die natürlichen Ausscheidungsvorgänge unseres Organismus sorgen dafür, dass dieser Geruch spätestens 72 Stunden nach der Verabreichung verschwindet. Diese Eigenschaft des DMSO ist übrigens auch der Hauptgrund dafür, dass es nur schwerlich oder gar nicht für eine klinische Studie im Rahmen eines Doppelblind-Designs geeignet ist. Jeder würde sofort registrieren, welcher Proband das Verum und welcher das Placebo anwendet.

Weitere Begleiterscheinungen können die schon erwähnten möglichen Hautirritationen Rötung, Juckreiz, Brennen und Schuppung bei äußerlicher Anwendung sein. Diese Effekte sind alle reversibel und von Mensch zu Mensch sehr unterschiedlich ausgeprägt. Für die innerliche Anwendung durch Trinken ist der gewöhnungsbedürftige Geschmack zu erwähnen. Auch dazu gibt es die verschiedensten Aussagen von Patienten oder von anderen Therapeuten und Anwendern. Von „sehr bitter" bis „ganz angenehm" habe ich schon viele Varianten gehört – der Mensch ist eben ein Individuum. Teilweise wird deshalb empfohlen, die Zubereitung mit einem Frucht- oder Gemüsesaft vorzunehmen anstatt mit Wasser. Generell sollte vor der eigentlichen Anwendung ein Verträglichkeitstest gemacht werden. Dies kann etwa durch Betupfen einer Hautstelle in der Ellenbeuge mit 70%igem DMSO geschehen – leichte Rötung, Juckreiz oder „Kribbeln" danach sind als normal einzustufen. Ebenso kann DMSO natürlich für jeden einzelnen Patienten kinesiologisch oder mit Hilfe der Bioresonanz ausgetestet werden.

Wir haben es also mit einer Flüssigkeit zu tun, die bei vielen einen auffallenden Geruch hervorruft, bitter schmeckt und nach dem Auftragen auf die Haut verschiedene, aber kurzfristig reversible Empfindungen auslösen kann. Würde Sie das davon abhalten, diesen Stoff bei sich oder anderen für die Linderung und Heilung einzusetzen, wenn ich Ihnen beispielsweise jetzt schon verrate, dass damit sogar pathologische Kalkablagerungen im Schultergelenk aufgelöst werden können? Sicher müssen diese Eigenschaften beachtet werden und haben schon bei meinen früheren Selbstversuchen auch zu genauer Planung der Anwendungszeitpunkte geführt, um das private und berufliche Umfeld möglichst wenig zu belasten oder um die Anwendungsdauer zu optimieren. Trotzdem stehen diesen wenigen und harmlosen (Neben-)Wirkungen erstaunliche und segensreiche Behandlungsmöglichkeiten gegenüber, die Sie bald nicht mehr missen wollen.

Nur einmal in der Geschichte der therapeutischen DMSO-Anwendung gab es Spekulationen über eine mögliche langfristige Nebenwirkung. Die (voreiligen) Bedenken, die in der Zeit der umfangreichen tierexperimentellen Studien Mitte der 1960er-Jahre geäußert wurden, waren auf enorm hohe Dosen (bis zum 100-fachen der beim Menschen empfohlenen Tagesmenge) zurückzuführen und auf wenige Labortiere beschränkt. Es handelte sich um die nur bei drei Spezies beobachtete Veränderung der Brechungseigenschaften an der Augenlinse nach wochenlanger, hochdosierter Verabreichung. Kurz gesagt, die Kaninchen, Schweine und Hunde[2] wurden nach Einnahme dieser großen DMSO-Mengen kurzsichtig. Diese

Daten wurden von den leitenden Wissenschaftlern 1965 für eine Veröffentlichung bei der *New York Academy of Sciences* eingereicht und führten noch vor dem Druck der Zeitschrift zu einem vorläufigen Stopp aller klinischen Studien durch die Zulassungsbehörde* FDA (Food and Drug Administration). Die Ergebnisse konnten jedoch später mit normalen Dosen an den Kaninchen nicht reproduziert werden und wurden beim Menschen oder anderen höheren Säugetieren sowieso nie beobachtet.[3]

So bleibt aus ethisch-therapeutischem Blickwinkel nur ein Nachteil des Dimethylsulfoxids bestehen, nämlich der Umstand, dass es nicht für den breiten Einsatz im Rahmen der ärztlichen Verordnung verfügbar ist, weil heute weltweit nur sehr wenige Fertigarzneimittel auf DMSO-Basis offiziell für die Anwendung am Menschen genehmigt sind. Ein Zusammenhang mit der eingeschränkten Patentfähigkeit eines allgemein verfügbaren, günstigen Lösungsmittels und der Verweigerungshaltung der Zulassungsbehörden ist dabei mehr als augenfällig. So müssen Sie eben die Möglichkeit nutzen, in Begleitung eines mit DMSO vertrauten Arztes oder Heilpraktikers oder eben in Eigenregie diesen Weg eines alternativen Therapieprinzips selbst zu beschreiten. So, wie Sie es immer tun, wenn offiziell anerkannte, erstattungsfähige Medikamente oder Behandlungen längst versagt haben oder zu toxisch und schädlich sind und man gezwungen ist, die eigene Gesundheit selbst in die Hand zu nehmen. Dieses Buch wird Ihnen dabei helfen.

Die wichtigste Botschaft dieser Anleitungen ist: Lassen Sie sich niemals einreden, Ihre Krankheit sei unheilbar, weil sie chronisch verläuft oder zu schwerwiegend ist! Egal, um was es sich handelt! Diese gedankliche Stärke ist enorm wichtig für Ihre Therapieentscheidungen, wenn es darum geht, sich möglichst frühzeitig bewusst von kontraproduktiven Behandlungsformen gänzlich abzuwenden. Weitere Schädigungen des Immunsystems, die Verletzungen durch unnötige Operationen und eine daraus resultierende Schwäche können eine Erkrankung schnell lebensbedrohlich werden lassen. Der Biochemiker und Naturtherapeut Walter Last beschreibt etwa in seinem Buch „Krebs natürlich heilen" sehr deutlich den Zusammenhang zwischen eindeutiger Abkehr von Chemo & Co und verbesserten Heilungschancen durch ganzheitliche Alternativbehandlung. Es lohnt sich ganz bestimmt, nach individuellen Gesun-

---

* News: Seit 1.11.2015 DMSO-Ampullen mit Zulassung verfügbar! (Vgl. „Bezugsquellen")

dungswegen zu suchen. Dadurch können verfälschte Regelkreise durchbrochen werden und Ihr Organismus darf zu normalen physiologischen Körperabläufen zurückfinden, möglichst ohne Chirurgen-Stahl oder nebenwirkungsreiche synthetische Medikamente. Am Ende ist es so, dass sich Ihr Körper (und Geist und Seele) selbst heilen und regenerieren muss! DMSO kann dafür ein wesentlicher Impuls sein!

Vermutlich ist Ihnen DMSO und einige seiner Anwendungsfelder schon begegnet. Aber neben den großen Domänen seines therapeutischen Einsatzes bei Sportverletzungen, Weichteil-/Gelenktraumata und Narbenverbesserungen sollten Sie sein umfassendes Potenzial für die Geweberegeneration in ganzheitlicher Sicht kennenlernen. In diesem Zusammenhang will ich Sie ermutigen, auch das folgende Kapitel über die wissenschaftlichen Zusammenhänge zu studieren. Trotz der teilweise erforderlichen akademischen Ausdrucksweise habe ich diese Betrachtungen möglichst kurzweilig und informativ zusammengestellt. Ich bin davon überzeugt, dass bei jedem Menschen eine natürliche Neugierde angelegt ist, die „Dinge des Lebens" stärker zu durchdringen, als es uns der Alltag normalerweise ermöglicht. Sich von den exakten Naturwissenschaften her den Phänomenen Krankheit und Gesundheit zu nähern, ist für das Verständnis der komplexen Wechselwirkungen zwischen Stoff und Organismus, im Gegensatz zu einer rein schulmedizinischen, Symptom-orientierten Betrachtung, äußerst hilfreich. Wir können es an dieser Stelle auch mit dem bekannten Wissenschaftshistoriker Ernst Peter Fischer halten, der in seinem Buch „Die andere Bildung – Was man von den Naturwissenschaften wissen sollte" so treffsicher schreibt: „Dabei lässt sich unsere Welt ohne Kenntnis der Grundlagen und neueren Entwicklungen in den wichtigsten wissenschaftlichen Fächern immer weniger begreifen. Als mündige Bürger wollen wir über Anwendungen der Biotechnologie urteilen, uns zu Atomkraft oder drohenden Klimaveränderungen äußern, bei Weichenstellungen in der Forschungs-, Gesundheits- oder Bildungspolitik mitbestimmen – doch das Grundwissen für verantwortungsvolle Entscheidungen fehlt uns nur allzu oft dazu." An einer anderen Stelle heißt es: „... und zu den Bildungsmängeln unserer Gesellschaft gehört, dass sie wissenschaftliche Theorien mit der gleichen Elle bewertet wie ihre weniger entwickelten Schwestern."

> „Alles, was gegen die Natur ist, hat auf Dauer keinen Bestand."
> *Charles Darwin*

1

Naturwissenschaftliche Aspekte

DMSO ist zunächst einmal ein objektiv beschreibbarer Stoff, dessen Moleküle messbare physikalische und chemische Eigenschaften aufweisen. Darüber hinaus hat DMSO, nach In-Kontakt-bringen mit höheren Organismen, auch analysierbare pharmakologische Wirkungen, die zu unterschiedlichen physiologischen Reaktionen führen. Auch die Sicherheit eines Stoffes muss beleuchtet werden, schließlich gibt es auch für Kochsalz eine toxische Schwelle. Durch die Lektüre dieser folgenden Abschnitte erarbeiten Sie sich einen anderen, einen wissenden Umgang mit DMSO und seiner Anwendung. Das gibt Ihnen Sicherheit für eigene Therapieversuche und den Einsatz bei vielleicht bisher nicht aufgeführten Erkrankungen. Vor allem aber lernen Sie, was DMSO kann und was es nicht kann, so dass Sie verantwortungsvolle Entscheidungen bei Ihrer Therapiewahl treffen können.

1.1 Was ist DMSO?

Zusammenfassung

DMSO ist die Abkürzung für DiMethylSulfOxid, eine transparente, geruchlose Flüssigkeit, die heute als Naturstoff aus Holz gewonnen wird. Diese Flüssigkeit zeigt in unzähligen wissenschaftlich-medizinischen Untersuchungen eine erstaunliche Vielzahl und Qualität von heilenden Wirkungen auf den menschlichen und tierischen Körper.

Es kann über die Haut, als verdünnte Trinklösung oder per Injektion/Infusion aufgenommen werden. Im Organismus wird ein sehr geringer Teil davon zu einer Substanz abgebaut, die bei den meisten Anwendern vorübergehend einen Geruch verursacht, der als „austernartig“ beschrieben wird. Der weitaus größte Anteil des verabreichten DMSO wird im Körper jedoch nach und nach zu sogenanntem organischen Schwefel (MSM) umgewandelt. Diese Substanz zeigt selbst äußerst positive Wirkungen auf das (Binde-)Gewebe und wird unter anderem sehr gerne bei Gelenkerkrankungen eingesetzt. Umfassend ausgedrückt bewirkt DMSO effektive Regeneration, raschen Ausgleich und natürliche „Reparatur".

Submikroskopisch betrachtet handelt es sich beim Dimethylsulfoxid um eine Flüssigkeit, die aus sehr kleinen Einzelteilchen, den Molekülen mit der Summenformel C_2H_6SO oder $(CH_3)_2SO$ und der Molekülmasse M = 78 Gramm pro mol, besteht. Zum Vergleich: Insulin, unser körpereigenes Hormon für die Blutzuckersenkung, hat eine Molekülmasse von M = 5734 Gramm pro mol, Wasserteilchen dagegen bringen nur 18 Gramm pro mol auf die Waage. Der vollständig ausgesprochene Name Dimethylsulfoxid verrät seine Zugehörigkeit zur Stoffgruppe der Sulfoxide, die sich durch folgende allgemeine Struktur auszeichnen:

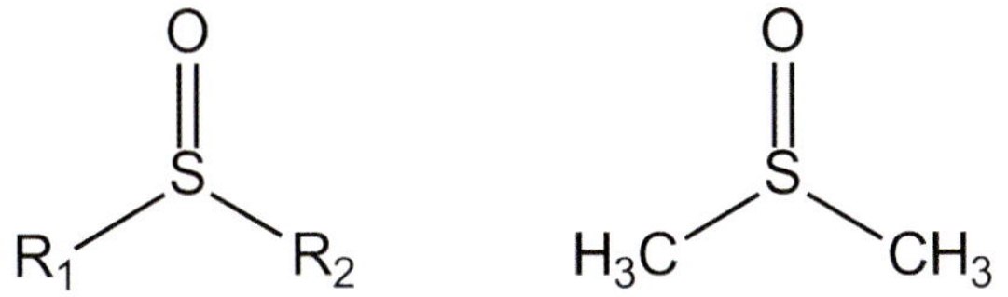

Abb. 1: Sulfoxide mit beliebigen org. Resten und DMSO

Das charakteristische Strukturelement darin, die S=O-Gruppe, also ein oxidiertes Schwefelatom („sulfur oxyd"), wird in diesen Molekülen durch zwei beliebige organische Reste ergänzt. DMSO selbst ist demnach das einfachste symmetrische Sulfoxid mit zwei identischen Methylgruppen als weiteren Liganden des zentralen Schwefelatoms. Hier gilt also $\mathbf{R_1 = R_2 = -CH_3}$. Erstmalig dargestellt wurden DMSO und höhere Sulfoxide (Diethylsulfoxid, Dibutylsulfoxid, ...) in den Jahren 1865/66 von dem russischen Chemiker Alexander Michailowitsch Saytzeff (1841–1910), der ursprünglich an der Universität Kasan studierte. Ja, genau der Saytzeff (andere Schreibweisen: Saizew, Saytzev), nach dem die bekannte Saytzeff-Regel für die Produktverteilung bei einer speziellen Art von chemischen Reaktionen benannt ist. Zwischen 1863 und 1870 konnte dieser durch den Einfluss seines Lehrers Alexander Butlerow mit bedeutenden westeuropäischen Wissenschaftlern forschen. Die Arbeiten über die verschiedenen Sulfoxide entstanden im Rahmen seiner Dissertation, die er 1865 bei dem deutschen Chemiker Hermann Kolbe an der Universität Leipzig einreichte. Parallel dazu schickte er

Entdeckung

seine Sulfoxid-Manuskripte und Darstellungsbeschreibungen anderer, neuer Verbindungen an die Redaktion der damals wichtigen Fachzeitschrift *Liebigs Annalen der Chemie und Pharmazie*, die seit 1832 von Justus von Liebig und Emanuel Merck herausgegeben wurde. Dort erschien die Originalpublikation der Saytzeff'schen DMSO Entdeckung dann im Jahr 1867.[4]

Darin schrieb Saytzeff: „Das Dimethylschwefeloxyd hat eine große Aehnlichkeit mit den früher von mir beschriebenen Oxyden. Es ist eine farb- und geruchlose dicke Flüssigkeit, die erst beim Abkühlen zu einer krystallinischen Masse erstarrt. Trotzdem, daß es schon bei 100 °C etwas flüchtig ist, läßt es sich doch nicht ohne Zersetzung destilliren. In Wasser, Alkohol und Aether ist es leicht löslich. Zink und verdünnte Schwefelsäure reduciren das Dimethylschwefeloxyd (wieder) zu Schwefelmethyl."

Umwandlung zum MSM

Weiterhin wird in dem Artikel auch die weitere Oxidation des DMSO zum sogenannten Dimethylsulfon ($DMSO_2$) beschrieben. Dieses Produkt der Anlagerung eines weiteren Sauerstoffatoms an das zentrale Schwefelatom ist heute ebenso wie DMSO ein weit verbreitetes Therapeutikum, das in entsprechenden Internet-Foren eher unter der Bezeichnung MSM bekannt ist.

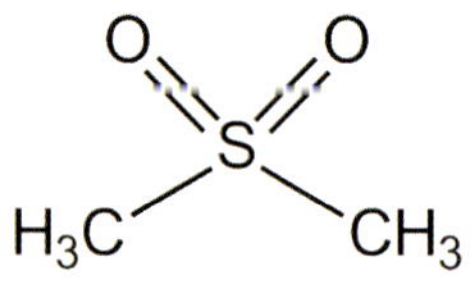

Abb 2: MSM

MSM (Methylsulfonylmethan) wird als sogenannter „organischer Schwefel" zum Beispiel für die Behandlung von Arthrose eingesetzt, allgemein als Nahrungsergänzungsmittel für die Bindegewebsversorgung angeboten oder in der Tierheilkunde verwendet. Dieses Dimethylsulfon oder MSM interessiert uns hier insoweit, als es im tierischen und menschlichen Körper als natürliches Abbauprodukt von DMSO entsteht.[5,6,7] Genauer gesagt entsteht es als Metabolit des DMSO bei der Oxidation durch das bekannte Cytochrom-P450-Enzymsystem in der Leber und wird dann, als wasserlösliche Verbindung, über die Nieren ausgeschieden – jedenfalls diejenige Stoffportion, die nicht anderweitig verstoffwechselt wurde, wie es bei der gezielten Einnahme von MSM ja gewünscht ist. Das MSM ist im Urin nach der DMSO-Einnahme noch wesentlich länger nachweisbar als das nach etwa zwei Tagen vollständig ausgeschiedene, unveränderte DMSO. Dies wurde sehr detailliert durch die beiden Forscher Gerhards und Gibian der Schering AG, Berlin zusammengefasst und 1968 in der Zeitschrift *Naturwissenschaften* in einem lesenswerten Beitrag veröffentlicht.[8] Eine Therapie mit DMSO führt also (erfreulicherweise) immer auch zu einer Versorgung des Bindegewebes mit dem beschriebenen „organischen Schwefel" MSM. Es wurde sogar nachgewiesen, dass MSM, oder richtiger $DMSO_2$, auch ohne absichtliche Zufuhr von DMSO im menschlichen Urin nachzuweisen ist[9] und ebenso in anderen tierischen Geweben gefunden wird. Dimethylsulfon ist also offensichtlich „von Natur aus" in Geweben und Körperflüssigkeiten höherer Säugetiere vorhanden. Da die Wirkungen und Einsatzgebiete des MSM ein eigenes Buch füllen würden, wollen wir wieder zur Saytzeff'schen Arbeit zurückkehren.

Es existiert also eine „Oxidationskette", ausgehend vom Dimethylsulfid (DMS) über das DMSO zum Dimethylsulfon (MSM).

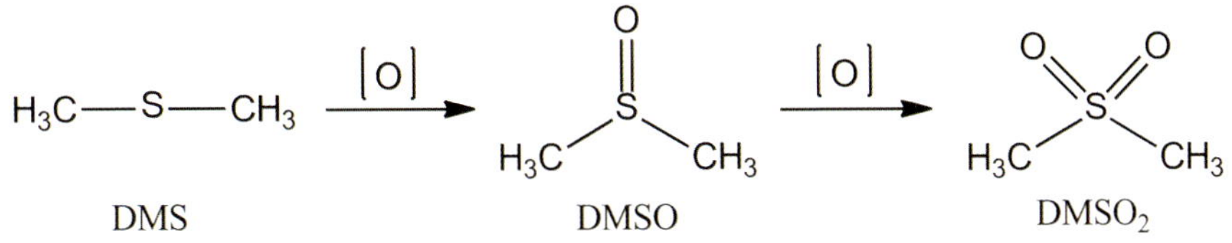

Abb. 3: Zweistufige Oxidation, ausgehend von Dimethylsulfid

Die beiden Oxidationsschritte können im Körper durch entsprechende Enzymsysteme erfolgen oder im Labor beispielsweise durch Reaktion mit Wasserstoffperoxid, Kaliumpermanganat, oder wie bei Saytzeff mit Salpetersäure, stufenweise durchgeführt werden. Für die heutige breite Verfügbarkeit von DMSO hat dies jedoch keine Bedeutung, weil es großtechnisch als Nebenprodukt bei der Papierherstellung aus Lignanen gewonnen werden kann.

Die in geringem Ausmaß (ca. 0,5 bis 1 %[10,11]) eintretende erneute Reduktion des DMSO im menschlichen Organismus zu Dimethylsulfid (DMS) ist die physiologische Ursache für den schon erörterten Mund-/Körpergeruch, der sich nach allen Applikationsformen (egal ob cutan, oral oder intravenös) ergibt. DMS hat einen Siedepunkt von genau 37 °C und wird deshalb hauptsächlich als gasförmiges Stoffwechselprodukt über die Lungen ausgeschieden, so wie das auch mit dem Kohlendioxid

Typischer Geruch

aus dem Energiestoffwechsel geschieht. Ein weiterer Grund für die Geruchsentwicklung könnten katalysierte Umlagerungen zu Alkyldisulfiden (hier Methyldisulfide) sein, wie sie von der Verstoffwechselung der Alliine aus dem Knoblauch und anderen Lauch-Arten her geläufig ist. Auch diese Abbauprodukte und deren Metabolite entstehen bekanntermaßen von Mensch zu Mensch in unterschiedlichem Ausmaß und sind auch nicht für alle menschlichen Nasen unangenehm – aber für sehr viele.

Dazu eine kleine Anekdote: Im Sommer 1995 hatte ich das Vergnügen, mit Herrn Kuno Lichtwer und seiner Frau nahe seines Firmensitzes in der Wallenroder Straße, Berlin Reinickendorf, in einem Restaurant zu Abend zu essen. Man muss dazu wissen, dass er als Vater der „Knoblauchtherapie“ bekannt ist, weil er als erster Pharmaproduzent (Lichtwer Pharma) ab Mitte der 1980er-Jahre im großen Stil Knoblauchextrakt-Tabletten (Kwai®, Sapec®) salon- und sogar verordnungsfähig machte. Dazu wurden aufgrund seiner Initiative sogar klinische Studien, zum Beispiel für die Anwendung bei Hypertonie und erhöhten Blutfettwerten, durchgeführt. Dieser Mann also, vom Focus-Magazin einmal als „Knofi-König“ betitelt, sagte bei seiner Bestellung zum Kellner: „Das Tagesgericht bitte, aber ohne Knoblauch!“ Zu mir gewandt fügte er noch hinzu, dass es wünschenswert wäre, wenn überhaupt niemand am Tisch ein knoblauchhaltiges Gericht aussuchen würde… . Damit Sie das richtig verstehen: Er sagte das nicht, weil er gegen Knoblauch an sich war, sondern weil er die Ergebnisse der klinischen und pharmakologischen Studien so auslegte, dass nur ein unter Schutzatmosphäre gewonnener Knoblauchextrakt die erwünschten therapeutischen Wirkungen des Alliins, bzw. seines enzymatischen Folgeproduktes Allicin, besitzt. In der normalen Küche verarbeiteter Knoblauch zeigt, so sein Argument, wegen des vorzeitigen Kontakts mit Luftsauerstoff keine Wirksamkeit in diesem Sinne. Deshalb hielt Herr Lichtwer diesen für völlig überflüssig und „belästigend“. Dieses Verhalten bei Tisch kann rückblickend vielleicht auch als „Marketing-Baustein“ bewertet werden. Jeder, der beim Kochen selbst Knoblauch verarbeitet, weiß ja, dass dieser sehr wohl gesundheitsfördernde Wirkungen hat.

Inzwischen ist bekannt, dass sowohl DMSO als auch MSM in geringen Mengen auch in vielen unserer alltäglichen Nahrungs- und Genussmitteln vorhanden sind, also natürlich vorkommen! Dazu gehören Milch, Tomaten, Tee, Kaffee, Bier u.a.. Das direkte Reduktionsprodukt von natürlich vorhandenem DMSO, das „müffelnde“ Dimethylsulfid, bildet sich übrigens auch beim Kochvorgang, etwa bei der Zubereitung von Meeresfrüchten oder bestimmten Gemüsesorten.[12] Auch bakterielle Stoffwechselvorgänge in erhitzten, pflanzlichen Nahrungsmitteln (z. B. beim Mälzen) können zur Bildung von DMS aus der darin enthaltenen Aminosäure S-Methylmethionin führen. Ebenso erzeugen auch beim Menschen bestimmte, in der Mundflora vorhandene Bakterien diesen Stoff, der dann also auch ohne DMSO-Einnahme zu Mundgeruch führen kann. DMS kann auch ohne weiteres in der Atmosphäre nachgewiesen werden, weil es in erheblichem Umfang vom Phytoplankton in den Weltmeeren abgegeben wird. Wir können es also ganz gelassen sehen, wenn nun auch mit DMSO behandelte Menschen eine kleine Menge Dimethylsulfid ausatmen… .

Natürliches Vorkommen

Was ist DMSO? – So heißt die Kapitelüberschrift. In einer schönen Übersichtsarbeit von Brayton heißt es dazu zusammenfassend:[13]

> „Dimethylsulfoxid (DMSO) ist eine sehr einfache Verbindung, die für viele Kontroversen in der naturwissenschaftlichen und populären Literatur gesorgt hat. Es ist ein aprotisches Lösungsmittel. Therapeutische und toxische Stoffe, die nicht in Wasser löslich sind, können oftmals in DMSO gelöst werden. DMSO hat eine sehr starke Affinität zu Wasser; unter Luftkontakt wird reines DMSO schnell verdünnt. Die physiologischen und pharmakologischen Eigenschaften und Wirkungen des DMSO sind nicht vollkommen verstanden. Zu den Eigenschaften, die als besonders wichtig für die therapeutischen und toxischen Effekte angesehen werden, gehören: die schnelle eigene und für andere Substanzen verstärkte Durchdringung biologischer Membranen; das Einfangen freier Radikale; Wirkungen auf die Koagulation; Hemmung der Cholinesterase und die DMSO-induzierte Histamin Freisetzung durch Mastzellen. Die systemische Toxizität des DMSO wird als gering betrachtet. …“

Ewiges Rätsel

Diese Sätze lassen schon erahnen, dass DMSO eine reichhaltige Bandbreite von Wirkungen und damit Einsatzgebieten bereithält. Aus diesem Grunde wird DMSO oft nicht nur als einzelner Arzneistoff angesehen, sondern als umfassendes Therapieprinzip behandelt. Lassen Sie uns DMSO also noch etwas näher kennenlernen und seine Eigenschaften begreiflich machen.

1.2 Eigenschaften

Der für unser heutiges Verständnis einfachen Erstbeschreibung der Stoffeigenschaften des DMSO durch den russischen Chemiker Alexander Saytzeff (vgl. vorheriger Abschnitt) können wir heute vieles hinzufügen. Traditionell werden Substanzbeschreibungen in physikalische, chemische und pharmazeutische/pharmakologische unterteilt. Genauso, wie die historisch gepflegten scharfen Grenzen zwischen den naturwissenschaftlichen Disziplinen heute mehr und mehr verschwimmen, greifen auch die nachfolgend einbezogenen Eigenschaften des DMSO ineinander. Letztlich, da sind sich sowohl Anwender als auch Grundlagenforscher einig, hält dieses Therapeutikum noch viele Geheimnisse und Überraschungen bereit.

1.2.1 Physikalische Eigenschaften

Zusammenfassung

DMSO ist mit Wasser in jedem Verhältnis sehr gut mischbar. Deshalb können wir, je nach Erfordernis, beliebige Verdünnungen mit unterschiedlichen Wässern zubereiten. Wenn DMSO in einem offenen Gefäß steht, nimmt es sogar das Wasser der Luftfeuchtigkeit auf. Sein Geschmack ist bitter und es „gefriert“ im Unterschied zum Wasser schon unterhalb einer Raumtemperatur von 18,5 °C. Deshalb sollten die Aufbewahrungsgefäße besonders in der kalten Jahreszeit warm stehen. Wird das DMSO trotzdem einmal fest, so muss es lediglich wieder erwärmt werden. Die Gefäße/Flaschen gehen beim Gefrieren nicht kaputt, so wie wir das vom Wasser kennen, welches sich beim Einfrieren stark ausdehnt. DMSO neigt bei normalen Raum- und Hauttemperaturen kaum zur Verdampfung und verflüchtigt sich deshalb nicht, wenn es in offenen Gefäßen steht oder auf die Haut aufgebracht wird. Die Flüssigkeit ist nur geringfügig schwerer als Wasser – 1 Liter wiegt 1,1 Kilogramm.

Bevor die physikalischen Eigenschaften von DMSO erläutert werden, hier zunächst eine tabellarische Auflistung von zusammengetragenen, messbaren Eigenschaften.[14,15,16 u.a.] Um diese abstrakten, rein theoretischen Werte etwas anschaulicher zu machen, habe ich die einzelnen Eigenschaften in der Tabelle, sofern sinnvoll, mit denjenigen des Wassers verglichen, einer Flüssigkeit also, die wir zeitlebens täglich benutzen und mit der wir deshalb vertraut sind.

Eigenschaft	**Werte für DMSO**	**Werte für Wasser zum Vergleich**
Erscheinung/ Aggregatzustand	klare, farb-/geruchlose Flüssigkeit	klare, farb-/geruchlose Flüssigkeit
Wasseraufnahme aus der Luft (hygroskopischer Effekt)	bis zu 10%	–
Löslichkeit	gut löslich in Wasser, Alkohol, …	gut löslich in DMSO
Geschmack	bitter	neutral
Schmelzpunkt	18.5 °C (292 K)	0 °C (273 K)
Siedepunkt	189 °C (462 K)	100 °C (373 K)
Dichte	1104 $kg \cdot m^{-3}$ (20 °C)	1000 $kg \cdot m^{-3}$ (20 °C)
Dampfdruck	0,56 mbar (20 °C)	23,4 mbar (20 °C)
Molare Masse	78.13 g/mol	18.02 g/mol
Viskosität	2.14 mPa·s (20 °C)	1.001 mPa·s (20 °C)
Flammpunkt	87–95 °C (360 K)	nicht brennbar
Zündtemperatur	300 °C (573 K)	nicht entzündlich
Dissoziationskonstante pK_S	35	14
Dielektrizitätskonstante	49 $AsV^{-1}m^{-1}$	81 $AsV^{-1}m^{-1}$
Wärmekapazität	1.97 kJ/kg·K (25 °C)	4.18 kJ/kg·K (20 °C)
Dipolmoment	4.3 D	1.84 D
Wärmeausdehnungs-koeffizient	0.00088 K^{-1}	0.21 K^{-1}

Tabelle 1: Ausgewählte physikalische Eigenschaften des DMSO

Die Angabe „geruchlos“ bezieht sich auf absolut reines DMSO. Sobald sich geringe Mengen des Reduktionsproduktes DMS darin befinden, wird der Geruch als knoblauch- oder austernartig beschrieben.

Die Bezeichnung „hygroskopisch“ beschreibt das Verhalten von Stoffen, die eine starke Neigung zur Wasseraufnahme zeigen. Wir kennen das zum Beispiel von (Koch-)Salz, das beim Stehen an der Luft oder auf länger herumliegenden Laugenbrezeln den vorhandenen Wasserdampf aufnimmt und dann klumpig oder sogar flüssig wird. Dieser Effekt wird ja gerade auch zur Luftentfeuchtung oder zur Trocknung, das heißt Entwässerung von organischen Lösungsmitteln mit Hilfe entsprechender hygroskopischer Salze, genutzt. Ist der hygroskopische Stoff selbst schon eine Flüssigkeit, wie hier das DMSO, dann ist natürlich die Wasseraufnahme zunächst einmal weniger augenfällig. Lässt man jedoch eine definierte Menge davon, beispielsweise in einem Messzylinder, bei mindestens 19 °C offen, also mit Luftkontakt, stehen, so beträgt die Wasseraufnahme sogar bis zu 10% des ursprünglichen Volumens. Wir müssen demnach bedenken, dass ein eventuell längere Zeit offen stehender Vorrat an DMSO bereits eine ca. 90%ige Lösung darstellt und die weitere Wasserzugabe geringer ausfallen darf.

Wasseraufnahme

Die Zugabe von Wasser zu Verdünnungszwecken ist beim DMSO unbeschränkt möglich – die beiden Stoffe sind in jedem Verhältnis miteinander mischbar. Wir werden uns mit den typischen Konzentrationen und einem bei der Zubereitung zu beachtenden Mischungsphänomen ausführlich im praktischen Teil der Anwendungen befassen.

Der Geschmack einer verdünnten, wässrigen DMSO-Lösung wird nach meinen Erfahrungen individuell sehr unterschiedlich beurteilt. Wenn Menschen es für sich durch Trinken nutzen wollen und eine nur mit Wasser verdünnte Zubereitung „schwierig“ ist, so sollten sie verschiedene Frucht- oder Gemüsesäfte als Geschmackskorrektur testen. Mehr dazu im Kapitel „Orale Anwendung“.

Zunächst ist auffällig, dass Siede- und Erstarrungspunkt (Gefrierpunkt) des DMSO viel weiter auseinander liegen als beim Wasser. Zwischen 189 °C und 18.5 °C liegen immerhin 170.5 °C Unterschied, beim Wasser sind es bekanntermaßen 100 °C (was für einen Stoff mit der geringen molaren Masse von 18 g/mol ebenfalls erstaunlich ist und, wie beim DMSO auch, damit zusammen hängt, dass die Wassermoleküle elektrisch polarisiert sind). Die flüssige Phase liegt also beim DMSO in einem weiten Temperaturbereich vor. Dies hängt mit der sogenannten Polarität der einzelnen DMSO-Moleküle zusammen, die unter dem nächsten Punkt „Chemische Eigenschaften“ genauer erläutert wird. Elektrische Polarität auf Molekülebene sorgt dafür, dass sich die Flüssigkeitsteilchen untereinander sehr stark anziehen und so der Übergang in die Gasphase durch Zufuhr von Wärmeenergie (= Siedepunkt) erschwert ist. Der resultierende, relativ hohe Siedepunkt von 189 °C verhindert praktischerweise Verdunstungsverluste bei der Handhabung und Anwendung des Dimethylsulfoxids unter üblichen Raumtemperaturen. Dies drückt sich bei einem Blick in die vorige Übersichtstabelle der phy-

Fixpunkte

sikalischen Eigenschaften durch den zum Beispiel gegenüber Wasser sehr niedrigen Dampfdruck bei 20 °C aus. Im Kapitel „Äußerliche Anwendung“ werden Sie sehen, dass dieser Umstand sehr hilfreich für die Verabreichung des DMSO über die Haut ist.

Der Erstarrungspunkt des DMSO von ca. 18 °C führt, zum allgemeinen Erstaunen der (angehenden) Anwender, oftmals dazu, dass der Vorrat des Mittels gerne einmal „über Nacht“ in der Flasche fest wird – besonders im Winter bei abgesenkter Raumtemperatur. Das DMSO erscheint dann im Gefäß wie ein Eisblock. Das können Sie in diesem Bild rechts gut sehen:

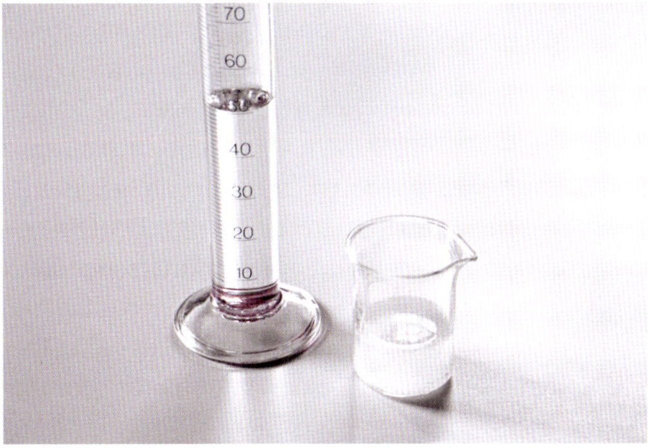

Abb 4: Flüssiges DMSO im Meßzylinder; festes DMSO im Becherglas

Also nicht erschrecken – einige Zeit bei höherer Umgebungstemperatur und das DMSO ist wieder flüssig und einsatzfähig. Man braucht auch keine Bedenken zu haben, dass die Glasflasche beim Erstarren des Inhalts zerspringt, wie wir das vom Wasser kennen. DMSO zeigt eine solch deutliche Phasenausdehnung nicht. Sein Ausdehnungskoeffizient beträgt laut Tabelle nur 0,0009. Wasser kann mit 0,21 aufwarten, also dem 230-fachen, und deshalb eine Flasche sprengen.

Die Dichte (oder, wie man noch sagt, das spezifische Gewicht) des DMSO liegt um 10% höher als das des Wassers. Deshalb wiegt der Inhalt einer Einliterflasche 1,1 kg. Dies muss bei eventuellen Mengenumrechnungen für Rezepturen berücksichtigt werden, ist aber sonst nicht von praktischer Bedeutung.

Das Gewicht einer bestimmten Anzahl von DMSO-Molekülen, nämlich der sogenannten Loschmidt-Zahl oder Avogadro-Konstante, das sind ca.

$6 \cdot 10^{23}$ Stück (eine sechs mit 23 Nullen dahinter – also ziemlich viele …) beträgt mehr als das Vierfache dessen beim Wasser. Diese molare Masse, oder landläufig „Molgewicht" (1 Mol entspricht eben der Menge von $6 \cdot 10^{23}$ Teilchen), liegt bei etwa 78 g/mol (= Gramm pro Mol). Auch aus diesem höheren Gewicht eines einzelnen DMSO-Moleküls resultiert, neben der erwähnten Fähigkeit zur gegenseitigen Anziehung der Teilchen untereinander, der höhere Siedepunkt gegenüber Wasser. Ein Vergleich: Die unpolare Flüssigkeit Hexan weist bei einer sogar noch höheren Molmasse von 86 g/mol einen viel niedrigeren Siedepunkt von nur 69 °C auf!

Viskosität

Die doppelt so hohe Viskosität des DMSO gegenüber Wasser kann man deutlich spüren, wenn man ein paar Tropfen davon zwischen den Fingern verreibt, weil wir den „wässrigen" Vergleich natürlich in uns tragen. Trotzdem ist DMSO, und erst recht alle seine wässrigen Zubereitungen, noch sehr dünnflüssig. Dies ist für manche äußerliche Anwendungsabsicht, je nach Körperstelle, eventuell ungünstig, weil die aufgetragene Lösung leicht abtropft. Wir werden im praktischen Teil darauf zu sprechen kommen, wie man damit umgehen kann. Aus Sicht der pharmazeutischen Industrie war es jedenfalls, wegen dieser Dünnflüssigkeit des DMSO, immer erstrebenswert, für die äußerlichen Anwendungsindikationen zum Beispiel Gele oder Salben zu kreieren. Aus meiner Sicht ist das unnötig, zeigt es doch letztlich, dass man sich für die Behandlung nicht einmal die erforderliche Zeit nehmen will, bis das aufgetragene Mittel resorbiert, also eingezogen ist. Dabei wird aber heute leider vergessen, dass auch die geduldige Zuwendung ein bedeutender Teil der Therapie ist. Dies gilt für Selbstbehandlungen ebenso wie für die Interaktion zwischen Therapeut und Patient.

Die beiden Größen Flamm- und Zündpunkt signalisieren uns, dass es sich bei DMSO eben im Unterschied zum Wasser um eine organische Verbindung handelt, die dementsprechend auch brennbar ist. Deshalb sollten Sie sicherstellen, dass beim Hantieren mit der Flüssigkeit keine offenen Flammen in der Nähe sind!

Die Möglichkeit zur Säure-Dissoziation, also die Bereitschaft zur Abspaltung eines Wasserstoffatoms von einer Methylgruppe des DMSO, wird durch den pK_S-Wert ausgedrückt. Sie ist beim DMSO nur äußerst gering ausgeprägt, weshalb der Wert selbst (weil es sich um den **negativen**, dekadischen Logarithmus handelt) größer ist als beim Wasser. Ein geläufigeres Beispiel für eine Wasserstoff-Ionen abgebende Verbindung ist gewiss die Kohlensäure – ihr pKs-Wert ist dementsprechend noch kleiner und beträgt 6,5. Sie gilt als mittelstarke Säure.

1.2.2 Chemische Eigenschaften

Zusammenfassung

DMSO „verständigt“ sich sowohl mit Wasser als auch mit organischen Substanzen (Fette, Eiweiß, Kohlenhydrate) gleich gut! Dies ist eine herausragende Eigenschaft, die im molekularen Aufbau dieser Flüssigkeit begründet liegt, denn die meisten sonstigen Flüssigkeiten „vertragen“ sich **entweder** besser mit wässrigen **oder** besser mit organischen Materialien. Dies sehen Sie zum Beispiel daran, dass Wasser von einer Kunststoffoberfläche (Polyethylen) abperlt oder daran, dass Zucker (Kohlenhydrat) nicht in Olivenöl löslich ist.

Sowohl innerhalb wie außerhalb der Zellen unseres Organismus und sogar an der Begrenzung selbst, haben wir es jedoch durchweg mit biologisch-organischen Strukturen aus Proteinen, Fetten und Kohlenhydraten zu tun (Lipoproteine, Proteoglykane, ...), die ihrerseits immer auf eine intakte Wasserschicht (Hydrathülle) angewiesen sind. Da unser Körper selbst also insgesamt eine „gute Mischung“ aus Wasser und Organik ist, kann DMSO seine ausgleichende und durchdringende Wirkung so gut entfalten bzw. überhaupt erst erreichen. Die Chemie dieser Substanz zeigt uns somit gut verständlich, warum DMSO so viele verschiedene Wirkungen im Körper auslösen kann. Dadurch erscheint die heilende Kraft nicht mehr wie ein Zufall, sondern eher wie ein natürliches Puzzlestück, wie eine glückliche Fügung ...

Um sich der Reaktivität sowie dem Verhalten des DMSO gegenüber organischem Gewebe zu nähern, ist es hilfreich, sich die räumliche Struktur des einzelnen Moleküls genau anzuschauen. Gemäß dem Formelschema aus Abschnitt 1.1 ist man nämlich geneigt anzunehmen, dass es sich bei DMSO um ein planares, das heißt eben gebautes Teilchen handelt. Seine Liganden wären dann alle, um das zentrale Schwefelatom dieser „Schwefeloxidverbindung“ herum, in der Papierebene angeordnet. Für die entsprechende „Kohlenstoffoxidverbindung“, das hochgiftige Aceton, trifft dies auch tatsächlich zu, weil Kohlenstoffatome aufgrund ihrer Elektronenstruktur (4. Hauptgruppe der chemischen Elemente) nur maximal vier Atombindungen eingehen können. *Molekülbau*

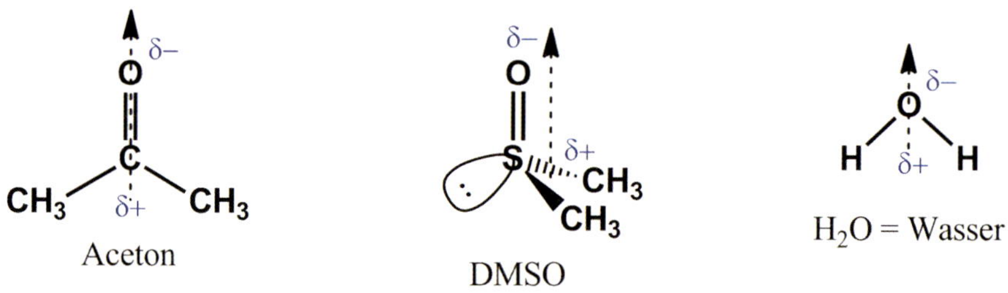

Abb 5: Dipolare Stoffe, in denen die Schwerpunkte der positiven und negativen Teilladungen nicht übereinstimmen, obwohl sie nach außen hin elektrisch neutral sind

In diesem Fall führt also die vorhandene Doppelbindung, für die sich ja das zentrale Kohlenstoffatom und das Sauerstoffatom je zwei Elektronen teilen, zu einer planaren Anordnung der drei Atomgruppen. Sie gewährleistet den größtmöglichen Abstand in dieser geometrischen, „dreieckigen“ Konstellation.

Dagegen verfügt das zentrale Schwefelatom im Dimethylsulfoxid, als Mitglied der 6. Hauptgruppe der chemischen Elemente, über die Möglichkeit, bis zu sechs Atombindungen einzugehen. Das bedeutet, dass im DMSO, in dem nur vier dieser Bindungsmöglichkeiten verwirklicht werden, noch zwei Außenelektronen unbenutzt übrig bleiben. Diese stellen also, als sogenanntes freies Elektronenpaar, einen vierten Liganden dar. Dieser wird in der allgemein üblichen Molekül-Darstellung (vgl. Abbildung 1 bis 3) für die Betrachtung meist nicht berücksichtigt. Das Vorhandensein von nun also vier benachbarten Atomgruppen um ein Schwefel-Zentralatom herum führt aber zwangsläufig, wegen der gegenseitigen Raumforderung (Platzanspruch) dieser Nachbarn, zu einer Verteilung, die der geometrischen Figur einer Pyramide entspricht. Dies ist in der oben zu sehenden Abbildung mit Hilfe der üblichen wissenschaftlichen Symbolik angedeutet. Es herrscht dabei natürlich keine exakte pyramidenförmige Symmetrie vor, weil die Ecken von unterschiedlichen Liganden gebildet werden. Der jeweilige Platzanspruch hängt dabei nicht nur von der rein rechnerischen Größe der benachbarten Atome/Orbitale ab, sondern ist auch Ausdruck unterschiedlicher elektrostatischer und quantenmechanischer Effekte. Deshalb weichen die einzelnen Bindungswinkel voneinander ab.

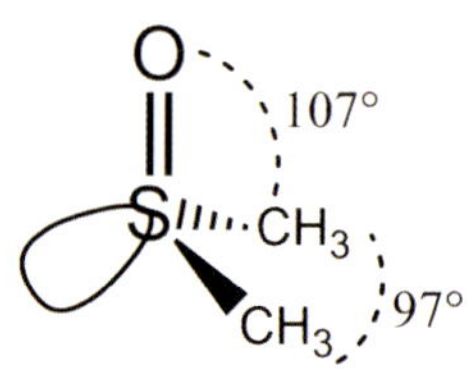

Abb. 6: Bindungswinkel

Es ergeben sich durch solche Wechselwirkungen weiterhin zwei unterschiedliche „Molekülkanten“, wobei die gegensätzlichen Ladungsdichten an den Atomen zu einer resultierenden Gesamtpolarität eines DMSO-Moleküls führen: Während die Position mit dem Sauerstoffatom negative Ladungen an sich zieht (O• hohe Elektronegativität), bleibt dem Schwefelatom nichts anderes übrig, als eine positive Teilladung zu übernehmen (S• geringe Elektronegativität) bzw. diesen Elektronenzug partiell an die Methylgruppen weiterzugeben. Insgesamt bezeichnet man deshalb ein solches Molekül als amphipathisch, mit einer polaren, hydrophilen („Wasser liebenden“) Seite und einem eher unpolaren, hydrophoben Methylgruppenende. Die Elektronenverschiebung zwischen O-Atom und dem Rest des Moleküls führt zur Ausbildung eines sogenannten gerichteten Dipolmoments, also einer Achse, an deren einem Ende eine positive (δ+) und dem anderen Ende eine negative (δ–) Teilladung resultiert, wie in der Abbildung 5 gezeigt. Das ganze Molekül stellt deshalb ein sogenanntes bipolares Teilchen dar, das DMSO als Flüssigkeit dementsprechend ein bipolares Lösungsmittel mit kettenförmiger Anordnung der elektrisch ausgerichteten Einzelmoleküle. Diese „Sortierung“ der Flüssigkeit drückt sich beispielsweise auch in der dielektrischen Leitfähigkeit von 49 oder dem sehr hohen messbaren elektrischen Dipolmoment von 4,3 Debye aus (vgl. Tabelle S. 25: Wasser: 1,84 D). Gleichzeitig bedingt diese Eigenschaft die hervorragende Lösungsfähigkeit von anderen polaren, ionischen oder zumindest polarisierbaren Stoffen.[17]

Polarität

Wir kennen das Phänomen der inneren Strukturierung einer Flüssigkeit auch schon lange Zeit vom Wasser, unserem Lebenselixier (dielektrische Leitfähigkeit = 81), das auf diese Eigenschaft hin ausgiebig wissenschaftlich und parawissenschaftlich untersucht wird. Beim DMSO ist dieser Effekt erfreulicherweise so stark ausgeprägt, dass der hohe Siedepunkt von 189 °C resultiert, wie es im Abschnitt „Physikalische Eigenschaften“ erläutert wurde.

Strukturierte Flüssigkeit

Auch Wassermoleküle, in denen das zentrale Sauerstoffatom zwei Bindungspartner, nämlich zwei Wasserstoffatome, besitzt, sind demnach **nicht** symmetrisch, gestreckt gebaut.

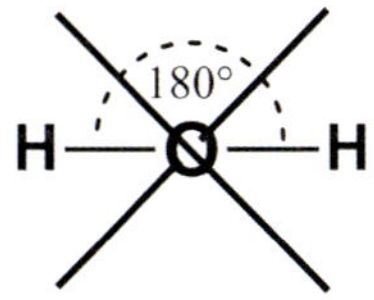

Abb. 7: „Falsche“ H_2O-Molekülstruktur

Wasser würde sonst nach außen hin kein messbares Dipolmoment zeigen, weil ein solch symmetrischer Aufbau den Effekt der Teilladungen kompensierte. Nur aufgrund der winkligen, dreieckigen Molekülstruktur (vgl. Abb. 5 rechts) kommt das Verhalten der Wasserteilchen als eine Art Magnet mit zwei gegensätzlichen Polen zustande. Dieses Verhalten ist also sowohl für DMSO als auch für Wasser sehr ausgeprägt und führt unter anderem zur Austauschbarkeit und Kommunikation dieser beiden Flüssigkeiten im biochemischen Sinne.

Eine starke, beobachtbare Polarität trifft natürlich auch auf das oben erwähnte Aceton zu. Auch dieses kann zum Beispiel leicht in die Haut eindringen (Dipolmoment von Aceton: 2,9 D, also zwischen DMSO und Wasser). Der gravierendste Unterschied, im Hinblick auf die Reaktivität und das Verhalten im Organismus, ist jedoch, dass Aceton (gehört zur Gruppe der Ketone) keiner weiteren Oxidation zugänglich ist. Das zentrale Kohlenstoffatom ist, wie erläutert, mit Bindungen abgesättigt – ein weiteres Sauerstoffatom kann nicht angelagert werden. Aceton verbleibt mit seiner Toxizität, da es nicht den entgiftenden Abbauvorgängen im Körper unterworfen ist, und muss unverändert über Lunge und Nieren ausgeschieden werden.

Weiterhin verfügt das Schwefelatom, als Element der 3. Periode, über höhere Orbitale und kann den Elektronenzug des Sauerstoffatoms besser ausgleichen als Verbindungen, in denen, wie zum Beispiel im Aceton, ein Kohlenstoffatom das Zentrum bildet. Es ist, wie wir gerne sagen, „weicher", und die besagte Anziehung negativer Teilladungen setzt sich deshalb weniger auf die beiden Methylgruppen fort. Dies bedingt die wesentlich geringere Tendenz zur Abspaltung eines H-Atoms durch chemische Reaktionen (sogenannte Acidität). Entsprechend findet sich ein hoher pK_S-Wert von 35 wieder, der in der Tabelle der physikalischen Eigenschaften (S. 25) im Vergleich zum Wasser ($pK_S = 14$) wiedergegeben wurde.

Gutes Lösungsmittel

Beides, sowohl die Polarität als auch die geringe Acidität, machen das DMSO heute zu einem hochgeschätzten, sogenannten bipolar-aprotischen Lösungsmittel. Aprotisch meint „nicht Protonen abgebend", wobei mit Protonen gemeinhin Wasserstoffionen bezeichnet werden. Nicht nur in der Medizin, wo man gerne verschiedenste Medikamente zur Wirkverstärkung damit mischt, sondern auch in Forschung und Industrie gilt DMSO daher als „Problemlöser", wenn es um knifflige Solvensaufgaben geht. Dimethylsulfoxid führt also, im Gegensatz zu manch anderen hochwirksamen Mitteln der alternativen Therapieszene, kein reines Insider-Dasein. Es ist ein weit verbreiteter, jederzeit in zertifizierter Pharmaqualität erhältlicher Stoff, zu dem sich auch (Tier-)Ärzte und Heilpraktiker bekennen können.

Auch wenn die genauen Gründe für die äußerst vorteilhaften pharmakologischen Eigenschaften des DMSO bei weitem noch nicht vollständig wissenschaftlich aufgeklärt sind, müssen sie mit der beschriebenen räumlichen Struktur und der besonderen Polarität auf Molekülebene zusammenhängen. Besonders die ausgezeichnete Fähigkeit des DMSO, biologische Membranen zu durchdringen und dabei sogar andere, darin gelöste Stoffe mitzunehmen („Schlepper"), ist mit dem hier Gesagten zu verstehen. So fand man beispielsweise heraus, dass positiv geladene Stoffe (also Kationen wie z.B. Arzneimittelmoleküle, Elektrolyte, Aminosäuren, …), in DMSO gelöst, von bis zu acht solcher bipolarer Teilchen umringt werden.[18] Es entsteht dadurch ein größeres Assoziat oder Aggregat, das sich durch eine gerichtete Hülle auszeichnet, mit den CH_3-Gruppen der DMSO-Moleküle voran. Diese CH_3-Gruppen stellen aber eben genau den sogenannten organischen Teil des Sulfoxids dar, der sich gerne mit ebenfalls organischen, das heißt kohlenwasserstoffhaltigen Strukturen, in biologischen Geweben „unterhält", also wechselwirkt. Ebenso ist die Fähigkeit des DMSO, in den Körperzellen einzelne Wassermoleküle ersetzen zu können, mit der besonderen Polarität des Moleküls erklärbar. Sie führt nämlich dazu, dass die Interaktionen zwischen DMSO- und Wassermolekülen (H_2O), die sogenannten Wasserstoffbrückenbindungen (vgl. Abb. 10), sogar etwas stärker sind als zwischen Wassermolekülen alleine.

Gutes Schleppmittel

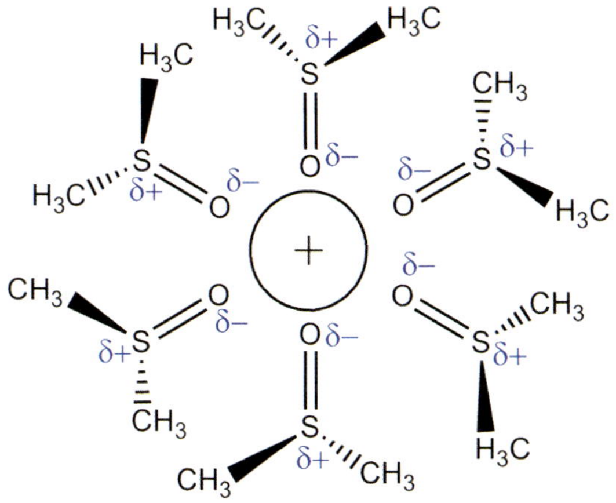

Abb. 8: Kation mit DMSO-Hülle

Der Effekt des Umringens von Partikeln durch polare, sozusagen „zweigesichtige“ Stoffe, nennt sich allgemein Mizellen-Bildung und ist bei Waschmitteln ebenso geläufig wie in unserem Dünndarm. Im ersten Fall werden zum Beispiel Schmutzpartikel von den Tensidmolekülen der Reinigungsmischung umhüllt und können dann leicht ausgewaschen, also im Wasser suspendiert werden. Im zweiten Fall bilden die in der Leber erzeugten Gallensäuren mit den Neutralfetten der Nahrung diese kugeligen Mizellen, so dass die Fette für die Verdauungsenzyme besser zugänglich sind und leichter in die Zellen der Darmschleimhaut aufgenommen werden können.

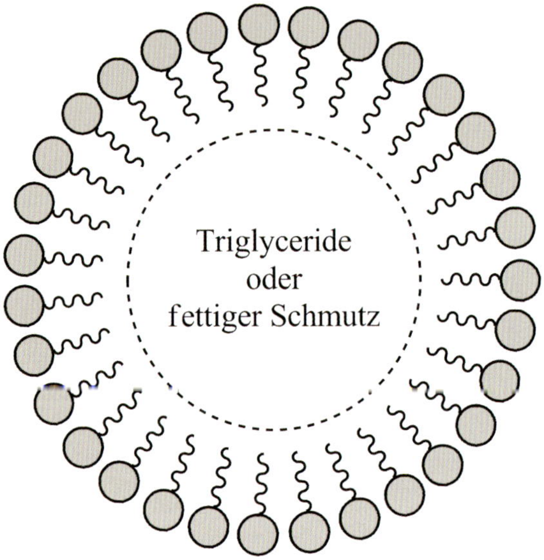

Abb. 9: Mizelle z. B. aus Gallensäuren oder Tensiden

Sie sehen also, dass es sich für das Verständnis der erfreulichen Vielseitigkeit von DMSO durchaus lohnt, wenn man über den Tellerrand hinaus in die Welt der chemischen Eigenheiten dieses Stoffes blickt. Mit diesen Informationen ausgestattet, können Sie in das nächste Kapitel gehen, in dem wir uns endlich den tatsächlichen „handfesten“ Wirkungen dieses Heilmittels zuwenden. Diese Stoffwirkungen im pharmakologischen Sinne nämlich werden uns direkt und logisch zu den Einsatzgebieten, also den mit DMSO behandelbaren Erkrankungen, führen.

1.2.3 Pharmakologische Eigenschaften

Zusammenfassung

Die in vielen Jahren intensiver Forschungsarbeit herausgefundenen Wirkungen von DMSO auf den menschlichen und tierischen Körper sind sehr sehr zahlreich. Insgesamt betrachtet lassen sie sich mit den übergeordneten Prinzipien Regeneration, Durchdringung, Schutz und Modulation beschreiben und verstehen. Deshalb dürfen wir zurecht von einer Universalarznei sprechen. Wichtige Einzelwirkungen sind etwa die Schmerzlinderung, die Entzündungshemmung, die Entwässerung, die Gefäßerweiterung, der Radikalfang oder die Wundheilungsförderung sowie die Muskelentspannung. Ein wichtiger Aspekt dabei ist die Fähigkeit von DMSO, biologische Membranen, wie beispielsweise Zellwände oder die Haut, „mühelos" zu durchdringen und dabei sogar noch andere (Arznei-)Stoffe mitzuschleppen.

Die Bezeichnung „pharmakologisch" meint hier diejenigen Eigenschaften, die einem Stoff rückwirkend, aufgrund von beobachtbaren/feststellbaren Wirkungen, nach der Verabreichung als Arzneimittel an Mensch oder Tier, zugeordnet werden können. Auch In-vitro-Untersuchungen, also solche, die außerhalb eines lebenden Organismus im Labor zum Beispiel an isolierten Geweben durchgeführt werden, liefern dabei oft zusätzliche oder eigenständige Wirkungsergebnisse.

Wenn wir allgemein über feststellbare Wirkungen sprechen, sollte natürlich gewährleistet sein, dass diese objektiv erhoben werden und statistisch reproduzierbar, also wiederholbar, sind. Selbstverständlich gibt es dabei große individuelle Schwankungen, vor allem wenn es um persönliche Beurteilungen von Patienten geht. Was der eine als kaum schmerzlindernd beschreibt, kann beim anderen als phänomenale Sofortwirkung geäußert werden. Trotzdem sollten wir immer danach streben, auch belastbare Behandlungsergebnisse zu bekommen.

Um das Beispiel von dem verkalkten Schultergelenk noch einmal aufzugreifen: Jenseits der Freude von Patient und Therapeut über die wiedergewonnene Bewegungsfähigkeit und Schmerzlinderung wäre erst das positive Ergebnis eines bildgebenden Verfahrens wirklich geeignet, die Wirksamkeit der Behandlung mit DMSO richtig einzuschätzen. Zwar sind wir als Heilpraktiker in der Regel nicht sehr angetan von voreiligen oder gar unnötigen diagnostischen Schnellschüssen mit Röntgen und Co. Ich will damit nur in Erinnerung rufen, dass oftmals das Hinausposaunen von angeblich schnellen Heilerfolgen in der Komplementärmedizin auch als Bumerang enden kann, wenn eine anschließende schulmedizinische Diagnostik alle Beteiligten ernüchtert. Das subjektive Empfinden des Patienten hat trotz allem den höchsten Stellenwert, schließlich sucht er ja medizinische Hilfe, weil er sich besser fühlen will.

Wundermittel

Um gleich mit der Tür ins Haus zu fallen: Die Liste der untersuchten und veröffentlichten pharmakologischen Wirkungseigenschaften des Dimethylsulfoxids ist sehr lang. So lang nämlich, dass sie eine kritische Haltung geradezu provoziert. Manche dieser pharmakologischen Eigenschaften scheinen sich gar zu widersprechen. Selbst die Väter der therapeutischen Anwendung des DMSO, die so fulminant in den frühen 1960er-Jahren begann, sind heute der Meinung, dass das Etikett „Wundermittel" ihrer Sache mehr geschadet als genutzt hat. Bei genauerem Hinsehen ist es aber so, dass viele der einzeln beschriebenen Wirkungen im Kern auf die gleichen biochemischen Vorgänge zurückgeführt werden können. Für sich alleine betrachtet, wenn man die Nutzung von DMSO als Zusatz für andere Arzneimittel unberücksichtigt lässt, können die heilenden Wirkungen auf einen verständlichen Nenner gebracht werden:

DMSO unterstützt und bewirkt, auch bei schwerwiegender Schädigung von Gewebe, die Reorganisation und Regeneration der Zellen oder schützt den Organismus vorbeugend.

Diese „Gesamtheilwirkung" des DMSO ist einzigartig und darf zu Recht als übergeordnetes Therapieprinzip verstanden werden, als **Singularität** unter allen Substanzen, die therapeutisch eingesetzt werden. DMSO ist nicht austauschbar und besitzt eine überwältigend breite Palette an harmonisch zusammenwirkenden Eigenschaften. Medizinische und pharmazeutische Forschungen lassen immer wieder erkennen, dass DMSO die größte Anzahl und Bandbreite von Wirkeigenschaften zu bieten hat, die jemals für ein einzelnes Mittel nachgewiesen werden konnten. Während wir bei fast allen anderen Stoffklassen zwischen mehreren gleich oder ähnlich wirkenden Einzelsubstanzen auswählen können, ist DMSO durch nichts zu ersetzen.

Trotzdem macht es immer wieder Freude und beflügelt die denkbaren Anwendungsmöglichkeiten, wenn man sich die tabellarische Auflistung der bis heute beobachteten Wirkungen des DMSO betrachtet. Ich habe diese aus verschiedensten Literaturstellen und Anwendungserfahrungen zusammengetragen. Besonders ergiebig ist dabei Dr. Morton Walkers Buch „DMSO – NATURE'S HEALER"[19] aus dem Jahr 1993, in dem er auch viele Indikationen, also Einsatzgebiete, beschreibt. Andere Quellen sind zum Beispiel die Veröffentlichungen von Jacob und Herschler oder der schon zitierte Übersichtsartikel von Gerhards und Gibian.[8]

Die folgende Reihe listet bisher beschriebene pharmakologische Eigenschaften ungeordnet, ungewichtet und ohne Anspruch auf Vollständigkeit auf. Danach wirkt DMSO:

- membranaktiv, membrandurchdringend in biologischen Systemen
- antiinflammatorisch = entzündungshemmend
- analgetisch, nervenblockierend = schmerzlindernd
- bakteriostatisch
- diuretisch = entwässernd
- modulierend und verstärkend auf andere Arzneimittel
- „auflockernd" im Bindegewebe = antifibroplastisch
- diffusionsfördernd für andere Stoffe = Vehikel-, Schleppfunktion
- parasympatikoton = hemmend auf die Acetylcholinesterase
- beruhigend und Konzentration fördernd
- immunmodulierend durch Anregung der Abwehrzellenbildung u. a.
- vasodilatierend = gefäßerweiternd
- blockiert Kalzium-Einstrom = Herzmuskelkraft und Herzkammerfüllung steigen
- zellschützend z. B. bei Frost
- antioxidativ = Hydroxylradikalfänger
- muskelrelaxierend
- fördernd auf die Zellfunktion und Zelldifferenzierung
- gerinnungshemmend, Thrombozyten-Aggregation hemmend
- modulierend auf die Blutfette
- zellintegrativ = schützend bei z. B. Durchblutungsstörungen, Bestrahlung, Unterkühlung
- zellmembranstabilisierend z. B. gegenüber Plasmaverlust
- wundheilungsfördernd

- narbenglättend, Kollagenase ähnliche Aktivität = Kollagen lösend
- antisklerotisch
- erhöhend auf die Atmungstiefe
- modulierend auf Lebenszyklus, Teilung und Apoptose von Zellen
- permeabilitätsverändernd = Gewebedurchlässigkeit wird beeinflusst
- Wasser ersetzend in der Zelle
- die Sauerstoffsättigung im Gewebe verbessernd
- antianämisch, d.h. gegen Blutarmut

Um es an dieser Stelle des schweigenden Staunens über die vielen Fähigkeiten von DMSO noch einmal deutlich zu erwähnen: Alle diese aufgezählten Eigenschaften liegen in der Molekülstruktur und den daraus resultierenden chemisch-physikalischen Eigenschaften begründet, die in den vorangegangenen Abschnitten erläutert wurden. Auch wenn wir es heutzutage gerne verdrängen, auf submikroskopischer Ebene geht es auch in allen biologischen Systemen um exakt ablaufende chemische Reaktionen, also definitionsgemäß um die Veränderung und Wechselwirkung von einzelnen Molekülen nach streng vorgegebenen Bauplänen und „Rezepten", sozusagen chemischen Vorschriften. Dies ändert sich auch nicht, wenn wir auf das etwas angenehmer klingende Adjektiv „biochemisch" ausweichen. Natur und Leben ist und bleibt Chemie. Dies gilt für alle grundlegenden Vorgänge in pflanzlichen (Photosynthese usw.) und tierischen Zellen. Deshalb wird zum Beispiel unsere

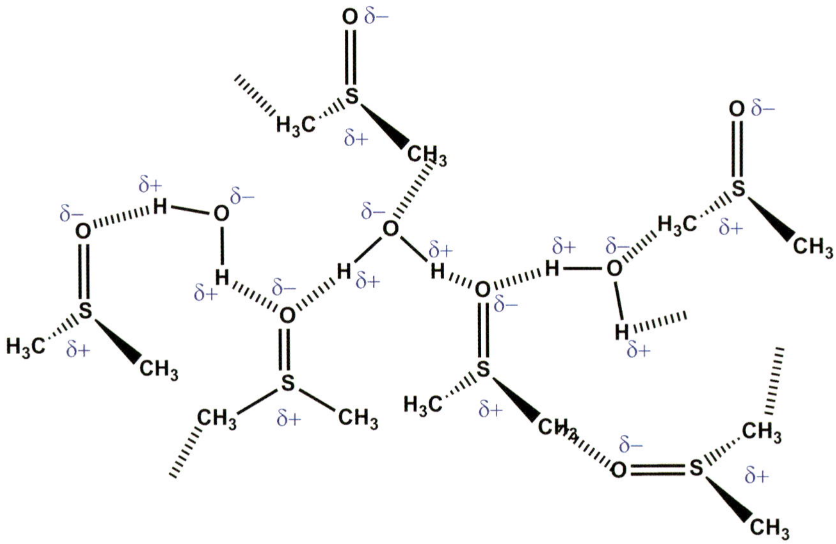

Abb. 10: Wasserstoffbrückenbindungen zwischen DMSO und H_2O

Leber, aufgrund ihrer Fähigkeiten zur Umwandlung oder Synthese einer schier unüberschaubaren Zahl von Stoffen, oft anschaulich als perfekte chemische Fabrik bezeichnet.

Wirkmechanismus

Bezogen auf DMSO und seine Interaktionen im Gewebe kann, kurz gefasst, angenommen werden, dass die vielen oben aufgeführten Wirkungen auf der Fähigkeit dieses Moleküls beruhen, vorgefundene Konformationen, das heißt räumliche Anordnungen, von Biomolekülen und ihrer Wasserhülle zu verändern. Hauptsächlich führt die moderne Forschung dies auf die schon erklärten Dipoleigenschaften und insbesondere die Fähigkeit zurück, wie Wasser selbst und sogar noch besser, Wasserstoffbrücken-Bindungen einzugehen.

Daraus lässt sich direkt verstehen, dass DMSO-Moleküle einzelne Wasser-Moleküle in allen biologischen Hydraten, also zum Beispiel Proteinstrukturen mit ihrer zugehörigen „Wasserhülle“, ersetzen können. Ein wichtiges Beispiel dafür sind eben Zellmembranen, die, mit einem Wassergehalt von bis zu 50%, hoch geordnete „Mischstrukturen“ zwischen Lipoproteinen und Wasser darstellen. Weil aber in solchen Zellhüllen neu eingebaute DMSO-Moleküle eine tatsächlich andere räumliche Struktur und Raumforderung aufweisen als die verdrängten Wasser-Moleküle, wird sich selbstverständlich auch die Konformation, also die räumliche Ausrichtung der Proteinstrukturen, ändern.

Modulation

Da wiederum von der räumlichen Anordnung dieser Membranstrukturen natürlich deren Hauptfunktionen, nämlich Durchlässigkeit für bestimmte Stoffe und Aufrechterhaltung eines elektrischen Potenzials, abhängen, ist es überhaupt nicht verwunderlich, dass DMSO solche Vorgänge hochwirksam moduliert. So zum Beispiel die analgetische Wirkung, das heißt, die Blockierung von Schmerzreizen entlang der peripheren Nerven. Die Reizschwelle einer Nervenzelle ist ja abhängig von ihrem Membranpotenzial und der Möglichkeit zur schnellen Wanderung von Elektrolyt-Ionen (Natrium Na^+, Kalium K^+, …) von innen nach außen oder umgekehrt.

Weiterhin verändern sich durch teilweisen „Wasserersatz“ auch andere Molekül- oder Stoffeigenschaften im Zellplasma oder in der Zwischenzellenflüssigkeit, wie zum Beispiel die osmotische Wirksamkeit = osmotischer Druck von Elektrolyten. Dies wiederum beeinflusst die Wanderungstendenz osmotisch wirksamer Teilchen mit ihrer Hydrathülle und kann bei Gewebsentzündungen die Schwellung positiv beeinflussen, weil es zu einem verstärkten Wasserausstrom kommt.

Eine zusätzliche Möglichkeit der modulierenden Wirkung auf Eiweißstrukturen im Körper ergibt sich für das DMSO aus der Tatsache, dass unter den etwa 20 Aminosäuren, aus denen unser Organismus seine Proteinstrukturen zusammenbaut, auch zwei sind, die selbst ein Schwefelatom tragen. Dies sind Methionin und Cystein. Die also darin enthaltenen sogenannten Thiolgruppen sind, ebenso wie die oben besprochenen Hydrathüllen, wesentlich für die räumliche Anordnung von Proteinen verantwortlich. Bekanntestes Beispiel dafür sind vielleicht die chemischen Vorgänge, die beim Einarbeiten von Dauerwellen im menschlichen Haar ablaufen und bei denen auch Thiolgruppen in den Haar-Proteinen verändert werden. Auch über eine Wechselwirkung mit diesen Schwefel-Wasserstoff-Positionen, oder sogar deren chemische Umwandlung,[21] lassen sich die beobachtbaren pharmakologischen Eigenschaften des DMSO teilweise verstehen.

Aus dem Gesagten lässt sich auch direkt ableiten, dass es jenseits der regenerierenden und ausgleichenden Wirkung von DMSO eine toxische Schwelle geben wird, weil nicht beliebig viele Stellen in körpereigenen Geweben verändert werden dürfen. Toxische Schwellen, wie sie in Tier- oder In-vitro-Experimenten manchmal provoziert wurden, sind aber aufgrund der üblichen Verabreichungsmöglichkeiten beim Menschen praktisch nicht erreichbar. Außerdem sollte, wie bei allen alternativen Heilwegen, der Grundsatz „so wenig wie nötig“ gelten.

Wenn wir uns den Wirkungsmechanismen von DMSO verstehend annähern wollen, so ist die Vorstellung hilfreich, dass diese Flüssigkeit aufgrund ihres besonderen Molekülcharakters jederzeit in der Lage ist, mit Wasser-Teilchen den Platz zu tauschen.

Bildhafte Erklärung

Dazu folgendes Bild oder Gedankenexperiment: Wenn Sie sich Ihre Anwesenheit in einer großen Menschenmenge vorstellen und es ist Ihnen erlaubt, mit jedem zweiten Nachbarn (unser Körper besteht zu wenigstens 50% aus Wasser, also jedes zweite Molekül) den Platz zu tauschen, so wird es Ihnen wenig Mühe machen, durch die große Ansammlung hindurchzuschreiten oder nach Belieben an einem Platz zu verweilen und dort mit den Umgebenden zu kommunizieren. Dieses Verweilen und Wechselwirken durch Kommunikation wird zum Beispiel dazu führen, dass sich andere Menschen zu Ihnen umdrehen, also ihre räumliche Ausrichtung verändern. Auch könnten Sie zum Beispiel noch jemanden an die Hand nehmen und diesen hinter sich herziehend und jede zweite Position einnehmend gemütlich durch die Menge „fließen“.

Wohlgemerkt, es gibt bei diesem Vorgehen Ihrerseits keinerlei Gemurre oder „Nicht Drängeln"-Rufe, sondern Sie sind auf den „Wasserplätzen" jederzeit willkommen und genießen dort besondere Aufmerksamkeit.

DMSO-Moleküle spüren offensichtlich kaum Barrieren oder Widerstände bei ihrer Verteilung in Geweben/Organen und können nach Belieben in diesen verweilen und dadurch beispielsweise eine Art „Auflockerung" hervorrufen. Diesen Vorgängen setzt einzig die natürliche Ausscheidungsrate des Organismus Grenzen. Damit sind alle DMSO induzierten Vorgänge reversibel (rückgängig machbar), und der Stoff ist etwa drei Tage nach Applikation nicht mehr im Körper vorhanden.

In unserem Bild: Wenn Sie die ganze Menschenmenge durchschritten haben und nach Hause gehen, sind alle Plätze wieder mit „normalen" Personen (Wasser-Molekülen) besetzt und Sie haben keinen unmittelbaren Einfluss mehr auf Nachbarn.

Gleichwohl kann es natürlich sein, dass sich einige von ihnen noch an Ihre Anwesenheit erinnern oder die vormals veränderten räumlichen Ausrichtungen dazu führen, dass sie sich, mit jetzt anderen Gesprächspartnern, wohler fühlen. Im übertragenen Sinne hätte das DMSO also für eine neue oder wiedererlangte Integrität einer Zellmembran gesorgt. Wenn wir uns weiterhin vorstellen, dass viele solcher „besonderen" Individuen in eine vorhandene Menschenmenge, die sinnbildlich für ein biologisches Gewebe steht, vordringen und diese bereichern, so können modulierende oder auflockernde Wirkungen leicht nachvollzogen werden.

Zufall?

Warum sich all diese Wirkungs-Möglichkeiten für DMSO auf unser Körpergewebe offensichtlich ausschließlich positiv auswirken und andere, ebenfalls bipolare, Stoffe dies nicht vermögen und eventuell sogar giftig sind, ist immer noch rätselhaft. Es ist letztlich wohl eine Laune der Natur, eine Zufälligkeit (für die Positivisten unter uns), die wir staunend und dankbar annehmen dürfen.

Zurück zur Liste der vielfältigen pharmakologischen Eigenschaften des DMSO. Aus den dort aufgezählten Wirkungen lassen sich schon die Einsatzgebiete ableiten, die klassischerweise in den Anfangsjahren seines therapeutischen Einsatzes im Vordergrund standen und auch heute noch stehen. Dies sind Erkrankungen, die sich mit akut entzündlich und traumatisch beschreiben lassen. Beispiele dafür sind Sportverletzungen im Bereich der Muskeln, Sehnen und Gelenke, Gelenks-Schleimbeutel- und Sehnenansatzentzündungen, Schulter-Arm-Syndrom oder Neuralgien, zum Beispiel im Zusammenhang mit einer Gürtelrose (Herpes zoster).[22]

Mit Hilfe der zuvor erläuterten Möglichkeiten, die dem DMSO auf molekularer Ebene zur Verfügung stehen, lässt sich die zunächst noch verwirrende Vielzahl der aufgelisteten Wirkeigenschaften im Zusammenhang mit diesen Erkrankungsfällen in ihrem synergistischen Zusammenspiel verstehen. Deshalb hatte ich Sie in der Einführung ermutigt, sich auch dieses Kapitel der naturwissenschaftlichen Annäherung an das Phänomen DMSO zu erarbeiten.

Anwendungsbeispiel

Nehmen wir einmal zur Veranschaulichung eine konkrete akute (Sport-)Verletzung vor unser geistiges Auge – den „Pferdekuss“, also ein schmerzhaftes, stumpfes Weichteiltrauma. Wenn wir dieses lokal mit einer geeigneten DMSO-Lösung behandeln, dann stehen zunächst, mit Blick auf die Eigenschaftsliste, die schmerzlindernde und entwässernde (also hier abschwellende) Wirkung im Vordergrund. Wichtig für die heilende Wirkung auf diese „innere Wunde“ sind aber natürlich noch weitere Effekte des DMSO, wie zum Beispiel der antientzündliche, der gefäßerweiternde, der zellschützende, der wundheilungsfördernde oder der muskelentspannende Effekt. Wie wir gesehen haben, sind all diese Wirkungen auf das physikalisch-chemische Verhalten des DMSO gegenüber biologischen, wässrigen Zellsystemen zurückzuführen. Dementsprechend sollte man sie nicht getrennt betrachten, sondern in ihrer insgesamt wunderbar regenerativ wirkenden Synergie.

Trotzdem wurden einzelne der pharmakologischen Wirkungen immer wieder wissenschaftlich untersucht, um diese zu beweisen und zu ergründen. Viele der eigens dafür kreierten Tiermodelle und Studiendesigns erbrachten verlässliche Nachweise für die hinterfragten Wirksamkeiten. Die Ergebnisse wurden beispielsweise auf dem schon zitierten Wiener DMSO-Symposium von Naturwissenschaftlern und Ärzten vorgestellt oder im Laufe der Jahre in zahlreichen verschiedenen Fachjournalen veröffentlicht. Einzelne dieser Arbeiten sind auch deshalb für Sie von Interesse, weil sie unmittelbaren Einfluss auf die späteren Anwendungsempfehlungen haben, wie zum Beispiel die diuretische Wirkung des DMSO sowie sein Resorptions- und Eliminationsverhalten (Aufnahme- und Ausscheidungsraten).

Eine Zusammenfassung der wissenschaftlichen Arbeiten zum DMSO der 1980er- und 1990er-Jahre, bezogen auf seine grundlegende Pharmakologie und seinen therapeutischen Gebrauch, gab der Übersichtsartikel von Ali in 2001.[23] Als herausragende Eigenschaft des DMSO beschreibt dieser Fachmann die Möglichkeit, in geschädigtem Gewebe als Radikalfänger zu wirken und damit den oxidativen Stress zu reduzieren, der einer Regeneration im Wege steht. Solche Gewebeschäden können beispielsweise nach lokalen Durchblutungsstörungen auftreten, wie wir sie von Schlaganfällen oder koronarer Herzkrankheit kennen. *Radikalfänger*

Auch wenn manche Autoren gelegentlich einzelne Wirkmechanismen von DMSO in den Vordergrund stellen oder betonen, sollten wir uns daran erinnern, dass diese nur isolierte Ausdrucksformen der allgemeinen erstaunlichen Fähigkeiten dieses Stoffes darstellen, die in seiner Molekülstruktur begründet liegen. Diese ermöglichen beispielsweise den Ersatz von Wassermolekülen oder die eigene Oxidation und führen so auf molekularer Ebene im Gesamtorganismus zu einer modulierenden Neuausrichtung.

Wood und Wood schrieben dazu 1975: „Einige der in unserer Monographie berichteten Untersuchungen beschreiben zusätzliche, beinahe unglaubliche Beobachtungen. Vielleicht lässt sich der Wirkungsmechanismus dieser klinischen Phänomene auf eine oder mehrere der beschriebenen pharmakologischen Eigenschaften zurückführen. Es wäre jedoch nicht überraschend, wenn wir zu dem Schluss kommen müssten uns vorzunehmen, nach neuen Erklärungen des Rätsels DMSO zu suchen, weil es scheint, dass DMSO ein wirklich neues Prinzip in der Medizin ist und nicht immer an bestehenden Standards gemessen werden kann.“[24] Wood beispielsweise stellt in diesem Artikel die membrandurchdringende Fähigkeit von DMSO in den Vordergrund. *DMSO-Rätsel*

Schauen wir uns also wichtige Wirkungen des DMSO genauer an:

Die **antioxidativen** Eigenschaften von DMSO beruhen vorrangig auf seiner Fähigkeit, Hydroxylradikale (OH·) durch chemische Reaktion zu „entschärfen“. Ebenso kann das im menschlichen Körper in geringem Ausmaß gebildete DMS (vgl. S. 21) Sauerstoffradikale (O·) abfangen.[20] Diese sind gewebeschädigend und entstehen bei Ischämie (Durchblutungs-/Sauerstoffmangel), Entzündungen, Traumata usw. … . Die möglichen Mechanismen der Abfangreaktion von Hydroxylradikalen wurden zum Beispiel von Baptista und Mitarbeitern,[25] sowie von anderen Arbeitsgruppen[26] in jüngster Vergangenheit eindrücklich untersucht. *Antioxidation*

Demnach müssen wir vereinfacht annehmen, dass OH-Radikale mit dem DMSO zunächst einen durch Wassermoleküle stabilisierten Komplex bilden, aus dem dann in der Regel ein Methyl-Radikal (CH_3·) und die sogenannte Sulfinsäure (CH_3SOOH) hervorgeht. Das Methyl-Radikal hat nun verschiedene Möglichkeiten zur Weiterreaktion. Entweder verbindet es sich mit seinesgleichen zu Ethan, „schnappt" sich ein Wasserstoffatom von einem anderen DMSO-Teilchen und bildet Methan oder bildet zum Beispiel mit Sauerstoff ein Peroxid.

Wie dem auch sei, die genauen Reaktionsverläufe dürften stark von den einzelnen Bedingungen im körpereigenen Gewebe abhängen (pH-Wert, Sauerstoffversorgung, Wassersättigung usw.). Letztlich entscheidend ist die Tatsache, dass DMSO radikalische Stoffwechselprodukte aufnimmt und ihre Aggressivität „löscht". Dadurch entstehende Folgeverbindungen kann der Organismus über die vorhandenen Ausscheidungswege loswerden. Die resultierenden positiven Auswirkungen werden auch der entzündungshemmenden und schmerzlindernden Fähigkeiten des DMSO zugeordnet. Ebenso scheint sich dadurch die Sauerstoffversorgung der Zellen zu verbessern.

Entzündungshemmung

Die **entzündungshemmende** (antiinflammatorische) Wirkung von DMSO, hauptsächlich auf akute Prozesse, rührt aber offensichtlich mehr von hemmenden (inhibitorischen) und Synthese-blockierenden Eigenschaften gegenüber sogenannten Entzündungsmediatoren her (Prostaglandin, Interleukin, ...) und damit von einer ausgleichenden oder „bremsenden" Wirkung auf die zellvermittelte Immunabwehr. Auch die Einwanderung von Entzündungszellen selbst wird anscheinend gehemmt.[27,28]

Insgesamt lässt sich daraus also auch die **immunmodulierende** Wirkung ableiten. Wenn wir uns die sogenannten fünf Kardinalzeichen einer Entzündung aus den pathologischen Lehrbüchern in Erinnerung rufen, so wird deutlich, warum gerade der antiinflammatorische Effekt des DMSO so hilfreich bei der Behandlung von akuten Erkrankungen ist. Es handelt sich nämlich um Schwellung, Rötung, Überwärmung, Schmerz und Funktionseinschränkung. Genau diese lokalen Symptome und Entwicklungen im betroffenen Gewebe haben ihre Ursache ja grob gesprochen in der Wirkung der oben beschriebenen Entzündungsmediatoren und -zellen. Dabei ist der Gesamtvorgang einer Entzündung als physiologische („normale") Reaktion des Organismus auf krankmachende (pathologische) Reize zunächst sinnvoll. So tragen der (Warn-) Schmerz und die Funktionseinschränkung nach einer akuten Verletzung selbstverständlich zur Schonung des betroffenen Körperteils bei.

Dennoch kann eine gänzliche Heilung erst eintreten, wenn Entzündungsprozesse gestoppt sind. Deshalb kann DMSO beispielsweise bei folgenden Erkrankungen sinnvoll eingesetzt werden: Schwellungen und Schmerzzustände nach akuten Verletzungen des Bewegungsapparates; akut-traumatische Erkrankungen des Zentralen Nervensystems (Gehirn und Rückenmark); septische, also durch Mikroorganismen hervorgerufene Erkrankungen sowie rheumatische und andere autoimmun-reaktive Erkrankungen des Bindegewebes.

Erkrankungen des Zentralen Nervensystems

Speziell im Hinblick auf Sportverletzungen muss allerdings auch berücksichtigt werden, dass mit einer schnellen Schmerzfreiheit und Funktionswiederherstellung eventuell die inneren Strukturen bei erneuter Belastung noch nicht Schritt halten können. Dazu braucht es eben auch Erfahrung des behandelnden Sporttherapeuten. Wenn es um kommerzialisierten Sport geht, besteht die Gefahr, dass Gesundheit und Unversehrtheit von Mensch oder Tier (z. B. Hochleistungspferde) dem Geschäft geopfert werden. Als Therapeut oder Selbstanwender sollten Sie eine solche Kapitalisierung von Lebewesen nicht mittragen.

Schmerzlinderung

Der **schmerzlindernde** (analgetische) Effekt, den man durch die Verabreichung von DMSO erzielt, konnte experimentell einer Reduktion der nervalen Impulsleitung, also einer Verlangsamung der Nervenleitgeschwindigkeit oder gar der Blockierung von sogenannten C-Fasern, zugeordnet werden.[29] Das sind die „langsamen" schmerzsensorischen Nervenfasern mit Leitungsgeschwindigkeiten von 0,5 bis 2 Meter pro Sekunde. Es handelt sich dabei nicht um eine „Betäubung" im herkömmlichen Sinn, weil zum Beispiel ein Nadelstich im betroffenen Gewebe noch unverändert wahrgenommen wird. DMSO ist also kein Anästhetikum. Neurologische Tests bleiben positiv.

Bei vielen Autoren wird aber betont, dass der schmerzlindernde Effekt auch von der Radikalfängereigenschaft bzw. der antientzündlichen Wirkung des DMSO herrührt, weil diese die eigentlich Schmerz auslösenden Vorgänge im Gewebe stoppen.[9] Jacob und Rosenbaum haben beobachtet, dass die Schmerzlinderung gewöhnlich 30 bis 60 Minuten nach der Applikation (Anwendung) einsetzt und vier bis sechs Stunden anhält, wobei die Intensität des dann wiederkehrenden Schmerzes in der Regel geringer ausfällt (Modulation/Regeneration).

Die **membranaktiven** bzw. **membrandurchdringenden** Eigenschaften von DMSO beruhen auf seiner Fähigkeit, biologische Barrieren, wie zum Beispiel Haut, Zellwände, Zellorganellenmembranen, Bakterienwände, Blut-Hirn-Schranke,[30] leicht durchdringen zu können. Es wurde im vorangegangenen Abschnitt erläutert, dass dies vor allem in dem amphipathischen Charakter der DMSO Moleküle begründet ist, der sich durch die Polarität und das Vorhandensein der beiden Methyl-Gruppen ergibt. Denken Sie dabei einfach wieder an den vorherigen bildhaften Vergleich mit einer Menschenmenge, die Sie durch Platztausch durchschreiten können.

Grenzgänger

Die zusätzliche Besonderheit ist nun, dass DMSO auf seinem Weg durch solche biologischen Membranen auch andere Stoffe, wie zum Beispiel Arzneimittelmoleküle, mitnehmen kann. Dieser Effekt ist abhängig von der Molekülgröße, -form und -ladung solcher Medikamente. Es dient daher auch als Lösungsmittel und Carrier („Schlepper") für Wirkstoffe.[9]

Tatsächlich wird in den wenigen heute verfügbaren Fertigpräparaten, die DMSO enthalten, praktisch ausschließlich diese Fähigkeit bewusst genutzt, um beispielsweise die Penetration und Wirksamkeit von Cortison (Glucokortikoide) zu steigern (z. B. Dexamethason in DMSO®, CP Pharma). Die erzielbaren Wirkverstärkungen für Cortisone liegen dabei zwischen 10 und 1000! Für die Taxi-Funktion alleine würden auch geringe Anteile von DMSO in diesen Zubereitungen genügen, die für sich genommen zu niedrig wären, um die typischen Eigenwirkungen des DMSO deutlich nutzen zu können.

Alternativmedizinisch wird DMSO bekanntermaßen auch für die äußerliche Anwendung von MMS als „Transporter" eingesetzt. Beispielsweise können Sie diese Technik im *MMS-Handbuch* von Frau Dr. med. Oswald im Kapitel „DMSO und MMS" nachlesen (*Das MMS Handbuch – Gesundheit in eigener Verantwortung*, ISBN 978-3-9815255-0-2). MMS ist eine flüssige Zubereitung, die selektiv oxidierend wirkt und deshalb für die Behandlung von Infektionskrankheiten oder Krebs eingesetzt wird.

Weiterhin können wir therapeutisch die „Schleppfunktion" gegenüber vorwiegend niedermolekularen Stoffen auch für die Gewebeentstörung anwenden. Dazu löst man einfach Procain in DMSO und kann mit dieser Zubereitung „ohne Nadel" Narben behandeln, was dann einen mindestens zweifachen Nutzen mit sich bringt (mehr dazu im praktischen Teil).

Vorsicht

An dieser Stelle muss aber auch warnend darauf hingewiesen werden, dass die Fähigkeit von DMSO, auf seinem Weg in und durch die Haut alle möglichen anderen Stoffe mitzutransportieren, bei der

Anwendung gebührend berücksichtigt werden muss. Dies betrifft zum Beispiel Textilfarbstoffe, die dann zu überschießender Hautreizung oder zu Schlimmerem führen können. Auf all diese Aspekte wird im praktischen Teil eingegangen.

Weitere Eigenschaften

Auch hinter dem allgemein beobachtbaren **antiischämischen** Effekt, also dem Schutz vor Durchblutungs- bzw. Sauerstoffmangel im Körpergewebe, stecken, wie es für die schmerzlindernde Wirkung auch zutrifft, verschiedene Einzelwirkungen des DMSO. Diese sind beispielsweise die Gerinnungshemmung (**antithrombotisch** durch Thrombozyten-Aggregationshemmung),[31,32] die Blutgefäßerweiterung (**vasodilatierend**),[33] der Schutz von Gefäßinnenwänden (vaskuläre Endothelien) durch die Unterdrückung von Ablagerungen oder Verklebungen (Adhäsionen)[34] oder die Verbesserung der Sauerstoffdiffusion.[35] Auch der **diuretische**, also entwässernde Effekt von DMSO[36,37], trägt zur Förderung der Perfusion und Durchblutung in geschädigten Organen bei, sobald durch eine Abschwellung der Gewebedruck sinkt.

Der beste Schutz vor Schädigung durch Perfusionsmangel wird erreicht, wenn das Gewebe schon vorher mit DMSO versorgt wird.[10] Das klingt zwar gut, wirft aber die Frage auf, ob man denn einen „heraufziehenden" Schlaganfall „vorher sehen" kann. Sicher nicht in allen Fällen, aber oft gibt es doch wichtige Hinweise, die sich aus der Anamnese eines Patienten ergeben und den Verdacht auf drohende Ereignisse durch Unterversorgung des betreffenden Gewebes mit Sauerstoff/Nährstoffen sowie einen mangelnden Abtransport von Stoffwechselprodukten lenken. Dies gilt für die klassischen arteriosklerotisch bedingten Erkrankungen (koronare Herzkrankheit/Herzinfarkt, periphere arterielle Verschlusskrankheit, ...) ebenso, wie zum Beispiel für Darmkoliken, bei denen DMSO ebenfalls die Mangelversorgung der Darmwand abwenden kann.[38] Einmal ganz abgesehen davon, dass DMSO selbst antisklerotische Wirkungen zeigt.[39]

Enzymwirkung

DMSO kann weiterhin verschiedene körpereigene Enzyme in ihrer Aktivität modulieren. Dies ist letztlich wieder über die erläuterte Fähigkeit des DMSO zu verstehen, räumliche Molekülanordnungen (Konfigurationen) von Proteinstrukturen und/oder ihrer zugehörigen Wasserhülle zu verändern. Die Fähigkeit der Enzyme zur rasanten Beschleunigung von chemisch-biologischen Reaktionen leitet sich ja gerade aus der „passenden" räumlichen Ausbildung des sogenannten Reaktionszentrums ab. Dort müssen die beiden Reaktionspartner einer Stoffumwandlung hinein- und zueinanderfinden, um eine optimale Wechselwirkung herbeizuführen.

Man kann sich das vielleicht wie einen halb offenen Hohlraum vorstellen, der entsteht, wenn mit den zusammengeführten Fingerspitzen in ein Stück Knete gedrückt wird. Selbst minimale räumliche Veränderungen an einer solchen „Molekül-Delle" verändern die Eigenschaften eines Enzyms im Hinblick auf die spezifische Beschleunigungrate der jeweiligen Stoffwechselreaktion dramatisch. Daher rührt beispielsweise die **parasympathikotone** Wirkung des DMSO.

Was heißt das nun schon wieder? Ganz einfach: Unser sogenanntes unwillkürliches oder vegetatives Nervensystem steuert für uns in der Regel unbewusst die Funktionen der Organe. Dafür besitzt es zwei Anteile: den sympathischen und den parasympathischen. Befinden wir uns in einer ergotropen Phase, ist also der Abruf von Leistung gefordert, so überwiegt der Einfluss des sympathischen Anteils des vegetativen Nervensystems. Er führt beispielsweise zu einer Beschleunigung von Herzschlag und Atmung, zu einer Erweiterung der Bronchien, Herzkranzgefäße und Pupillen sowie zu einer Verengung von peripheren Blutgefäßen, die den Blutdruck ansteigen lassen. In vielen Büchern findet man für diese Situation die Bezeichnung „Fight-or-flight-Reaktion", die von dem amerikanischen Physiologen und Stressforscher Walter Cannon geprägt wurde. Nicht ganz wörtlich übersetzt wird damit die „Kampf oder Flucht"-Bereitschaft eines Menschen beschrieben, mit der ihn die Evolution für die Begegnung mit dem gemeinen Säbelzahntiger ausgestattet hat.

War eine steinzeitliche Mammutjagd erfolgreich, die Arbeit getan und das Festmahl vertilgt, kam es dagegen auf die Aktivität des parasympathischen Anteils des Vegetativums an. Dieser fördert beispielsweise die Leistung der Verdauungsdrüsen und die Darmperistaltik, verlangsamt aber die Herz- und Atemtätigkeit. Insgesamt ist dies also eine auf den Versorgungszustand des Körpers gerichtete (= trophotrope) Phase, in der Ernährung, Verdauung und Regeneration im Vordergrund stehen.

Entspannung

Wenn wir sagen, dass DMSO parasympathikoton wirkt, so bedeutet dies eine Steigerung der Parasympathikus-Aktivität. Mit anderen Worten: DMSO wirkt beruhigend, weil es das Wechselspiel der beiden vegetativen Anteile auf die Seite des parasympathischen führt. Dieser ist ja, wie gerade erklärt, für die Ruhe- und Regenerationsphasen des Körpers/der Organe zuständig, also für die stressfreie Zeit im physiologischen Sinne.

Wie macht DMSO das? Es hemmt genau das Enzym, welches für die Abreaktion des parasympathischen Neurotransmitters Acetylcholin in seine unwirksame Form zuständig ist.[40] Diese Acetylcholin-Esterase wird also von DMSO räumlich so verändert, dass ihre Aktivität, das heißt ihr Beschleunigungsvermögen für die „Löschung“ des „Antistress-Signals“ im Körpergewebe, deutlich abnimmt. Dadurch ist der Sympathikus in Bezug auf seinen Einfluss als Stress fördernder Anteil des vegetativen Nervensystems benachteiligt, weil er sich für seine Wirkung an den Erfolgsorganen eines anderen Neurotransmitters bedient, nämlich Noradrenalin.

Kurz und gut – wenn man unsere heutige Lebensweise objektiv betrachtet, so kann wohl ein therapeutisches Mittel, das neben vielen anderen Wirkungen auch zur Beruhigung führt und damit Stress abbauend agiert, sicher hilfreich sein. Über diese, zugegeben, eher einfache Beurteilung hinaus, ist eine parasympathische Stoffwechsellage, die wir ja als Regenerations- und Ernährungsphase kennengelernt haben, natürlich nach jeder akuten Erkrankung oder Verletzung für eine beginnende Heilung wichtig.

Gerade diese **enzymatischen** Effekte faszinieren vielleicht am meisten an dieser Substanz. Weitere Beispiele dafür sind die Hemmung der Alkoholdehydrogenase[41] sowie die Förderung der Aktivität des Enzyms Kollagenase.[42] Bezogen auf den ersten Fall führt die Wirkung von DMSO praktisch zu einer Wirkungsverstärkung des (Trink-)Alkohols (Ethanol), weil das Leber-Enzym, welches für die Entgiftungsreaktion dieses Stoffes zuständig ist, inhibiert (blockiert) wird. Das hört sich nun nicht unbedingt vorteilhaft an. Die Alkoholdehydrogenase spielt aber auch bei vielen anderen Abbauvorgängen in der Leber eine wichtige Rolle, so dass ihre Beeinflussung über den „Rausch“ hinaus noch eine größere Tragweite hat.

DMSO und das Bindegewebe

Im Falle der Unterstützung der Kollagenase-Aktivität durch DMSO führt diese Eigenschaft dagegen zu augenfälligeren vorteilhaften Wirkungen. Wie der Name andeutet, spielt die Kollagenase als abbauendes Enzym kollagenhaltiger Bindegewebsstrukturen eine wichtige Rolle. Kollagen ist das mengenmäßig am meisten vorkommende Eiweiß in unserem Körper und wesentlicher Baustein aller Bindegewebe, wie Sehnen, Bänder, Knochen, Knorpel, Zähne und Haut. In ihnen bildet es die sogenannte extrazelluläre Matrix, also den „Fugenmörtel“ oder die Gerüststruktur, wenn man so will. Funktionszellen und Matrix stehen in einem permanenten Stoff- und Signalaustausch, dessen Bedeutung erst in jüngerer Zeit richtig erkannt wurde. Diese Substanz im interzellulären Raum wird von spezialisierten Zellen hergestellt, wie zum Beispiel Faser bildende (Fibroblasten) oder Knochen bildende (Osteoblasten) Zellen.

Dabei ist es von großer Wichtigkeit, dass sich zwischen kontrollierter Bildung und dem Abbau solcher Bindegewebseinheiten ein ständiges Gleichgewicht einstellt. So wird am Beispiel der Knochen die gesamte Einheit ständig durch das Zusammenspiel von Osteoblasten und Osteoklasten (Knochen abbauende Zellen) erneuert/umgebaut oder neuen Anforderungen angepasst.

Sie kennen diesen Vorgang von den Berichten über zurückgekehrte Raumfahrer, die nach längerem Aufenthalt in der Schwerelosigkeit unter „Knochenerweichung" leiden, weil die entsprechenden Stabilitätsanforderungen an die Knochenstruktur ohne die „hier unten" übliche Schwerkraft fehlten. Wieder auf unserem Planeten Erde, machen sich die erwähnten spezialisierten Zellen daran, die Knochenstruktur neu anzupassen.

Für solche Vorgänge, die andauernd in unserem Körper stattfinden, muss gewährleistet sein, dass es zu keiner überschießenden Bildung der kollagenösen Anteile kommt. Genau dafür wird eben Kollagenase benötigt. Verschiebt sich das Gleichgewicht zwischen Synthese und Auflösung dieser Stabilisierungsgewebe, so kommt es zu pathologischen, also krankhaften Prozessen. Beispiele dafür sind:

- Hypertrophe Narben, also Narben, die zur Wulstbildung neigen;
- Keloidbildung, das heißt Wulstbildung über das Verletzungsgebiet hinaus;
- Bildung von Briden, das sind Narbenstränge in der Bauchhöhle, die sich zum Beispiel nach Operationen bilden und auch als Verwachsungen oder Adhäsionen bezeichnet werden (Gefahr von Darmlumeneinengung);
- Überschießende Kallusbildung nach Knochenbrüchen, die zu Kontrakturen, das heißt Bewegungseinschränkungen führen kann.

Aus dem Gesagten können Sie nun ohne Weiteres ableiten, dass DMSO ein sehr hilfreiches Mittel ist, wenn es um die qualitative Verbesserung von Narbengewebe geht. Es „durchschreitet" mühelos die Grenzen zwischen Gefäßen, Funktionszellen und Matrix und kann deshalb die (Neu-) Bildung des Bindegewebes entsprechend beeinflussen. Auch alte Narben lassen sich damit effektiv „schönen" bzw. entstören und aufweichen.

Viel wichtiger scheint mir aber, jenseits solcher kosmetischen Einsatzgebiete, die Behandlung innerer Narben. Nach Unfällen, Verletzungen und (Bauch-)Operationen kann die Abheilung im Sinne von Beschleunigung und Regeneration mit DMSO gefördert werden. Das postoperative Risiko der Bridenbildung sinkt. Das Narbengewebe (innen wie außen) wird höherwertig und flexibel/geschmeidig. Nicht allein die kollagenaseähnliche Wirkung ist hierfür ausschlaggebend. Auch die Hemmung der besagten Fibroblasten sowie die reduzierte Bildung von minderwertigem Granulationsgewebe,[39] in dem sich Kollagen anreichert, tragen zu einer verbesserten Wund- oder Verletzungsheilung bei.

Weiterhin wirken sich vermutlich einige weitere der schon oben erläuterten DMSO-Eigenschaften hierbei positiv aus, so die entzündungshemmende, die durchblutungsfördernde oder die antioxidative. Denn schließlich beinhaltet die Vernetzungsreaktion einzelner Kollagenmoleküle zu den mechanisch widerstandsfähigen Fibrillen einen oxidativen Schritt.

Verbesserte Sauerstoffversorgung

Auch die **Verbesserung der Sauerstoffsättigung** in Geweben ist vermutlich das Resultat mehrerer synergistisch wirkender DMSO-Eigenschaften.[19,43] In der äußerst interessanten Arbeit von James Finney ist unter anderem beschrieben, wie eine Infusions-Mischung aus DMSO und Wasserstoffperoxid (H_2O_2) in Versuchen an narkotisierten Kaninchen und Schweinen die Funktionsfähigkeit der Herz-Muskulatur erhält, obwohl die koronare Blutzufuhr unterbunden wurde. Dieser erstaunliche experimentelle Ansatz wurde anscheinend damals nicht weiter verfolgt. Wasserstoffperoxid ist, wie DMSO auch, nicht lukrativ und bleibt seit langer Zeit fast unbeachtet, was therapeutische Anwendungen betrifft. Jedenfalls beruht die Sauerstoff sättigende Wirkung von DMSO neben dem diffusionsfördernden Effekt auch hier vermutlich auf weiteren Eigenschaften. Dies können die lokale Blutgefäß- bzw. Kapillarerweiterung und die verminderte Thrombozytenaggregation (d.h. die Fließfähigkeit wird verbessert) sein. Beides Voraussetzungen für eine optimierte Zellversorgung mit Nährstoffen und Sauerstoff.[44]

Die **bakteriostatischen, antiviralen und antimykotischen** Wirkungen von DMSO wurden an verschiedensten Mikroorganismen untersucht. Eine 30 bis 40%ige wässrige Lösung zeigte beispielsweise sogar gegenüber Pseudomonas, Staphylokokkus aureus und Escherichia coli einen wachstumshemmenden Effekt.[16] Viele weitere Laboruntersuchungen belegen, dass DMSO als verdünnte Lösung Bakterien, Viren und Pilze selbst bekämpft. Darüber hinaus verbessert es die Verteilung von anderen antimikrobiellen Wirkstoffen und verstärkt damit deren Potenzial.

Ohne in diese physiologischen Vorgänge noch tiefer einsteigen zu müssen, kann man auch an dieser Stelle wieder sehr schön erkennen, dass DMSO nicht als einfaches Arzneimittel gesehen werden darf, sondern eine Fülle komplexer Modulationseigenschaften bereithält. Zunächst scheinbar widersprüchliche Wirkungen und Fähigkeiten ergänzen sich zu einer ausgleichenden therapeutischen Nutzbarkeit für viele, aus dem Gleichgewicht geratene körperliche Prozesse.

1.2.4 Arzneimittelsicherheit

Zusammenfassung

DMSO gilt als sehr sicheres und verträgliches Arzneimittel. Dies geht aus unzähligen klinischen und experimentellen Untersuchungen hervor, die meist schon vor Jahrzehnten durchgeführt wurden. DMSO wird seit den 1960er-Jahren therapeutisch erprobt und eingesetzt, die Anzahl damit behandelter Menschen ist riesig.
Außer der lange bekannten „besonderen" Nebenwirkung, nämlich einer Geruchsentwicklung nach der Einnahme, die für ca. 1½ Tage anhält und durch ein Abbauprodukt des DMSO im Körper entsteht, sind keine echten einschränkenden Begleiterscheinungen bekannt. Wenn wir DMSO als verdünnte Lösung äußerlich anwenden, kann es, bedingt durch seine Gefäß-erweiternde Wirkung, zu vorübergehender Hautrötung oder Schuppung, eventuell begleitet von Juckreiz, kommen. Dieser Effekt ist von Mensch zu Mensch sowie an verschiedenen Körperstellen, unterschiedlich ausgeprägt und bei hellhäutigen Personen mit wenig pigmentierter Iris meist stärker. Wir können dies mit höherer Verdünnung ausgleichen oder die Haut nach der Anwendung mit Wasser oder Pflegeprodukten beruhigen.
Der Tier-experimentell bestimmte LD_{50}-Wert, ein (umgekehrtes) Maß für die „Giftigkeit" einer Substanz, zeigt, dass DMSO um ein Vielfaches sicherer ist als Ibuprofen, ASS, Koffein oder sogar Kochsalz! Trotzdem sollte man gewissenhaft bleiben und vor **jeder** Erstanwendung einen Verträglichkeitstest durchführen oder das DMSO für jeden Anwender austesten.

„DMSO mehr als sieben Mal sicherer als Aspirin" – so lautet ein Fazit des Datenvergleichs von experimentellen Arzneimittelstudien.[19] Warum gerade der Vergleich mit Aspirin, das heißt Acetylsalicylsäure, abgekürzt ASS? Nun, zum einen kann sich darunter praktisch jeder etwas vorstellen, weil es sich um einen weit verbreiteten, frei verkäuflichen Stoff handelt. Zum anderen war es historisch gesehen so, dass DMSO in der Anfangszeit tatsächlich zur Hauptsache als schmerz- und entzündungshemmendes Mittel, als perorale und intravenöse Alternative zu ASS, eingesetzt und verordnet wurde.

Amerikas Schmerzmittel

Dies sprach sich damals in den 1960er-Jahren so schnell herum, dass viele Menschen in Nordamerika auch während des zwischenzeitlichen Verordnungsverbots (aufgrund der in der Einleitung erwähnten falsch interpretierten Tierexperimente) DMSO eigenverantwortlich anwendeten. Nach der Behandlung von Kaninchen, Schweinen und Hunden mit zum Teil exzessiven Mengen war es nämlich bei einigen zu Kurzsichtigkeit gekommen. Dieser Effekt konnte aber bei höheren Säugetieren und Menschen oder bei Verwendung von normalen Dosen niemals festgestellt werden.

Jedenfalls beschafften sich zehntausende Leute das DMSO weiterhin, zum Teil aus dubiosen Quellen in schlechter Qualität und zu überhöhten Preisen. Obwohl von vielen vermutlich das sogenannte technische, billige DMSO eingenommen wurde, gab es auch in dieser Zeit keine Berichte von ernsthaften Zwischenfällen.

Diese Geschichte erinnert ein wenig an die missglückte Prohibition in den USA von 1919 bis 1932, als das Alkoholverbot zur Bildung eines regen Schwarzmarktes führte. In diesem Fall verursachte aber die schlechte Qualität, sprich der Gehalt an Methanol und Fuselölen in illegaler Brennereiware, sicher auch Gesundheitsschäden. Ganz abgesehen davon, dass Alkohol (Ethanol) natürlich sowieso kein Heilmittel ist und schon in geringen Dosen toxisch wirkt. Jedenfalls hatte man dort aus den Erfahrungen mit dem Alkoholverbot offensichtlich zu wenig gelernt und gedacht, man könnte der Bevölkerung dieses neue „Schmerzmittel" offiziell vorenthalten.

In seinem Buch schreibt Dr. Walker 1993 dazu: „Das Arzneimittel befand sich seit 1964 im allgemeinen, inoffiziellen Gebrauch, angewandt von zehntausenden Amerikanern und bis heute wurde von keiner Giftigkeit berichtet, weder in Verbraucherberichten, auf Medizinertreffen, in der wissenschaftlichen Literatur, während der vier internationalen DMSO Symposien oder sonst irgendwo. Die ungefähr 2000 Menschen, denen von Ärzten in ihrer Praxis schon persönlich DMSO verordnet wurde, haben von keiner einzigen ernsthaften, gesundheitsschädlichen

Reaktion berichtet. Ja, es gibt unbedeutende Nebeneffekte, die, wie ich erörtern werde, von dem vielfältigen DMSO-Nutzen überwogen wurden. Ergeben sich aber aus seinem Gebrauch eine giftige Wirkung oder Gesundheitsstörungen? Absolut nichts von all dem!"[19]

Sicherheit

Die Toxizitätsprüfungen, die Arzneimittel, und mittlerweile ja auch viele andere Stoffe (Stichwort europäische REACh-Verordnung) durchlaufen müssen, wurden für DMSO ausgiebig an Fischen, Vögeln und Säugetieren (inklusive Menschen) durchgeführt.[45] Zusammenfassend lässt sich daraus ableiten, dass es enorme Schwierigkeiten bereitet, überhaupt eine toxische Schwelle zu finden, weil es meist gar nicht möglich ist, so viel DMSO in einen Organismus hineinzubringen, wie für die Auslösung von feststellbaren Gesundheitsschäden nötig wäre. So wurden zum Beispiel Ratten über 26 Wochen hin dreimal die Woche komplett in 60%ige DMSO-Lösung getaucht und waren nach wie vor völlig gesund.[46] Eine feststellbare Toxizität wird aber definitionsgemäß mit dem sogenannten LD_{50}-Wert eines Stoffes beziffert. Dieser sagt aus, bei welcher verabreichten Menge des Stoffes (in Milligramm pro kg Körpergewicht) die Hälfte (50%) der Versuchsobjekte (z. B. Kleinfische) verstirbt.

Merke:
Je größer der LD_{50}-Wert eines Stoffes ist, desto sicherer ist er!

Weil ein solches Ergebnis für die DMSO-Anwendung an Labortieren, deren Physiologie annähernd mit der des Menschen vergleichbar ist, sinnhaft praktisch nicht zu erreichen ist, wurden diese LD_{50}-Werte dann oft abgeschätzt (extrapoliert). Sie haben somit aus meiner Sicht wenig praktische Bedeutung, außer der Botschaft, dass es sich um ein sehr sicheres Mittel handelt. Danach beträgt zum Beispiel der LD_{50}-Wert von DMSO, oral verabreicht (durch Trinken), bei Hunden geschätzt mehr als 10.000 (!). Das heißt, einem vielleicht 20 Kilogramm schweren Hund müsste man 200 Gramm reines DMSO einflößen, um wahrscheinlich überhaupt eine schädliche Wirkung zu provozieren. Das sind mehr als 180 Milliliter! Schwer vorstellbar, dass ein Hund diese Menge überhaupt trinken würde.

Obwohl die Sinnhaftigkeit solcher Studien, bezogen auf ihre Übertragbarkeit auf Menschen, angezweifelt werden darf, würde sich aus diesem Ergebnis für einen 70 kg schweren Menschen eine Dosis von 700 g DMSO ableiten – völliger Nonsens! Selbst der entsprechende Wert für Affen, der geschätzt noch über 4.000 lag, würde dem Durchschnittsmenschen 280 g DMSO zuweisen, ehe dieser mit 50%iger Wahrscheinlichkeit eine ernsthafte Toxizität verspürt, wie auch immer diese aussehen mag. Wenn Sie solche Mengen an Salz oder Tee oder Zucker oder … zu sich nähmen, würde sich außerdem auch niemand darüber wundern, wenn es zu toxischen Reaktionen oder Stoffwechselentgleisungen käme. Beachten Sie dazu diese Auflistung, die LD_{50}-Werte aus vergleichbaren experimentellen Studien an Ratten enthält, wie Sie zum Beispiel in Sicherheitsdatenblättern angegeben sind:

	LD_{50}-Wert Kochsalz:	3.000 mg/kg
	LD_{50}-Wert Ca-Hypochlorit:	850 mg/kg (MMS 2)
	LD_{50}-Wert Ibuprofen:	636 mg/kg (Nurofen®, ...)
	LD_{50}-Wert Chlordioxid:	292 mg/kg (MMS/CD)
	LD_{50}-Wert ASS:	200 mg/kg (Aspirin®, ...)
	LD_{50}-Wert Coffein:	192 mg/kg
	LD_{50}-Wert Nikotin:	50 mg/kg
aber:	LD_{50}-Wert DMSO:	14.500 mg/kg !

Wenn Sie sich dabei einmal überlegen, wie leichtfertig und inflationär das hier genannte Schmerzmittel Ibuprofen heutzutage auch schon bei Kindern eingesetzt wird, können Sie über die von Industrie oder Behörden eifrig gestreuten „Gefahrenhinweise" bezüglich des eigenverantwortlichen Einsatzes von DMSO (oder MMS, das sogar sicherer als Acetylsalicylsäure oder Coffein ist) als Heilmittel wahrscheinlich nur milde lächeln. Auch hier gilt: Wer sich neutral informiert und seine Gesundheit dann, gegebenenfalls mit ganzheitlich-therapeutischer Begleitung, selbst in die Hand nimmt, ist aus Pharma-Sicht kein guter Konsument/Patient. Bei Materialkosten von vielleicht 30 Cent pro Therapietag durch Privatkauf geht die Pillenindustrie leer aus. Dabei hatten sich die Pharmagrößen damals in den 1960er-Jahren doch zunächst selbst auf das DMSO gestürzt. Wenn da nur nicht dieser Geruch wäre … Außerdem schien es, bezogen auf die Kalkulation der erzielbaren Gewinne, einfach zu aufwändig, die geforderten Daten für offizielle Zulassungen* herauszuarbeiten.

Geringe Behandlungskosten

Heute erlebt DMSO ein Comeback, eine echte Wiederentdeckung im Bereich der alternativen Heilkunst. Lange Zeit wurde es nur von Ärzten eingesetzt, die sich mit Spezialgebieten befassen oder ausschließ-

* News: Seit 1.11.2015 DMSO-Ampullen mit Zulassung verfügbar! (Vgl. „Bezugsquellen")

lich Privatpatienten behandeln. Da ist es nur verständlich, dass sich der ein oder andere über diesen späten Erfolg von DMSO ärgert und an die verpassten Möglichkeiten denkt. Geruch hin, Geruch her. Sie müssen selbst entscheiden, was Ihnen guttut und was Ihnen wichtiger ist!

Die Historie des DMSO erinnert mich in dieser Hinsicht ein wenig an die Apotheker, denen ganz am Anfang der Automobilgeschichte angeboten wurde, nebenbei auch Benzin zu verkaufen. Nachdem sie es ausprobiert und als umständlich oder nicht standesgemäß beurteilt hatten, lehnten sie den weiteren Verkauf ab – vielleicht auch wegen des Geruchs ... Ihnen fehlte einfach jede Vorstellungskraft für das, was die weitere Automobilentwicklung in unserer Welt bewegen würde, weil sich anfangs nur wenige Personen einen „Motorwagen" leisten konnten und deren Zahl auch nur sehr langsam stieg. Sie waren also zu ungeduldig und ohne Vision.

Weitere Ergebnisse der bisher durchgeführten Toxizitätsstudien zeigen, dass DMSO nicht krebserregend,[47] nicht teratogen[48] und nicht allergen[49] wirkt.

Trotzdem ist es wesentlich zielführender, diejenigen Erfahrungsberichte und Untersuchungsergebnisse zu betrachten, bei denen therapeutisch sinnvolle Mengen an DMSO bei Menschen eingesetzt wurden. So zum Beispiel durch Brobyn,[50,51] der zwischen 1967 und 1968 eine vielbeachtete Anwendungsuntersuchung an über 100 gesunden Häftlingen im Alter von 21 bis 55 Jahren in Kalifornien durchführte, die (nur) etwa das 3 bis 30-fache einer heute üblichen täglichen Dosis verabreicht bekamen. Und zwar über einen Zeitraum von entweder 14 oder 90 Tagen! Der ersten Gruppe wurde eine tägliche Dosis von 1 Gramm pro Kilogramm Körpergewicht (1000 mg/kg) in Form eines 80%igen Gels über die Haut zugeführt. Da auch diese Menge und Konzentration noch sehr hoch liegt, mussten 13 der anfänglich 78 Freiwilligen nach den ersten beiden Anwendungen von der weiteren Teilnahme ausgeschlossen werden, weil sie eine zu starke Hautirritation zeigten.

90-Tage-Studie

Dabei ist eher verwunderlich, dass die restlichen 65 Probanden so viel DMSO auf der Haut vertragen konnten! Für einen Teilnehmer mit 80 kg wurden täglich auch 80 g angewendet! Alle vor, während und nach der Behandlung durchgeführten Untersuchungen, wie zum Beispiel Blutwerte, neurologische Tests, Herz-Kreislaufparameter oder Augendiagnostik, zeigten, dass keinerlei toxische Effekte nachzuweisen waren.

Auch der zweiten Gruppe von 54 Probanden wurde täglich eine so hohe Dosis DMSO verabreicht, diesmal jedoch drei Monate lang. Auch hier mussten 12 davon nach den ersten Tagen ausgeschlossen werden, weil ihre Haut zu empfindlich auf das hochkonzentrierte Gel reagierte. Zwei weitere brachen wegen des Geruchs bzw. aus persönlichen Gründen ab. Das heißt, insgesamt 40 Personen bekamen 90 Tage lang 1000 mg/kg verabreicht. Auch hier erbrachten alle körperlichen Untersuchungen, die dabei noch umfangreicher waren als für die 14-Tage-Gruppe, den Beweis, dass DMSO als sehr sicheres Mittel eingestuft werden muss. Immerhin hatte jeder der 90-Tage-Probanden in diesem Zeitraum durchschnittlich über 8 Kilogramm reines DMSO erhalten! Würden wir andere, haushaltsübliche Stoffe oder gar Arzneien in dieser Menge gut vertragen?

Seltene, leichte Verschiebungen einzelner Blutparameter traten auch zufällig verteilt in den Kontrollgruppen auf, und vorübergehende Phasen von zum Beispiel Kopfschmerzen oder Müdigkeit hinderten niemand am Weitermachen. Für Brobyn und seine Mitarbeiter stand danach fest, dass sie den Mythos der fraglichen Augenveränderungen (Kurzsichtigkeit), die bei Kleintieren auftraten, endgültig widerlegt hatten und dass die hilfreiche Wirksamkeit des DMSO die teilweise beobachteten Nebeneffekte bei weitem überwiegt.

In heutigen Therapieempfehlungen, wie Sie im praktischen Teil sehen werden, geht man von geringeren wirksamen Gesamtmengen und auch Einzelkonzentrationen der Zubereitungen aus. Trotzdem sollten Sie sich zur Therapiebegleitung eventuell eine/n erfahrene/n Fachfrau/mann suchen, insbesondere wenn es um schwerwiegende Erkrankungen sowie um längerfristige und innerliche Anwendungen geht.

Ebenso müssen Sie sich klarmachen, dass es im Zusammenhang mit der DMSO-Einnahme keine Heilungsversprechen geben kann – die gibt es für keine Therapieform. Überall finden sich sogenannte Non-Responder, also Patienten, die auf eine Therapie nicht mit der erwünschten oder erwarteten Wirkung reagieren. Allerdings wird Ihnen im Falle des DMSO das eigenverantwortliche Ausprobieren leicht gemacht, weil alle bisherigen Beobachtungen seine gute Verträglichkeit bestätigen und die Erfolgsraten, verglichen mit mancher Standardtherapie, sehr hoch liegen. Eine Verbesserung des Gesundheitszustandes kann also mit guter Wahrscheinlichkeit erwartet werden, und auch viele Heilungen sind beschrieben.

Als Heilpraktiker kann ich die Verwendung eines Stoffes und das Verfassen eines Buches darüber nur verantworten, wenn ich selbst exzellente Erfahrungen damit gemacht habe. Dies auch im Hinblick auf die ethischen Richtlinien unserer Berufsordnung. Das gilt sowohl für

Selbstbehandlung

meine Selbstbehandlung als auch für die Verabreichung an Familienmitglieder, Freunde, Bekannte und Patienten. Da es sich um ein frei verkäufliches, patentfreies Mittel handelt, das von jedem günstig erworben werden kann, stehen auch keine wirtschaftlichen Interessen dahinter, wie wir das heute leider bei so vielen schulmedizinischen, nebenwirkungsreichen Therapeutika ausschließlich vermuten müssen. Erfreulicherweise werden solche Missstände wenigstens inzwischen öffentlich diskutiert. Ob dies ausreicht, um der ausufernden „Gesundheitsindustrie“ im Sinne des Patientenschutzes die Zügel anzulegen, bleibt fraglich.

Nachdem Sie also nun das DMSO als potentes, aber gut verträgliches Heilmittel mit ganz vielfältigen pharmakologischen Fähigkeiten kennengelernt haben, liegt es an Ihnen, es für sich selbst oder für Ihre Patienten als Behandlungsmöglichkeit in Betracht zu ziehen. Sie können es dabei sowohl als Einzeltherapeutikum als auch für die Wirkverstärkung oder Begleitung von weiteren Anwendungen einsetzen. Denken Sie dabei stets an Ihre Eigen- und Fremdverantwortung und ziehen Sie bei schwerwiegenden Erkrankungen möglichst ganzheitlich arbeitende Experten und deren Erfahrung zu Rate. Wie Sie mit der „heilenden Flüssigkeit“ DMSO umgehen und was Sie dafür benötigen, erfahren Sie im nun folgenden Kapitel der praktischen Anwendung.

2

Therapeutische Anwendung

DMSO wird in unzähligen wissenschaftlichen Artikeln weltweit als sehr sicheres und zugleich breit einsetzbares Mittel beschrieben. Die in der Literatur festgehaltenen Therapieergebnisse sowie eigene und von befreundeten Therapeuten gemachte Anwendungserfahrungen lassen den Schluss zu, dass mit DMSO bei einer Vielzahl von Erkrankungen und ihren Symptomen häufig schnell erstaunliche Erstverbesserungen zu erzielen sind. Dies verleitet manche Menschen dazu, ihre Hoffnungen auf Heilung gänzlich auf dieses Therapieprinzip zu stützen. Wie in der alternativen, ganzheitlichen Heilkunst allgemein bekannt, kommen nach solchen Ersterfolgen oftmals nur noch kleine Therapiefortschritte zustande, sofern nicht mit und an den Ursachen eines organischen Ungleichgewichts auf allen Ebenen von Körper, Geist und Seele gearbeitet wird.

Ganzheitlich denken

Eine plötzliche Symptom-Verbesserung oder sogar das Verschwinden eines solchen entbindet Sie nicht von den Verpflichtungen, die man gegenüber seinem physisch-materiellen Körper und der darin wohnenden Transzendenz hat. Lebens- und Ernährungsgewohnheiten müssen dabei ebenso auf den Prüfstand wie die Gedankenhygiene. Gerade die psychogenen Einflüsse auf langfristige Krankheitsprozesse sind in ihrer ganzen Tragweite wahrscheinlich unbekannt. Das Großhirn des Homo sapiens hat zwar eine Menge technische und kulturelle Errungenschaften hervorgebracht („… und sie aßen vom Baum der Erkenntnis …“) und uns nach Darwins Ansichten einen bedeutenden evolutionären Vorteil verschafft. Dennoch wird oft die andere Seite der Medaille vergessen, dass es (das Großhirn) nämlich gleichzeitig eine große Last für uns darstellt, weil Gedanken als neuronale Vorgänge in der Großhirnrinde, neben den Hormonen, unsere vermeintliche physische Handlungsfreiheit erheblich einschränken (können).

Genauso wie es einen Weg in die Krankheit gibt, der sehr kurz sein kann (Unfall) oder lang (chronisch schleichende Prozesse), darf es einen Weg aus der Krankheit heraus geben. Dabei sind „Blitzheilungen“ natürlich besonders begehrt, aber darauf besteht kein Anspruch!

Wege aus einer (körperlichen) Krise sind ja, das wissen Sie aus eigener Erfahrung, ganz oft auch mit einer Persönlichkeitsentwicklung verbunden. Deshalb dürfen Sie DMSO gerne als Wegbereiter, als Anschub körpereigener Regenerationsleistungen nutzen. Denken Sie aber daran, ganzheitlich an sich oder anderen zu therapieren, um dauerhafte Heilerfolge, also echte Gesundungen, zu erreichen. Es sollte jedem klar sein, dass zum Beispiel die Entwicklung eines Schulter-Arm-Syndroms aufgrund langjähriger einseitiger Arbeitsbelastung wiederkehrt, wenn nach erfolgreicher Behandlung mit DMSO (zu früh) die falsche Tätigkeit erneut aufgenommen wird. Genauso werden vermutlich Menschen, die an Erschöpfungszuständen (Burn- oder Boreout), Fibromyalgien oder chronischen Darmerkrankungen leiden, nicht völlig symptomfrei werden, wenn sie nach anfänglichen Erleichterungen vergessen, die seelische Komponente der Erkrankung therapeutisch anzugehen.

2.1 Allgemeine Anwendungshinweise

Dem praktischen Umgang mit DMSO sollen hier zunächst ein paar allgemeine Hinweise vorangestellt werden. Als für den Menschen zugelassene Fertigarznei, die man in einer Apotheke beziehen könnte, gibt es DMSO als Einzelwirkstoff nicht. Erhältlich ist in Deutschland lediglich eine Kombination aus DMSO, Heparin und Dexpanthenol als Gel (Dolobene Gel®/Fa. Merckle Recordati) für die äußerliche Anwendung. Der enthaltene Anteil an DMSO ist eher gering und soll hauptsächlich für die bessere Gewebegängigkeit der beiden anderen Wirkstoffe sorgen.

Etwas anders sieht die Situation im Bereich der Tierarzneimittel aus. Immerhin gibt es hier vier Handelspräparate, allesamt Kombinationen, für die äußerliche Anwendung bei Haustieren. Sehr beliebt unter Tierärzten ist hier das Dexamethason in DMSO® der Firma CP Pharma, das zum Beispiel für entzündete Gelenke eingesetzt wird. In diesem Falle traut man dem DMSO schon eher eine eigenständige Wirkung zu, enthält es doch 990 mg/ml davon. Die anderen Präparate heißen Phlogamed® (Alma Pharma), Prurivet – S® (Vétoquinol) und Otiprin N® (Vétoquinol; das sind Tropfen für Ohrenentzündungen bei Hunden).

Einkauf

Wenn Sie also DMSO als Einzelwirkstoff (ohne Cortison und Co.) für Mensch oder Tier einsetzen oder eigene Kombinationen aus DMSO und anderen Inhaltsstoffen zubereiten wollen, sollten Sie dieses Mittel in reiner Form bei einem der zahlreichen Internetanbieter kaufen.

Üblich sind Mindestabgabemengen von 100 ml bis 1 Liter, die Sie durchaus auch brauchen können, um Ihre ersten Versuche mit DMSO zu machen. Bei lichtgeschützter Lagerung unterhalb 20 °C ist DMSO in dieser Reinheit lange haltbar. Zertifizierte Pharmaqualität erkennen Sie an der Bezeichnung „Ph. Eur.“, eine Abkürzung für Europäische Pharmakopöe, deren Einhaltung von der Europäischen Arzneibuch-Kommission überwacht wird. Größere Mengen ab 1 Liter bekommt man auch bei Chemikalienhändlern. Die Preise der Internetshops können stark differieren und viele führen nicht die zertifizierte Pharmaqualität nach Europäischer Pharmakopöe, sondern geben stattdessen lediglich einen Prozentgehalt an.

Eine namentliche Veröffentlichung von Bezugsquellen an dieser Stelle wäre sehr ungeschickt, weil man damit am eigenen Ast sägt. Wie das Beispiel MMS eindrucksvoll zeigte, geraten Händler massiv unter Druck, wenn in Büchern oder Internet-Foren unüberlegt und vorlaut angekündigt wird, dass man bei ihnen die benötigten Stoffe völlig problemlos einkaufen könne. Allerdings liegt der Fall bei MMS etwas anders, weil die Grundsubstanz für die Zubereitung der Lösung offiziell als Gefahrstoff eingestuft ist und damit ein Verkauf an Privatpersonen besonderen Bestimmungen unterliegt.

Trotzdem tut sich die alternativ-medizinische Gemeinde keinen Gefallen, wenn zuverlässige Lieferanten unnötig in den Blickpunkt von „höheren Mächten“ gerückt werden. Wer hinter den Repressalien steckt, die zum Beispiel als Homepage-Abmahnungen, Suchwort-Unterdrückungen, Betriebsprüfungen usw. in Erscheinung treten, überlasse ich Ihrer Phantasie. DMSO jedenfalls gilt als völlig harmlos, die Behältnisse sind frei von Gefahrenhinweisen, und deshalb ist der Verkauf an Privatpersonen uneingeschränkt möglich und normal.

Sauberkeit

Wenn Sie dann Ihre erste eigene DMSO-Flasche in Händen halten, achten Sie von Anfang an darauf, äußerste Sauberkeit walten zu lassen, um den Inhalt nicht zu verunreinigen. Eine Entnahme von Teilmengen nehmen Sie am Besten mit sauberen, graduierten Pipetten vor. Für diesen Zweck gibt es bei Laborausstattern sogenannte Pasteur-Pipetten, das sind (Einmal-)Pipetten aus Kunststoff mit Milliliter-Skala, die Sie natürlich auch mehrfach verwenden können, wenn Sie auf Sauberkeit achten. Auch dauerhaft verwendbare Glaspipetten in verschiedenen Größen sind eine Alternative. Sie benötigen für diese noch einen Peleus-Ball aus Kautschuk, mit dessen Hilfe Sie die gewünschte Menge an DMSO einsaugen und in ein anderes Gefäß entleeren können. Diese graduierten Glaspipetten sind länger als die Kunststoff-Pipetten, so dass in der Regel eine Entnahme bis zum Flaschenboden ohne weiteres möglich ist. Dagegen muss man mit einer kurzen Pipette die Flasche bei nur noch geringer Füllung schräg halten, um weitere Flüssigkeit entnehmen zu können.

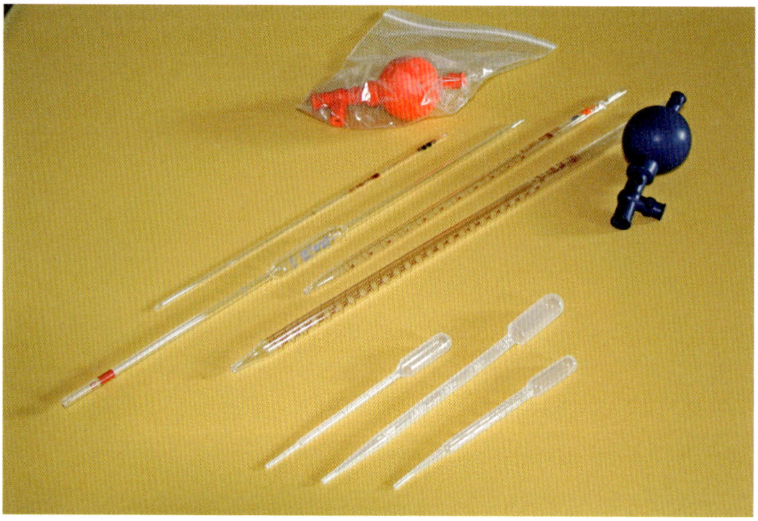

Abb. 11: Verschiedene Mess-Pipetten

Merke: Als **Rein**-Substanz, also **unverdünnt**, ist das flüssige und dampfförmige DMSO Schleimhaut-reizend und brennbar! Es kann beispielsweise Augenreizungen verursachen. Unverdünnt muss es deshalb immer in geschlossenen Gefäßen und für Kinder unzugänglich aufbewahrt werden. Ebenso ist es vor Zündquellen, heißen Oberflächen und Flammen zu schützen. Dämpfe oder auch Sprühnebel dürfen nicht eingeatmet werden. Nach Augenkontakt muss bei geöffnetem Lidspalt mehrere Minuten lang mit fließendem Wasser gespült werden. Deshalb sollten Sie beim Abfüllen von reinem DMSO eine Schutzbrille tragen. Nach versehentlichem Verschlucken sollten Sie den Mund ausspülen und reichlich Wasser trinken, damit es nicht zu unangenehmen Reizungen der Mund-, Rachen- oder Speiseröhrenschleimhaut kommt.

Die im folgenden Kapitel vorgeschlagenen Verdünnungen des DMSO mit Wasser sollten dann für die Anwendungen an den jeweiligen Körperregionen verträglich sein. In jedem Fall können Sie bei auftretenden Reizungen mit einer zusätzlichen Gabe von Wasser immer rasch Abhilfe schaffen.

Für größere Gebinde, die beispielsweise in Therapieeinrichtungen genutzt werden, empfiehlt sich die Anschaffung eines Dispensers aus geeignetem Material von einem Laborausstatter. Dabei handelt es sich um eine Art Kolbenhub-Pumpe, an deren Gehäuse man eine definierte Milliliter-Menge voreinstellen kann, die nach Betätigung des Kolbens am Auslauf entnommen wird.

Ein Dispenser ist relativ teuer und deshalb stelle ich Ihnen hier eine einfache Alternative vor, mit der Sie das DMSO (oder andere Flüssigkeiten) ganz sauber aus dem Behältnis entnehmen können. Dieses selbst zu bauende System hat sogar einen entscheidenden Vorteil gegenüber dem Dispenser, weil man den Flaschen- oder Kanisterinhalt beim Entnehmen gleichzeitig filtern kann. Dies ist von Bedeutung, wenn das DMSO auch für die perorale Einnahme, das heißt als Getränk oder sogar für intravenöse Anwendungen, eingesetzt wird.

Für diese Entnahmevorrichtung benötigt man lediglich ein Stückchen PTFE-Schlauch mit einem Innendurchmesser von drei bis vier Millimeter und einen dazu passenden sogenannten Luer-Lock-Adapter. Das ist ein Zwischenstück, welches am einen Ende in den Schlauch gesteckt wird und auf der anderen Seite das dichte Aufsetzen einer ganz normalen medizinischen Kunststoffspritze erlaubt. Die genaue Bezeichnung für diesen kleinen Adapter ist LLW, das heißt Luer-Lock-Weiblich. Der Schlauch muss nur so lang sein, wie das Behältnis hoch ist, so dass er unten am Boden knapp aufsitzt und ein kurzes Stück oben aus dem Verschluss ragt.

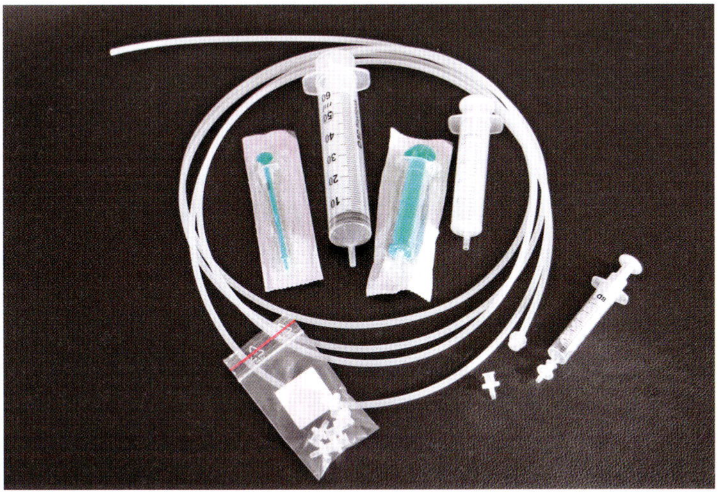

Abb. 12: PTFE-Schlauch, Luer-Adapter, Spritzen

Man steckt nun den Adapter in das eine Schlauchende und bohrt in den Verschluss der DMSO-Flasche ein Loch entsprechend dem Außendurchmesser des Schlauches. Wenn der Außendurchmesser nicht bekannt ist, sollten Sie ihn vorher mit einem normalen Messschieber bestimmen. Für das Bohren ein sauberes Werkzeug verwenden und das Loch lieber etwas zu klein bohren. Dann wird das offene Ende des Schlauchs so weit durch die wieder aufgesetzte Verschlusskappe geschoben, bis es fast am Behältnisboden aufsitzt. Jetzt können Sie eine beliebig große Luer-Spritze auf den Adapter setzen und die jeweils für eine Anwendung benötigte Menge sauber entnehmen.

Danach sollten Sie einen passenden Stopfen oder einfach die entleerte Spritze wieder aufsetzen, um das System dicht zu verschließen. Luer-Spritzen gibt es in gängigen Größen von 1 bis ca. 60 Milliliter, so dass man für fast alle Anwendungen eine passende wählen kann. Die Gesamtkosten für das verwendete Zubehör belaufen sich auf wenige Euro, wobei man meist gezwungen ist, mehrere Meter vorkonfektionierten Schlauch und gängige Packungsgrößen der Spritzen auf einmal zu beziehen.

Vielleicht haben Sie im Bekanntenkreis eine ÄrztIn, HeilpraktikerIn oder ApothekerIn, die Ihnen einzelne Spritzen überlassen kann. PTFE-Schläuche werden neben ihrem Einsatz in wissenschaftlichen oder pharmazeutischen Laboren zum Beispiel auch in der Aquaristik oder im Kfz-Gewerbe eingesetzt.

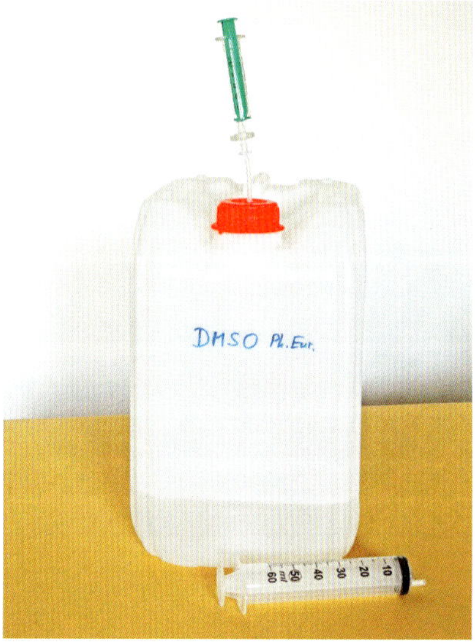

Abb. 13: Vorratsbehälter mit Entnahmesystem und Filter

Wie schon im Kapitel „Physikalische Eigenschaften“ erläutert wurde, ist der Gefrierpunkt des DMSO von ca. 18,5 °C zu beachten. Die Flüssigkeit geht also schon knapp unterhalb der allgemeinen Raumtemperatur von 20 °C in die feste Phase über. Gerade in der kälteren (europäischen) Jahreszeit führt dies oft dazu, dass DMSO schon erstarrt angeliefert wird beziehungsweise über Nacht bei abgesenkter Raumtemperatur fest wird. Es ist daher grundsätzlich warm, das heißt über 19 °C zu lagern, wenn es einsatzfähig sein soll. Ist es dennoch einmal fest geworden, muss das DMSO erst wieder über seinen Erstarrungspunkt erwärmt werden, weil es für alle Anwendungsformen flüssig eingesetzt wird. Dafür kann die Flasche einfach über Nacht auf die Heizung gestellt werden.

DMSO wird fest

Für die Herstellung von wässrigen Verdünnungen oder Kombinationen mit anderen Wirkstoffen sollten Sie sich geeignete Gefäße, wie zum Beispiel Braunglasfläschchen, Bechergläser oder Eierbecher aus Porzellan, bereitstellen. In diese können Sie dann die mit Pipetten, Spritzen oder Dispenser abgemessenen DMSO-Mengen direkt einfüllen. Die für eine wässrige Verdünnung benötigte Wassermenge können Sie beispielsweise mit einem Messzylinder abmessen oder ebenfalls mit graduierten Pipetten oder Spritzen aufnehmen und dem DMSO hinzufügen.

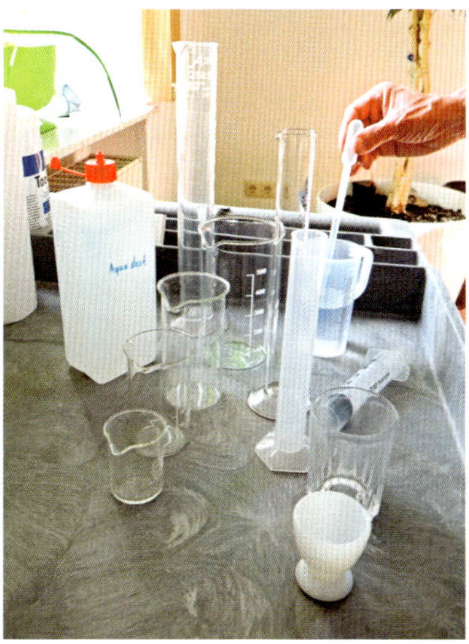

Abb. 14: Messzylinder, Bechergläser, Eierbecher, Pipetten

Achtung: Sobald Sie DMSO und Wasser zusammengeben wird, ein erhebliches Maß an Mischungsenergie in Form von Wärme frei – die Lösung und das Gefäß erwärmen sich deutlich. Dies hängt mit den molekularen Wechselwirkungen zusammen, die ich im Kapitel „Naturwissenschaftliche Betrachtungen" ausführlich erläutert habe, und stellt eine sogenannte exotherme Mischungs- oder Lösungsreaktion dar. Dies zeigt deutlich, dass die beiden Stoffe sich gegenseitig stark beeinflussen und nicht mehr als Reinsubstanzen betrachtet werden können. Wenn Sie diese frisch hergestellte Mischung dann direkt für eine äußerliche Anwendung einsetzten, wird dies von Patienten oder Ihnen selbst als angenehm empfunden. Es gibt also keinen Grund, die passiv erwärmte Lösung vor der Anwendung erst noch abkühlen zu lassen.

Wärmeentwicklung

Für kleine Mengen ist es praktischer, wenn die Mischung direkt in der Spritze, durch Aufziehen der beiden Flüssigkeiten nacheinander und anschließendes mehrfaches Kippen, hergestellt wird. Noch kleinere Mischungs-Mengen unter 1 ml, zum Beispiel nur für die Behandlung einer Narbe, kann man durch „Tropfenzählen" mit einer Pasteur-Pipette zurechtmachen. Die entsprechenden Hinweise werden jeweils bei den einzelnen Anwendungsformen gegeben.

Wasser zur Verdünnung von DMSO sollte möglichst keimarm sein. Zwar könnte für Anwendungen auf der gesunden Haut natürlich auch normales Leitungswasser benutzt werden. Da man aber vielleicht eine frisch angesetzte Lösung länger aufbewahrt und zu diesem Zeitpunkt noch gar nicht weiß, wie und wann sie eingesetzt wird, sollte man sich angewöhnen, auch hier möglichst sauber zu arbeiten. Sie können also im einfachsten Fall ein entionisiertes Wasser kaufen, wie Sie es auch für das Dampfbügeleisen oder die Autobatterie verwenden, und die erforderliche Menge vorher abkochen. Alternativ kann man natürlich auch destilliertes, keimfrei filtriertes Wasser für medizinische Zwecke nehmen, das zum Beispiel in einer Apotheke oder bei Praxisausstattern erhältlich ist. Eine dritte Möglichkeit ist die Verwendung von sterilen, isotonischen Natriumchlorid-Lösungen, wie sie für Infusionen und Injektionen eingesetzt wird. Mit einer solchen Mischung aus sterilem Wasser und gefiltertem DMSO können Sie dann bedenkenlos auch Wunden behandeln oder Nasentropfen verabreichen.

Geeignetes Wasser

An dieser Stelle sollen noch einmal die (Neben-)Wirkungen oder körperlichen Reaktionen angesprochen werden, die eventuell unerwünscht sind. Wie schon in Kapitel 1 erläutert, sind es eigentlich Erscheinungen, die mit der erwünschten Wirkung von DMSO zu tun haben.

Begleit-erscheinungen

Zum einen handelt es sich um die sehr unterschiedlich ausgeprägten lokalen Empfindungen bei äußerlicher Anwendung. Die Bandbreite der Patientenäußerungen ist in diesem Zusammenhang groß und reicht von „Ich merke gar nichts!“ bis zu „Das ist ja wie Brennnessel.“ Häufig wird ein eher angenehmes Kribbeln oder Pulsieren zusammen mit einer lokal begrenzten Hautrötung wahrgenommen. Beides verschwindet normalerweise innerhalb von Minuten bis Stunden wieder völlig. Generell reagieren Menschen mit blonden oder roten Haaren, sowie Menschen mit Pigmentmangel wie blauen Augen, etwas empfindlicher auf die DMSO-Anwendung. Morton Walker schlägt vor, die jeweiligen Konzentrationen der DMSO-Lösungen bei ihnen niedriger zu wählen.

Wichtig ist, in diesem Zeitraum direkt nach der Anwendung die behandelten Körperpartien nicht durch Kratzen, Reiben o.ä. zu irritieren oder gar zu schädigen, weil man etwa dem begleitenden Juckreiz „unterliegt“. Deshalb hat es sich bewährt, die äußerlichen Anwendungen tagsüber und nicht direkt vor dem Zubettgehen durchzuführen, da man gewissermaßen besser abgelenkt ist. Außerdem besteht nachts die Gefahr, dass man während des Schlafes die zunächst juckenden Hautstellen unbewusst malträtiert.

Wird es für den Patienten zu unangenehm, kann durch das zusätzliche Auftragen von reinem Wasser oder durch die Entfernung der noch vorhandenen Lösung von der Haut mit einem feuchten Lappen sofort Abhilfe geschaffen werden. Nach einer oder mehreren Anwendungen kann das betroffene Hautareal zu vorübergehenden typischen Schuppungs- oder Trockenheitsreaktionen mit Hautvergröberung neigen. Auch diese bilden sich wieder von selbst zurück oder können durch eine sparsame Einreibung mit einem möglichst reinen Aloe-Vera-Produkt gepflegt werden. Zu solchen Erscheinungen kommt es, weil DMSO, als zuverlässiger „Schlepper“, auch die natürlich vorhandenen Hautfette wieder nach innen transportiert. Die zuständigen Hautzellen müssen dann erst wieder neuen Oberflächenschutz produzieren.

Eine andere auffällige Begleiterscheinung der DMSO-Anwendung ist der bekannte Atem- bzw. Körpergeruch, der sich schon kurz nach der Anwendung bei vielen Menschen bildet. Seine Entstehungsursache wurde in Kapitel 1 ausführlich erklärt. Von vielen wird er als knoblauchartig oder austernartig beschrieben. Mich selbst erinnert der Geruch eher an gestrandete Meeres-Algen. Ganz häufig wird, besonders von

Kindern, eine Assoziation mit „Maggi" geäußert. Natürlich sind diese Geruchs-Wahrnehmungen auch an die verwendete DMSO-Menge geknüpft. Das heißt, wenn Sie nur eine kleine Narbe lokal damit verbessern wollen, wird Ihrem Umfeld danach vermutlich nichts auffallen. Der Betroffene selbst nimmt den Geruch in der Regel sowieso nicht wahr, weil die eigene Nase mit ihren zuständigen Riechsensoren gegenüber den ausgeschiedenen Sulfid-Verbindungen „blind" wird.

Geruch beachten

Deshalb kommt es immer wieder zu amüsanten Situationen in Räumen, die von mehreren Personen genutzt werden, weil ein einzelner „Verursacher" oft von den anderen nicht zugeordnet werden kann, wie zum Beispiel in einem Restaurant. Dann hilft immer nur: gut lüften! Natürlich sollten Sie diesen Aspekt berücksichtigen, wenn es um berufliche Tätigkeiten mit häufigem Kundenkontakt geht, wie zum Beispiel bei Arzthelferinnen oder Kellnern. Generell müssen Sie an dieser Stelle entscheiden, was Ihnen wichtiger ist. Notfalls kann man die Behandlung beispielsweise auf das Wochenende legen. Es gab sogar einmal einen wissenschaftlichen Hinweis darauf, dass der DMS-Geruch durch gleichzeitigen Alkoholkonsum gemildert wird. Das klingt zwar interessant, weil es dabei aus physiologischer Sicht um die Inanspruchnahme der gleichen Leber-Enzymsysteme geht, hat aber aus meiner Sicht keine ernsthafte praktische Relevanz. Schließlich sollte man nicht aus Geruchsgründen versuchen, mit einem Zellgift die erhofften Wirkungen von DMSO zunichtezumachen.

Lustige Berichte

Jedenfalls kann man sich immer wieder an den einfallsreichen Anwendungsmodalitäten und witzigen Patientenberichten infolge der DMSO-Anwendungen erfreuen. Da ist von den eigenen Kindern die Rede, die plötzlich keine Gute-Nacht-Geschichte mehr vorgelesen haben wollen, oder von Ehepartnern, die einen Kinderwunsch erstmal aufschieben, oder von neu eintreffenden Gästen, die in ein Reiterstübchen kommen und rufen: „Hier stinkt's!". Meistens gebietet es ja der Anstand, sich nicht zu äußern. Ich selbst habe jedenfalls einmal den Versuch gemacht und am Unterrichtstag absichtlich kräftig DMSO getrunken. Da ich den Seminarraum meistens als Erster betrete, um noch Dinge vorzubereiten, war sichergestellt, dass es dort schon riecht, wenn die anderen eintreffen. Keine/r der Heilpraktiker-SchülerInnen machte eine Bemerkung, bis ich die Sache selbst angesprochen habe. Die meisten stimmten dann in ein „Ja, ich habe mich schon die ganze Zeit über den Geruch gewundert" ein. Manche bemerkten aber auch nach meinem Hinweis nichts. Das Ganze ist eben sehr individuell.

2.2 Äußerliche Anwendung

Zu den äußerlichen Anwendungen von DMSO-Mischungen gehören sowohl das großflächige Benetzen von Hautarealen (kutane Applikation) zur allgemeinen DMSO-Aufnahme als auch das Betupfen örtlich begrenzter Oberflächenbezirke. Diese sogenannten topischen oder lokalen Anwendungen (im Unterschied zur systemischen Anwendung durch Einnahme oder Infusion) beinhalten auch die tropfenweise Verabreichung in Körperhöhlen wie Ohren und Nase. Exakt lässt sich beim DMSO die topische von der systemischen Anwendung nicht trennen, weil DMSO enorm schnell alle Hautschichten durchdringt und auch nach lokaler Anwendung sehr rasch im Blut nachweisbar ist.

Resorption

Beim Menschen sind, nach Untersuchungen von Kolb,[52] bereits fünf Minuten nach der cutanen Verabreichung (auf der Haut) von 2 Gramm DMSO, Spuren davon im Blut nachweisbar. Innerhalb von 4 bis 6 Stunden erreicht der Wert im venösen Blut sein Maximum, um dann über 1 bis 3 Tage langsam wieder abzusinken. Abgesehen von solchen Grundlagenforschungen kann beispielsweise beobachtet werden, dass sich bei Patienten, die wegen Hautläsionen nur eine Hand in einer DMSO-Lösung baden, ebenfalls die andere, eigentlich lokal unbehandelte Hand, bessert. Das heißt, einmal aufgetragenes DMSO wirkt zwar zunächst örtlich, aber auch zugleich systemisch, also im ganzen Körper.

Das stellt man auch daran fest, dass der schon beschriebene Geruch, den die meisten Nutzer entwickeln, auch nach der äußerlichen Anwendung entsteht, sofern die aufgetragene Menge groß genug war (oder die Nase fein genug). Viele Anwender nutzen diese Eigenschaft des DMSO auch, um durch ausschließlich äußerliches Auftragen größerer Mengen einer geeigneten Verdünnung aufzunehmen und damit das Trinken oder die Infusion zu umgehen. Dies macht aus meiner Sicht aber nur Sinn, wenn die DMSO-Lösung auf der Haut gut vertragen wird. Entwickelt sich, individuell sehr unterschiedlich ausgeprägt, ein stärkerer Juckreiz oder eine typische Hautrötung, die als unangenehm empfunden wird, sollte man sich nicht unnötig quälen.

Im Kapitel 1 war unter anderem von der bekannten klinischen Untersuchung an über 100 amerikanischen Häftlingen die Rede, von denen einige vorzeitig ausscheiden mussten, weil die Hautirritationen bei ihnen zu stark ausfielen.

Natürlich muss in diesem Zusammenhang darauf hingewiesen werden, dass eine Aufnahme des DMSO über die Haut, genauso wie die

First-Pass-Effekt

Infusion, nicht dem sogenannten First-Pass-Effekt unterliegt, wie das für die orale Einnahme gilt. Das bedeutet, alle Stoffe, die über den Weg des Verdauungssystems in den Körper gelangen, also durch Trinken oder Essen, passieren über den Weg der Pfortader schon beim ersten Umlauf im Blutkreislauf die Leber. Die Leber als Hauptorgan des Stoffwechsels hat dann die Möglichkeit, diese Substanzen sofort umzuwandeln oder abzubauen.

Für viele synthetische Medikamente stellt dieser Vorgang quasi einen Verlust an Wirkstoff dar, der durch eine entsprechend höhere Dosierung vorausschauend ausgeglichen werden muss. Beim DMSO wurden meines Wissens für alle Verabreichungsformen (cutan, oral, intravenös) keine großen Unterschiede in den Wirkspiegeln im Blut festgestellt, zumal die bekannte Oxidation zum MSM den Hauptweg der Stoffveränderung darstellt und zu einer ebenfalls therapeutisch wirkenden Substanz führt (vgl. Kapitel 1.1 „Was ist DMSO?"). Die Halbwertszeiten für DMSO und MSM im Plasma sind außerdem vergleichsweise lang. Ihr Nachweis im Blut ist über mehrere Tage möglich, so dass ein Einfluss durch den First-Pass-Effekt der Leber wohl vernachlässigt werden kann. Trotzdem sei festgehalten, dass die Verabreichung von DMSO über die Haut, ebenso wie eine Infusion, zu einer voll verfügbaren Wirkstoffmenge im Körper führt. Dagegen wird nach dem Trinken einer Lösung das enthaltene DMSO, so wie die meisten Nahrungsbestandteile, zuerst von der Leber „gesehen".

Merke: Falls bei der äußerlichen Anwendung überhaupt stärkere Hautreaktionen auftreten, so sind diese oberhalb der Gürtellinie stärker ausgeprägt als darunter. Es kann also durchaus sein, dass lokale Unverträglichkeiten, die bei Benetzung der Haut mit DMSO im Rumpf- oder Kopfbereich auftreten, erst gar nicht vorkommen, wenn das Knie oder das Sprunggelenk behandelt wird. Reaktionen wie Rötung, Juckreiz oder Brennen sind generell reversibel und entwickeln sich nach kurzer Zeit zurück. Oft ist es sogar so, dass Patienten oder Anwender das Kribbeln und Pulsieren als angenehm und wärmend bewerten oder die erwünschten Wirkungen mit diesen Empfindungen verbinden. Ganz allgemein können jegliche Hautreaktionen durch nachträgliches Aufbringen von reinem Wasser oder Abwaschen des verbliebenen DMSO mit einem feuchten Tuch begrenzt werden. Sollte also jemand zu viel DMSO angewendet haben und ein zu starkes Brennen auftreten, pinselt oder sprüht man einfach reichlich zusätzliches Wasser auf die betroffene Region, so dass das restliche DMSO als stark verdünnte Lösung auf die Textil-Unterlage tropft.

Achtung: DMSO ist ein hervorragendes Lösungsmittel. Das heißt, es kann viele Stoffe rasch aufnehmen und entsprechend seiner „Schlepperfähigkeiten" mit in die Haut und den Körper reißen. Diese Eigenschaft wird ja gerade therapeutisch genutzt, um andere Wirkstoffe in tiefere Gewebeschichten zu bringen. Leider trifft das natürlich auch auf unerwünschte Substanzen zu – DMSO entscheidet ja nicht über gut oder schlecht. Dies ist der Grund für die mehrfach angemahnte Sauberkeit, die man beim Umgang mit DMSO walten lassen muss. Trotzdem gibt es Dinge, an die man dabei nicht sofort denkt. So müssen Sie sicherstellen, dass Gefäß- oder Hilfsmittelmaterialien, wie Pinsel oder Tupfer, nicht angelöst werden und ihre Inhaltsstoffe unerwünscht auf die Haut gelangen. Also am besten Glas- oder Keramik-Gefäße verwenden. Kunststoffbehälter müssen aus HDPE bestehen.

Vorsichtsmaßnahmen

Ebenfalls ist penibel darauf zu achten, dass Kleidungsstücke nicht zu früh mit den behandelten Arealen in Berührung kommen.

DMSO löst nämlich auch rasch Farbstoffe oder industriell aufgebrachte Textil-Ausrüstungen sowie Waschmittelinhaltsstoffe aus den Textilien, die dann allergische Reaktionen verursachen können. Eine Hautrötung oder Quaddelbildung, die sich vielleicht über Tage hinzieht, wird dann fälschlicherweise dem DMSO angelastet. Falls es nicht möglich ist, das komplette Einziehen der aufgetragenen Flüssigkeit abzuwarten, wird sie von der Haut vollständig mit einem feuchten Lappen abgetupft! Erst dann darf die Kleidung wieder angelegt werden.

Achten Sie weiterhin darauf, dass Möbelstücke, wie zum Beispiel die Behandlungsliegen, nicht mit DMSO benetzt werden, weil es auch Polstermaterialien oder lackierte Gestelle anlösen kann.

Als nützliche Hilfsmittel für die äußerlichen Anwendungen von DMSO haben sich folgende, einfach zu organisierende Dinge bewährt:

- Wattetupfer
- Eierbecher aus Porzellan
- Naturhaarpinsel in verschiedenen Ausführungen
- Braunglasfläschchen mit Tropfer oder Pipette
- weiße Tücher unterschiedlicher Größe, die Sie beim Waschen nicht bleichen oder weichspülen

- Papierküchentücher
- geeignete Misch- und Tauchgefäße, wie Dessertschalen
- Messhilfsmittel, wie Teelöffel (Metall!), Pipetten, Spritzen, Messzylinder

Basismischung

Vor **jeder** Anwendung wird ein Verträglichkeitstest durchgeführt. Dafür mischt man sich eine 70%ige wässrige DMSO-Lösung. Man misst, je nach gewünschter Gesamtmenge, mit einem der oben genannten Messhilfsmittel 7 Teile DMSO und 3 Teile Wasser ab. Anstatt mit Wasser, verdünne ich das DMSO am liebsten mit einer Magnesiumsalzlösung (Rezept: 35 Gramm Magnesiumchlorid (-Hexahydrat) in einem Liter destilliertes Wasser). Beides wird in einem Gefäß geeigneter Größe vermischt, wodurch sich die Lösung relativ stark erwärmt (siehe die Erklärung im Kapitel „Physikalische Eigenschaften“). Die kleinste Menge erhält man durch Abzählen von 7 Tropfen DMSO und 3 Tropfen Wasser oder Magnesiumchloridlösung mit einer Pipette. Als Mischgefäß bietet sich dafür ein Eierbecher aus Porzellan oder Glas an, aus dessen Mulde das geringe Gesamtvolumen der Mischung mit der Pipette wieder gut entnommen werden kann.

Mischt man 7 Teelöffel (aus Metall!) DMSO und 3 Teelöffel Magnesiumchloridlösung in einem niedrigen Trinkglas zusammen, so erhält man ca. 30 ml Gesamtvolumen, da ein Teelöffel etwa 3 ml Flüssigkeit fasst.

Der Verträglichkeitstest wird durch Auftupfen der so gemischten 70%igen DMSO-Lösung an einer gesäuberten Hautstelle in der Ellenbeuge vorgenommen. Dazu verwendet man ein Wattestäbchen aus Holz, einen Glasstab oder aber einfach den Zeigefinger. Man beobachtet diese Stelle mindestens eine Stunde lang, besser jedoch einen ganzen Tag. Kommt es zu anhaltenden allergischen Reaktionen, Leberschmerzen oder anderen unangenehmen Erscheinungen, so wird von der DMSO-Anwendung abgeraten!

Merke: Jegliche Gefäße, die man für das Abfüllen, Mischen und Aufbewahren von DMSO (oder anderen Stoffen) benutzt, müssen eindeutig beschriftet sein!!! DMSO ist zwar ein durchweg unbedenkliches Mittel. Trotzdem wollen Sie nicht, dass beispielsweise ein Kind unbeabsichtigt davon trinkt. Im Übrigen machen Sie sich das Leben und in diesem Fall das Arbeiten/Behandeln leichter, wenn Sie nicht nur auf Sauberkeit, sondern eben auch auf Ordnung achten. Gerade wenn man vielleicht Flaschen, Gläser o.ä. benutzt, die schon andere (Lebens-)Mittel enthielten, ist es schwierig, den Überblick zu behalten, wenn keine Beschriftung angebracht wurde. Sie werden ganz unterschiedliche Konzentrationen von wässrigen DMSO-Lösungen herstellen und aufbewahren, so dass es sich lohnt, auf den Gefäßen genau festzuhalten, was sich darin befindet.

Geeignete Verdünnungen

Entwickeln sich nach dem Auftupfen innerhalb der nächsten Minuten bis Stunden Empfindungen wie leichter Juckreiz, Rötung oder Kribbeln, die nach überschaubarer Zeit wieder abklingen, kann man DMSO bei dem betreffenden Menschen in der Regel gut anwenden. Dasselbe gilt natürlich, wenn überhaupt keine Empfindungen an der Hautstelle feststellbar sind. Falls dagegen sofort eine Quaddel- oder Pustelbildung auftritt oder die Rötung deutlich über das benetzte Areal hinausgeht, sollte man Vorsicht walten lassen und mindestens einige Stunden oder einen ganzen Tag abwarten und die weiteren Reaktionen beobachten. Eventuell kann man eine höhere Verdünnung (z.B. 40–60% DMSO) testen oder sich darauf beschränken, äußerliches Auftragen nur unterhalb der Gürtellinie, also an den Beinen und Füßen, vorzunehmen. Sie werden rasch ein Gespür dafür entwickeln, in welcher Verdünnung das DMSO gut vertragen wird. Weitere individuelle Variationen ergeben sich dann selbsterklärend aus betroffener Körperstelle, Anwendungsziel und Verträglichkeit. Hier ein paar Vorschläge:

Betupfen von Warzen, Aphten, Nagelpilz:	90 bis 100% DMSO
Verabreichung größerer Mengen DMSO über die Haut an den Beinen:	40 bis 75% DMSO
Behandlung von Gelenken, Narben, Muskeln im Rumpfbereich:	30 bis 60% DMSO
Behandlung von Sportverletzungen, Narben an Armen und Beinen:	50 bis 80% DMSO
Zubereitung von Ohren-/Nasentropfen:	10 bis 25% DMSO
Lösung mit sterilem Wasser für offene Hautstellen:	15 bis 60% DMSO
DMSO Augentropfen:	1 bis 3% DMSO

Für die DMSO-Augentropfen mische ich 15 ml reines DMSO Ph. Eur. mit 500 ml isotonischem, sterilfiltriertem Meerwasser. Das ist dann zwar eine große Gesamtmenge, dieses Vorgehen ist jedoch praktikabler als das Abwiegen/Abmessen von Milligramm-Mengen DMSO für beispielsweise nur 20 ml Augentropfen. Und die Zutaten sind sowieso sehr preisgünstig. Teilmengen von dieser Mischung werden dann für die Anwendung in kleine Braunglaspipettenfläschchen gefüllt.

Dafür mischt man 4,5 ml reines DMSO (= 4,95 g) in eine 1 Liter Infusionsflasche mit isotonischer Kochsalzlösung. Das ist dann zwar eine sehr große Gesamtmenge, aber dieses Vorgehen ist praktikabler als das Abwiegen von mg-Mengen, wofür man eine Feinwaage benötigt. Zumischen und Entnahme der fertigen DMSO-Lösung aus der Infusionsflasche erfolgen dann wieder mit Spritze und Kanüle.

Haltbarkeit Alle angesetzten wässrigen Lösungen sind, sofern Sie sich an den gegebenen Sauberkeitsregeln orientieren, gut haltbar. Es gibt auch keine nennenswerten Verdunstungsverluste, falls Sie einmal vergessen, ein Aufbewahrungsgefäß zu verschließen. Ich selbst lasse häufig einfach eine im Eierbecher angesetzte Lösung über Tage offen im Bad stehen, weil mich das an die Anwendung erinnert und ich sofort „zugreifen" kann. Zwar ist zu beachten, dass DMSO-Dämpfe nicht eingeatmet werden sollen, weil sie die Oberflächenspannung in der Lunge verändern. Da der Siedepunkt dieses Stoffes aber sehr hoch liegt (vgl. Kapitel 1.2.1 „Physikalische Eigenschaften"), gibt es bei normaler Raumtemperatur keine nennenswerte oder messbare Dampfentwicklung.

Nachdem Sie also nun Ihre ersten Gehversuche mit dem DMSO-Therapieprinzip unternommen haben, um diese Flüssigkeit näher kennenzulernen, schauen wir uns die konkreten Vorgehensweisen bei äußerlichen Anwendungen genauer an.

Planung Sie sollten von vorne herein genügend Zeit für die jeweilige Applikation einplanen. Das heißt, Sie müssen damit rechnen, dass das komplette Einziehen einer einmalig aufgetragenen Lösung zum Beispiel am Kniegelenk etwa 15 bis 30 Minuten in Anspruch nehmen kann. Wollen Sie mehrfach auftragen, so verlängert sich dieser Zeitraum dementsprechend, bis die Haut wieder völlig trocken ist. Bei manchen anderen Anwendungsformen, wie zum Beispiel dem Einbringen von Ohrentropfen, ist eine solche Einwirkzeit dann natürlich nicht zu beachten.

Das gleiche gilt generell, wenn die betroffenen Körperstellen anschließend nicht wieder mit Kleidungsstücken überdeckt werden müssen. Selbstverständlich ist es im Sommer, wenn sowieso kurze Kleidung getragen wird, möglich, mit einem benetzten Ellenbogengelenk direkt zum normalen Tagesablauf überzugehen. Sie müssen nur immer darauf achten, dass dadurch kein DMSO auf Kleidungsteile, Fußböden (Teppich, PVC etc.) oder Möbel tropft, weil diese Dinge beschädigt werden könnten. Die DMSO-Lösungen sind nun einmal sehr dünnflüssig, also wässrig, und man tut deshalb gut daran, sich für das Auftragen Zeit zu nehmen und nicht zu viel der Flüssigkeit einzusetzen. Am besten haben sich folgende Vorgehensweisen bei den äußerlichen Anwendungen bewährt:

Bestreichen der Haut

Die betroffene Körperpartie wird komplett entkleidet, und man sitzt oder liegt so, dass ein Bestreichen von allen Seiten möglich ist. Sie sehen dazu hier verschiedene Anregungen auf den Bildern. Mit den weißen Tüchern unterlegen oder umbinden Sie die jeweiligen Anwendungsbereiche so, dass keine Lösung auf andere Kleidungsstücke oder Böden/Möbel rinnt.

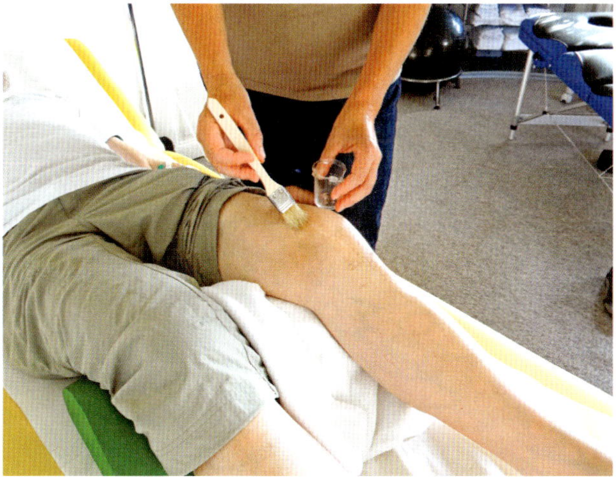

Abb. 15: Äußerliche DMSO-Behandlung des Knies

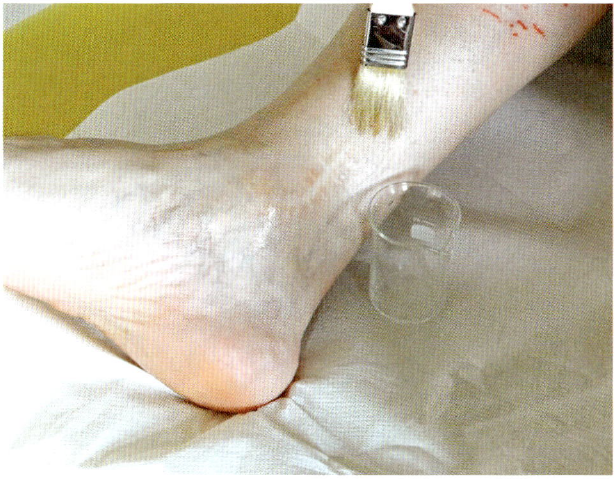

Abb. 16: Äußerliche DMSO-Behandlung am Sprunggelenk

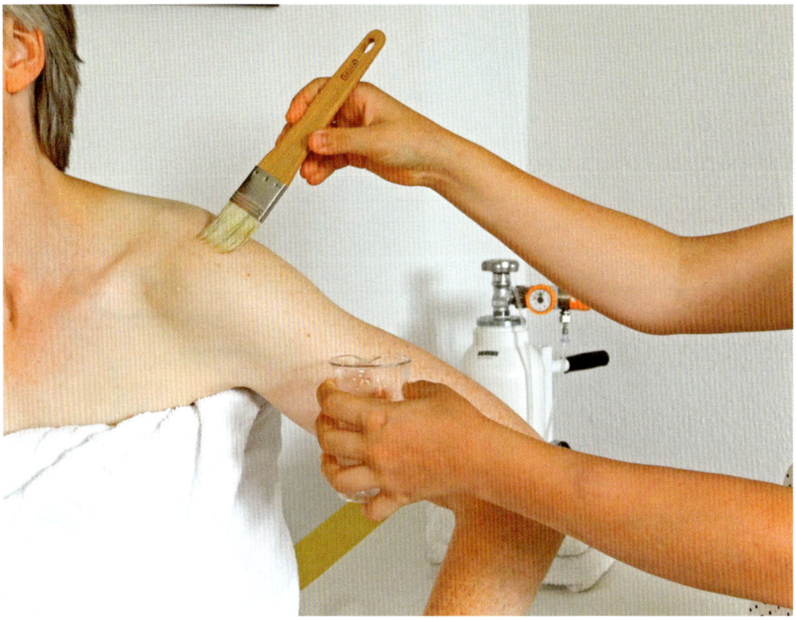

Abb. 17: Äußerliche DMSO-Behandlung der Schulter

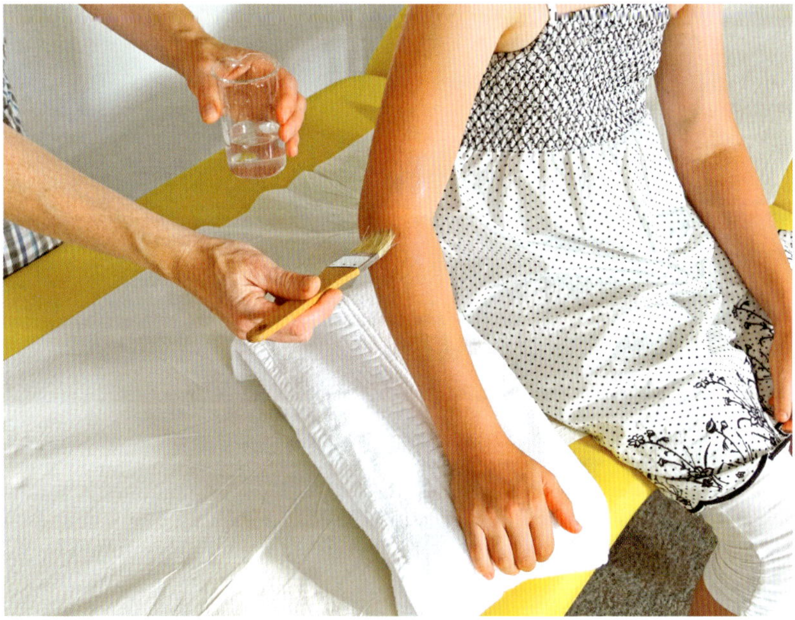

Abb. 18: Äußerliche DMSO-Behandlung des Ellenbogens

Günstig ist es auch, wenn der Hautbezirk direkt vor der Anwendung noch mit einem feuchten Waschlappen (ohne Reinigungsmittel) gesäubert wird. Dann tauchen Sie Tupfer oder Pinsel in die vorher im richtigen Verhältnis angemischte DMSO-Lösung, streifen am Gefäßrand ab und bestreichen damit das betroffene Gebiet großflächig und über Kreuz, so dass die Haut gut benetzt ist.

Wenn Sie durch äußerliches Auftragen lediglich DMSO in den Körper bringen wollen, dann nehmen Sie einfach eine 70 bis 80%ige Lösung und bestreichen damit ein oder beide Beine mehrfach, bis die gewünschte Gesamtmenge DMSO verabreicht ist. Wenn Sie auf diese Weise zum Beispiel insgesamt 20 ml einer 80%igen Lösung in die Haut einziehen lassen, dann wurden bestenfalls ca. 17,5 Gramm DMSO (Dichte 1,1 g/ml) absorbiert. Vorausgesetzt, es treten keine nennenswerten Verluste durch heruntertropfen auf.

DMSO als Sprühlösung

Eine Alternative zum Pinsel sind Sprühflaschen. Es gibt sie in verschiedensten Größen, von ca. 50 bis 250 ml. Noch größere Volumina bieten Handsprühgeräte, wie sie auch zur Pflege von Zimmerpflanzen benutzt werden. Denken Sie aber daran, dass Flaschen aus Kunststoff auch für die Befüllung mit DMSO geeignet sein müssen! Nicht jedes Material verträgt sich damit und wird dann eventuell angelöst. Auch wenn das eventuell nicht sofort zu einem Loch in der Flasche führt, werden trotzdem Inhaltsstoffe des Kunststoffes in die flüssige DMSO-Phase übergehen. Das wollen Sie ganz bestimmt nicht, weil diese Substanzen bei einer äußerlichen Anwendung, wie erläutert, von DMSO mit in den Körper transportiert werden. Geeignet für die Aufbewahrung von DMSO sind, natürlich neben den Glasflaschen, auch solche aus HDPE.

Merke:
Sprühnebel von DMSO-Lösungen dürfen nicht eingeatmet werden!

Die Sprühlösungen eignen sich, in der entsprechenden vorgeschlagenen Verdünnung, auch für die Behandlung von Wunden oder anderen Hautschäden. Dabei sollten Sie auf die Verwendung von sterilem Wasser für die Zubereitung achten und die Sprühflaschen vorher desinfizieren (z. B. mit H_2O_2).

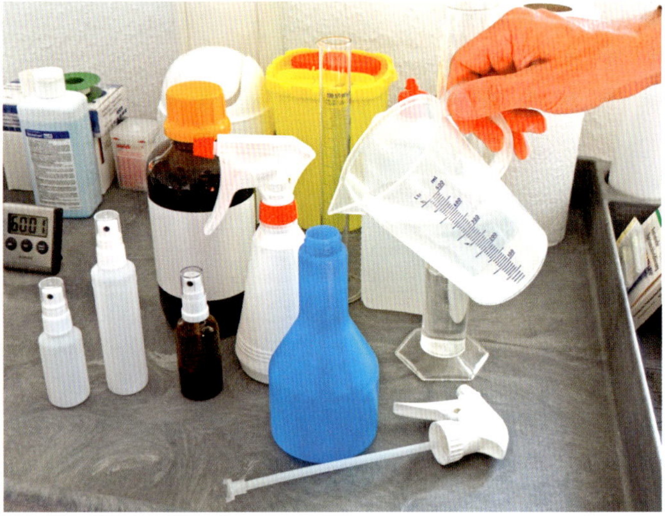

Abb. 19: Geeignete Sprühflaschen für DMSO-Lösungen

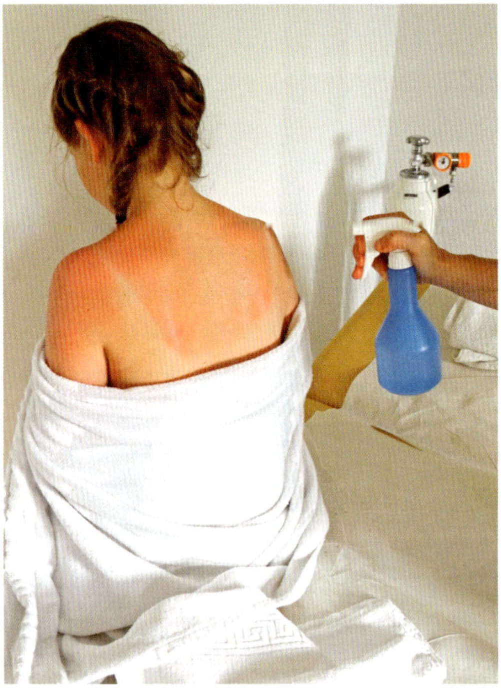

Abb. 20: Sprühanwendung

Für das komplette Einziehen einer einmaligen Auftragung der DMSO-Lösung in die Haut benötigt man etwa 20 Minuten. Dann ist die vorher benetzte Region wieder abgetrocknet und kann mit Kleidungsstücken überdeckt werden. Bei guter Verträglichkeit spricht aber nichts dagegen, die Auftragung der Lösung jeweils zu erneuern, wenn die Haut einigermaßen angetrocknet ist. Dieses Spiel können Sie dann mehrmals wiederholen und brauchen dafür entsprechend mehr Zeit, die Sie vorher einplanen sollten. Es wäre schade, wenn Sie eine Anwendung vorzeitig durch Abwaschen des DMSO beenden müssten, weil ein Anschlusstermin drängt ...

Für das Betupfen kleiner Hautstellen, wie zum Beispiel zur Behandlung von Warzen o.ä., können Sie einfache Wattestäbchen verwenden. Auch bei geringen aufgebrachten Mengen sollten Sie auf das vollständige Eindringen achten, bevor Sie Kleidung auf diese Bezirke bringen.

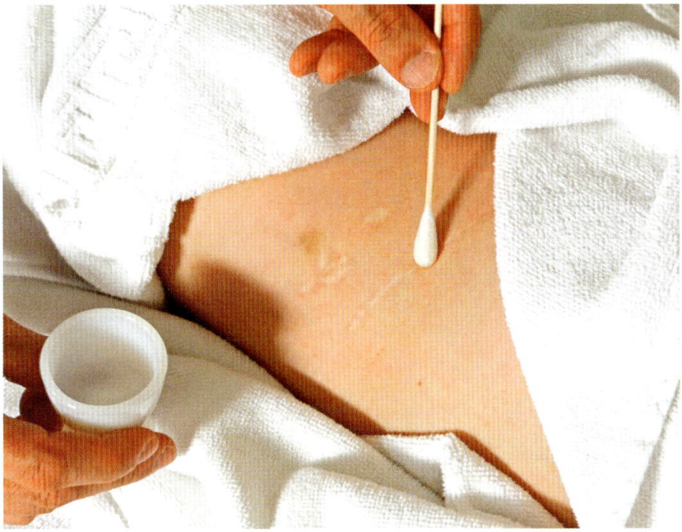

Abb. 21 Betupfen einer Narbe mit 70%igem DMSO

DMSO als Tropfen

Eine weitere gute Anwendungsmöglichkeit von wässrigem DMSO ist die Verwendung als Ohren- oder Nasentropfen. So können Gehörgangsentzündungen, verstopfte Nasennebenhöhlen und weitere Erkrankungen behandelt werden. Die dazu notwendigen Tropf-Fläschchen aus Braunglas bekommt man in der Apotheke oder von einem Laborausstatter. Es gibt sie in verschiedenen Größen von 5 bis 250 Milliliter. Ich selbst verwende für diese Anwendung am liebsten die 10 ml Version. Wenn jemand einen größeren Vorrat braucht, können auch noch 20 ml-Fläschchen genommen werden. Da diese Tropfen-Lösungen jeweils individuell zubereitet werden und in der Regel schnell wirksam sind, sollten Sie aber nicht unnötig viel davon ansetzen.

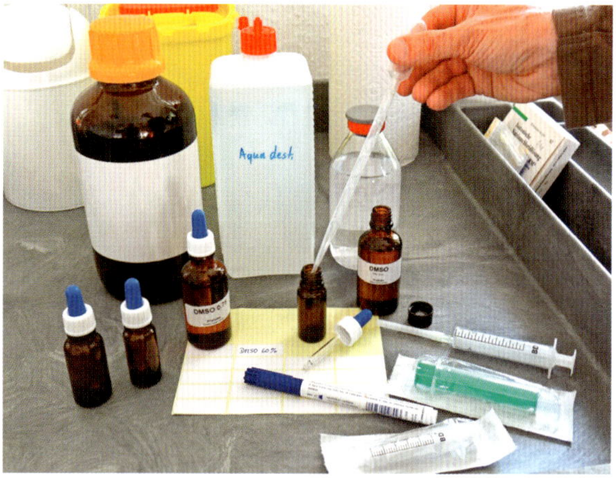

Abb. 22: Geeignete Tropfflaschen für DMSO-Lösungen

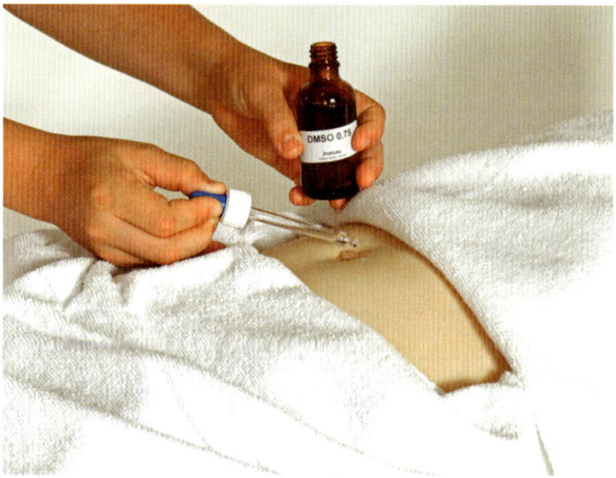

Abb. 23: Tropfen-Anwendung am Bauchnabel

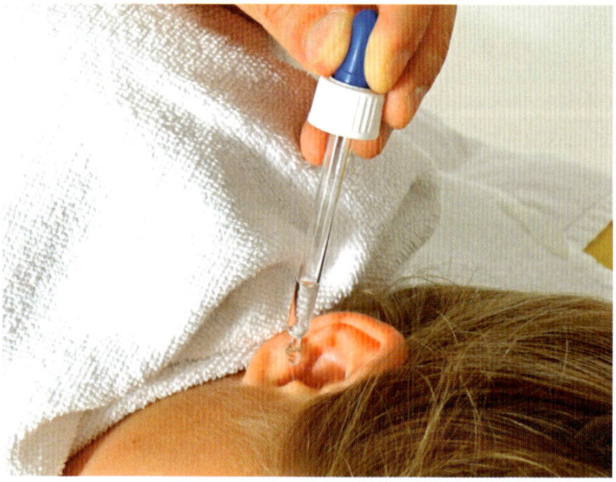

Abb. 24: Tropfen-Anwendung am Ohr

Speziell bei Nasentropfen sollten Sie zunächst eher vorsichtig dosieren, das heißt, eine höhere Verdünnung mit Wasser ansetzen. Die Nasenschleimhaut reagiert sehr empfindlich, und die DMSO-Lösung verursacht im ersten Moment oftmals ein ungewohntes Kribbeln oder sogar Brennen. Sie können mit 2,5 ml DMSO für 10 ml der Gesamtlösung (= 25%ig) beginnen und dann etwas steigern, wenn sich der Anwender daran gewöhnt hat. Dazu geben Sie dann beispielsweise 3 oder 4 ml DMSO in das 10 ml Tropffläschchen aus Braunglas und füllen mit gereinigtem Wasser auf (= 30 bis 40%ig). Die Anwendung erfolgt am Besten im Liegen, so dass Sie etwa 2 bis 3 Tropfen der jeweiligen Lösung bequem in jedes Nasenloch einbringen können. Zur besseren Benetzung der Naseninnenwände kann man danach die beiden Nasenflügel mit der Hand zusammendrücken und etwas gegeneinander bewegen. Bei Sinusitis benötigt man in der Regel nur wenige Anwendungen, bis eine deutliche Besserung der Beschwerden eintritt.

Ohrentropfen werden für Gehörgang-Ekzeme, -Entzündungen u.ä. eingesetzt. Dazu lässt man in der Seitenlage 1 bis 2 Tropfen der vorbereiteten DMSO-Lösung in das betroffene Ohr laufen. Auch hier kann sich beispielsweise der Juckreiz zunächst wegen der durchblutungsfördernden Wirkung kurzfristig verstärken. Wie bei fast allen äußerlichen Anwendungen kommt es sozusagen auch hier darauf an, diese ersten Minuten „auszuhalten“ und dem Juckreiz nicht durch Kratzen nachzugeben. Danach werden Sie dann hoffentlich mit der deutlichen Verbesserung der vorherigen Beschwerden belohnt.

Die erste Narbe

Auf den Bildern ist auch die Anwendung der Tropfen am Bauchnabel zu sehen. Der Bauchnabel an sich ist teilweise als Narbengewebe zu verstehen und bei vielen Menschen potenziell als Störfeld aufzufassen. Erst recht wenn es dort Abheilungsstörungen gab oder diese „Pforte“ bei späteren, endoskopisch geführten Operationen/Eingriffen durch chirurgischen Schnitt genutzt wurde. Außerdem ist der Bauchnabel in vielen Therapieschwerpunkten, wie zum Beispiel Traditionell Chinesische Medizin (TCM) oder Yoga, eine wichtige energetische Zone, der man durchaus etwas Achtsamkeit zukommen lassen sollte. Es ist also insgesamt sinnvoll, den Bauchnabel im Liegen durch das Einträufeln einiger Tropfen einer wässrigen DMSO-Lösung zu behandeln und diese ganz einziehen zu lassen. Für diese Anwendung der Tropfen dürfen Sie auch höhere Konzentrationen wählen, da es sich, im Gegensatz zur Nasenhöhle oder dem Gehörgang, hier um unempfindliche Haut handelt.

DMSO als Gel Viele Anwender wünschen sich DMSO-Zubereitungen für die äußerliche Anwendung in Gel- oder Cremeform. Die üblichen wässrigen Lösungen perlen wegen ihrer Dünnflüssigkeit leicht ab. Ein Gel oder eine Creme haften während der Einwirkungsdauer besser an der Haut. Allerdings ist dann auch die Resorption vergleichsweise verzögert. Es kommt also auf die spezielle Situation oder das erwünschte Therapieziel an, ob wir lieber wässrige Verdünnungen oder solche mit viskositätserhöhenden Mischungen bevorzugen. Haltbare Gele werden industriell-pharmazeutisch zum Beispiel aus Polyacrylsäure-Derivaten zusammen mit einer Konservierung hergestellt. Wie Sie inzwischen hinreichend wissen, schleust DMSO die damit vermischten Substanzen auch in den Körper. Wollen wir also Kunst- oder Konservierungsstoffe aufnehmen?

Eine natürliche Möglichkeit, ein viskoses DMSO-Präparat zu erhalten, ist das Mischen mit reinem Aloe-Gel, zum Beispiel im Verhältnis 50 zu 50. Die Mischung sollte immer frisch zubereitet werden, kann aber auch mit einigen Tropfen Wasserstoffperoxid haltbarer gemacht werden. Für eine Creme kann beispielsweise folgendes Rezept dienen: 35 ml DMSO, 15 Gramm Magnesiumchlorid-Hexahydrat, 5 ml destilliertes Wasser und 40 Gramm Basiscreme DAC in einem Glas gut vermischen. Je sauberer man arbeitet, desto besser ist die Haltbarkeit!

2.3 Orale Anwendung

Das Trinken einer verdünnten DMSO-Lösung ist zunächst einmal eine bequeme Alternative zur Einreibung großer Hautflächen, wenn man hauptsächlich eine systemische, das heißt gesamtkörperliche Gabe erzielen will. Die lokale, äußerliche Behandlung lässt sich, wie im vorigen Kapitel erläutert, nicht scharf von der systemischen Verabreichung trennen, weil DMSO immer in alle Körpergewebe vordringt (außer Haare und Nägel). Deshalb entscheidet letztlich die Gesamtmenge an aufgenommenem DMSO darüber, ob wir auch auf nachvollziehbare Wirkungen in allen Körperregionen, also ganzheitlich, hoffen dürfen. Dies wird bei der lokalen, äußerlichen Behandlung einer kleinen Narbe oder eines Ekzems wohl weniger der Fall sein als zum Beispiel nach der ausgiebigen Bepinselung eines Kniegelenks.

Für die orale Einnahme muss der schon erwähnte First-Pass-Effekt berücksichtigt werden. Dadurch kommt es nach Aufnahme von Stoffen über den Darm zu einem vorzeitigen Ab- oder Umbau in der Darmwand oder der Leber, weil diese Organe dem systemischen Kreislauf vorgeschaltet sind. Das gilt für Medikamente wie für alle Nährstoffe, die ebenfalls in der Leber metabolisiert werden. Bei vielen Arzneimitteln führt dies zu einem (unerwünschten) Verlust an wirksamer Substanz, weil die Leber beispielsweise versucht, die Wasserlöslichkeit und damit die Ausscheidbarkeit über die Nieren zu verbessern. In solchen Fällen kann auf Zäpfchen, Pflaster oder Injektionen ausgewichen werden. Andernfalls muss der Wirkverlust über eine Dosiserhöhung ausgeglichen werden, was bei zahlreichen gängigen Medikamenten praktiziert wird.

Im Falle von DMSO findet aber lediglich ein teilweiser Umbau zu MSM statt, dem sogenannten Sulfon, das ebenfalls geschätzte therapeutische Wirkungen hat und außerdem ein natürlich vorkommender Stoff ist (vgl. Kapitel 1.1 „Was ist DMSO?“).

Ein noch kleinerer Teil (ca. 1 %) wird auch reduziert und ruft den bekannten Geruch nach der DMSO-Einnahme hervor. Insgesamt zeigen DMSO und sein Oxidationsprodukt MSM aber eine vergleichsweise lange Bioverfügbarkeit von bis zu drei Tagen, so dass der First-Pass-Effekt eher vernachlässigt werden kann. Das ist auch der Grund dafür, dass die messbaren Stoffwechselraten nach äußerlicher Verabreichung ganz ähnlich verlaufen. Schließlich muss sich die Leber sowieso um alle im Blut umlaufenden Stoffe kümmern, und außerdem verlässt DMSO größtenteils frühzeitig den Blutkreislauf, weil es durch alle biologischen Barrieren dissoziiert und sich im Körpergewebe verteilt.

Dosierungsfrage

Kommen wir noch einmal zur Frage der zu verabreichenden Mengen an DMSO bei systemischer Gabe. Im Kapitel 1.2.4 „Sicherheit“ wurde die klinische Studie an Freiwilligen aus den Jahren 1967/68 vorgestellt. Diesen Personen wurde über maximal 90 Tage eine Menge von einem Gramm DMSO pro Kilogramm Körpergewicht zugeführt, ohne dass irgendwelche toxischen Nebenwirkungen gemessen werden konnten. Das heißt, ein 70 kg schwerer DMSO-Anwender dürfte auch 70 Gramm davon täglich einnehmen! Dies ist aus meiner Sicht unrealistisch, sofern wir über die äußerliche oder die orale Anwendung sprechen. Wenn überhaupt, dann sind solch hohe Dosen nur mit intravenöser Gabe in Form einer geeigneten Infusionslösung sinnvoll und sollten besonders akuten und schweren Erkrankungen, sowie erfahrenen Fachleuten vorbehalten sein.

Für die Aufnahme von 70 Gramm DMSO durch äußerliches Aufpinseln müssten ja beispielsweise etwa 100 ml einer 70%igen Lösung komplett absorbiert werden. Das wäre eine sehr zeitaufwändige Aktion, die vermutlich auch zu deutlichen Hautirritationen führen würde. Ebenso ist die Aufnahme von 70 Gramm DMSO in Form einer Trinklösung fast nicht zumutbar. Es ist auch gar nicht nötig, am Anfang mit solch hohen Dosierungen einzusteigen, weil das DMSO sich, entsprechend der langen Halbwertszeit, bei wiederholter Einnahme über einige Tage hin anreichert.

So ist es sinnvoll, mit einer kleinen Menge von vielleicht 3,5 Gramm DMSO in einem Glas Wasser die Einnahme zu beginnen und die zu behandelnden Beschwerden zu beobachten. Verringern sich zum Beispiel Gelenk- oder Muskelschmerzen und es zeigt sich eine gute Verträglichkeit, so kann man bei dieser Dosierung bleiben. Andernfalls lässt sich die Menge natürlich steigern – zum Beispiel in Schritten von 3,5 g pro Tag.

Sie benötigen für die Zubereitung einer Trinklösung wieder Hilfsmittel zum Abmessen einer mehr oder weniger genauen Milliliter-Anzahl des flüssigen DMSO. Dafür können Sie die vorgestellten Pipetten, Spritzen oder auch kleine Messbecherchen und -löffel von anderen Arzneisäften benutzen. Ebenso ist die Teelöffel-Variante möglich: 1 Tl entspricht ungefähr 3 ml.

DMSO in Wasser schmeckt bitter. Wenn Sie das stört, können Sie zur Geschmacksverbesserung Säfte oder abgekühlten Tee zugeben. Walker empfiehlt zum Beispiel Traubensaft oder Tomatensaft. Vermutlich gibt es auch andere Vorschläge. Ich selbst bin dem Tomatensaft gegenüber etwas kritisch eingestellt, weil wir ja wissen, dass DMSO selbst Histamin aus Körperzellen freisetzt. Finden Sie Ihren eigenen Geschmack.

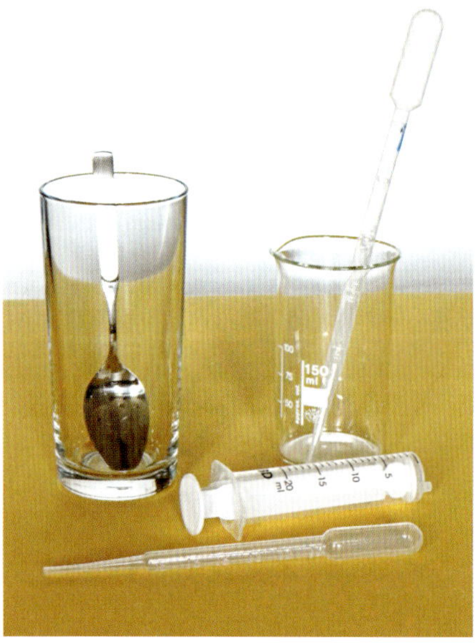

Abb. 25: Messutensilien für Trinklösung

DMSO-Getränk

Sie stellen sich also ein Trinkglas (ca. 300 ml) zurecht und geben da hinein die abgemessene Menge DMSO – zum Beispiel 3,5 g. Dann füllen Sie mit Ihrem ausgewählten Getränk so auf, dass sich beides gut vermischt. Wenn Sie nämlich die Reihenfolge umkehren und das DMSO als zweites ins Glas geben, dann sinkt es aufgrund seiner höheren Dichte zum Gefäßboden und verursacht beim „letzten Schluck“ einen extrem bitteren Geschmack. Also lieber vorher gut umrühren. Auf diese Weise erhalten Sie eine ungefähr 1 bis 2%ige DMSO-Lösung, die sich gut trinken lassen sollte.

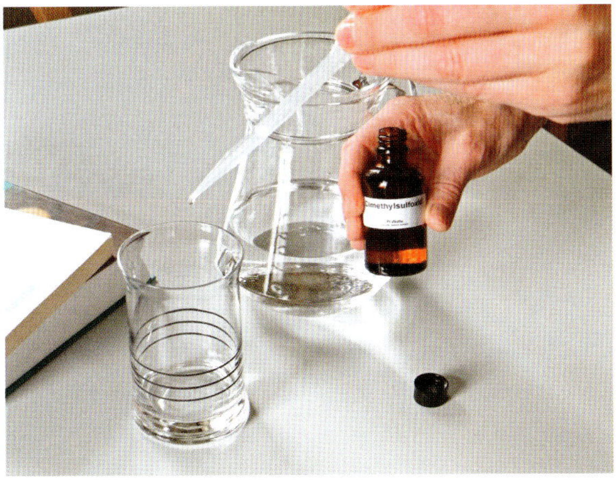

Abb. 26: DMSO-Portionierung für Trinklösung

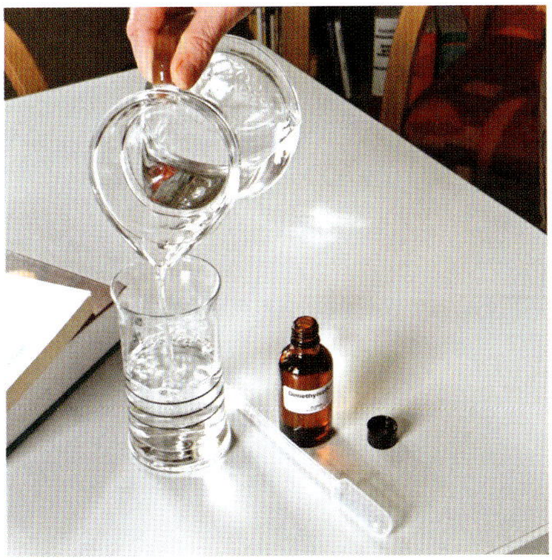

Abb. 27: Auffüllen mit Wasser

Als Einnahmezeitpunkt hat sich „nach dem Frühstück“ bewährt. Sie können die DMSO-Lösung natürlich genauso gut zu jeder anderen Tageszeit einnehmen, auch sofort, wenn Sie Beschwerden bekommen, die Sie damit behandeln wollen. Man sollte nur daran denken, dass DMSO in diesen Mengen auch eine diuretische, also entwässernde Wirksamkeit zeigt. Das bedeutet, dass in den ersten Stunden nach der Einnahme mehr Urin produziert wird. Deshalb ist eine (Erst-)Anwendung kurz vor dem Zubettgehen eher ungünstig, weil die Nachtruhe durch den drängenden Toilettengang gestört wird. Das gleiche gilt natürlich zum Beispiel vor wichtigen Terminen oder Flugreisen.

Eine Portion von 3,5 ml DMSO entspricht, mit der Dichte von 1,1 g pro Milliliter, umgerechnet 3,85 Gramm. Das heißt bei dieser Stoffmenge kommen Sie etwa auf 0,05 Gramm DMSO pro Kilogramm Körpergewicht, wenn Sie 75 kg wiegen. Damit sind wir noch weit weg von den Mengen, die in den meisten klinischen Untersuchungen und Toxizitätsprüfungen als völlig unbedenklich eingestuft wurden. Sie erinnern sich – die freiwilligen Häftlinge bekamen 1 Gramm pro Kilogramm Körpergewicht über 90 Tage hin. Das entspricht immerhin dem 20-fachen!

Sie können deshalb die DMSO-Portion steigern, um eine stärkere Wirkung zu erzielen. 7 ml DMSO, also das Doppelte der Anfangsmenge, entsprechen dann einer Dosis von ca. 0,1 Gramm pro Kilogramm Körpergewicht usw. Lediglich der immer intensivere Geschmack des Getränkes und eventuell leichte Schleimhautreizungen im Rachen begrenzen die weitere Steigerung der DMSO-Portion. Wenn Sie mehr als 10 ml DMSO pro Tag (= ca. 300 ml) einnehmen wollen, empfiehlt sich deshalb die Verteilung auf mehrere Getränke, die Sie dann zu unterschiedlichen Zeitpunkten einnehmen können. Zum Beispiel nach dem Frühstück und vor dem Mittagessen.

2.4 Anwendungen per Injektion

Erlaubnis

Die eigenverantwortliche Verabreichung von intravenösen Infusionen und das Spritzen solcher Lösungen unter die Haut (subcutan) oder in einen Muskel (intramuskulär) ist aus rechtlichen Gründen in Deutschland nur Ärzten und Heilpraktikern gestattet. Diese beiden Berufsgruppen sind in Bezug auf die Erlaubnis zur eigenständige Diagnose und freien Wahl der Therapie, vor dem Gesetz gleichgestellt – eine einzigartige Situation weltweit. Alle anderen Berufe im Umfeld des Gesundheitssystems rangieren als sogenannte Heilhilfsberufe und dürfen genau genommen nur auf Anweisung eines Arztes oder Heilpraktikers tätig werden. Dazu gehören beispielsweise Rettungssanitäter, Krankenpfleger, Physiotherapeuten, Medizinisch-Technische Assistenten oder auch die Apotheker („Rezept" kommt aus dem Lateinischen und steht für *recipe*, „nimm!"). Auch wenn dieses gesetzlich verankerte Prinzip in der Praxis oft unterwandert, beziehungsweise die Anordnung eines Arztes oder Heilpraktikers stillschweigend vorausgesetzt wird, muss an dieser Stelle darauf hingewiesen werden.

Heilpraktiker werden

Im übrigen hat ja jeder, der sich für diesen Beruf interessiert und die vorgeschriebenen Mindest-Voraussetzungen mitbringt, stets die Möglichkeit, eine Heilpraktiker-Ausbildung zu absolvieren. Lassen Sie sich dazu aber neutral und ehrlich beraten, denn es gibt natürlich auch in diesem Bereich nicht nur geeignete Angebote. Wichtig sind aus der Sicht unserer SchülerInnen eine familiäre, konstante Teilnehmergruppe, fachlich „sattelfeste" Dozenten für die fundierte Vermittlung des wichtigen anatomisch-physiologischen Basiswissens und die Möglichkeit zur Vertiefung einzelner Therapierichtungen.

Zulassung?

Neben der Erlaubnis für die intravenöse, subcutane oder intramuskuläre Verabreichung von Lösungen gibt/gäbe es eigentlich noch eine zweite offizielle Voraussetzung für diese Anwendungen. Die entsprechenden Infusionen oder Ampullen müssen/müssten von der Zulassungsbehörde entsprechend dem Arzneimittelgesetz genehmigt worden sein.* Eine solche Zulassungspflicht besteht nämlich für jede Anwendungsform eines Wirkstoffes für die Verabreichung an Mensch oder Tier und nicht nur für diesen selbst. Daher nützt es im Falle von DMSO wenig, dass diese Substanz in den eingangs erwähnten (Kombinations-) Präparaten, Cremes oder Tropfen vorhanden ist und diese Anwendungsformen eine Zulassung bekommen haben. Diese sind natürlich für Verabreichungen per Injektion ungeeignet, und die bürokratische „Absegnung" lässt sich nicht auf DMSO als wässrige Verdünnung übertragen.*

Deshalb sind solche Lösungen nicht verordnungsfähig, sie werden von den Kostenträgern im Gesundheitssystem nicht erstattet und ihre Anwendung geschieht auf eigene Verantwortung von Therapeut und (Privat-)Patient.

Dass es für DMSO-Lösungen keine Zulassungen* gibt, hat vielschichtige Gründe und ist, wie schon in der Einleitung angedeutet, auch pharmapolitisch zu verstehen. Dies ist auch die Ursache dafür, dass Tierärzte

* News: Seit 1.11.2015 DMSO-Ampullen mit Zulassung verfügbar! (Vgl. „Bezugsquellen")

und Humanmediziner, vor allem wenn es sich um sehr renommierte Leute handelt, über diese Form der DMSO-Anwendung nicht öffentlich sprechen. Es sei denn, Sie haben ein enges Vertrauensverhältnis zu ihnen.

Nichtsdestotrotz wird in Privatpraxen bekannter (Sport-)Mediziner und Schönheits-Chirurgen, bei Veterinären und Heilpraktikern selbstverständlich erfolgreich mit dieser heilenden Flüssigkeit behandelt. Vor allem die Verkürzung der „Ausfallzeiten", also die verbesserte Verletzungsabheilung bei teuren Sportlern, Sportpferden oder anderen „Stars" ist dabei eine hochgeschätzte Wirkung von DMSO. Wenn Sie über Infusionen mit DMSO recherchieren, fallen Ihnen hauptsächlich die Anwendungen bei Sportpferden in die Hände. In diesem Bereich wird einigermaßen offen mit dem Thema umgegangen.

Das sogenannte Paravac, eine Emulsion auf DMSO-Basis, wurde angeblich durch die Firma *immunA* für die klinische Forschung Phase III vorbereitet. Inzwischen ist es wieder still geworden um diese Mischung, die neben DMSO leider einen ganzen Reigen von umstrittenen Inhaltsstoffen enthielt. Dazu gehören beispielsweise Dimeticon (Polydimethylsiloxan) oder sogenannte ölige Adjuvantien, wie sie auch als vermeintliche Impfstoff-Verstärker eingesetzt werden. Ich selbst würde eine solche Mixtur ablehnen, weil es aus meiner Sicht überhaupt keinen Grund gibt, Zubereitungen mit zahlreichen unnatürlichen Chemikalien zu bemühen. Ein solches Vorgehen kennzeichnet eben ausgeprägte unternehmerische Interessen, die von denen der wirklich unabhängigen Therapeuten völlig verschieden sind.

Wir dürfen uns einfach darüber freuen, dass wir das reine DMSO, in den jeweils geeigneten Konzentrationen mit reinem oder isotonischem Wasser gemischt, so vielfältig einsetzen können. Wenn jemand die Geduld und Flexibilität nicht aufbringt, diese natürlichen Flüssigkeiten anzuwenden, darf gefragt werden, ob sie/er wirklich an alternativer Therapie interessiert ist.

Eigene Herstellung

Das grundsätzliche Problem im Zusammenhang mit der beabsichtigten Anwendung von DMSO als Infusion oder Spritze ist also die Verfügbarkeit solcher Fertig-Lösungen, für die es seit 1.11.2015 eine Zulassung gibt. Die Lösungen müssen für die direkte Verabreichung ins Blut oder Gewebe bestimmte Voraussetzungen erfüllen. Bei der industriellen Fertigung von sogenannten parenteralen Arzneimitteln (Ampullen, Infusionen u.ä.) nach internationalen GMP-Richtlinien spielt die Einhaltung hygienischer Qualitätskriterien eine zentrale Rolle. Dadurch sollen solche Mittel möglichst pyrogenfrei und steril abgefüllt werden. Pyrogene sind Stoffe, die bei intravenöser Verabreichung Fieber auslösen können. Dazu gehören nicht nur mikrobiologische Verunreinigungen oder Organismen (Bakterien, Viren, Pilze u.ä.) sondern auch Pyrogene nicht biologischen Ursprungs. Das sind beispielsweise mikroskopische Partikel, die während der Fertigung durch Abrieb von Kunststoffen, Metallen oder Kautschuk (Gummi) entstehen und nicht in die Arzneimittel gelangen dürfen. Für dilettantische Experimente mit verunreinigten Substanzen gibt es also im Falle der parenteralen Verabreichung von Heilmitteln keinen Spielraum!

Die Herstellung von Infusions- oder Injektionslösungen in „Handarbeit" setzt dementsprechend das Einhalten von grundlegenden Sauberkeitsregeln voraus, um solche Verunreinigungen auszuschließen. Berichte über „allergische Reaktionen" mit Schüttelfrost u.ä. nach Infusionen/Injektionen sind, meines Erachtens nach, häufig auf Unwissen im Zusammenhang mit der Vorbereitung dieser Lösungen zurückzuführen. Dies gilt zum Beispiel auch für MMS-Infusionen und andere. Das nötige Know-how und die Erfahrung im Umgang mit sterilen Flüssigkeiten muss man sich erarbeiten. Wenn Sie dies nicht leisten können oder wollen, suchen Sie am Besten Hilfe bei einem Arzt oder Heilpraktiker und lassen Sie sich alle Schritte zeigen und erklären. Für Therapeuten gibt es auch die Möglichkeit, Infusionen in Kleinmengen im Auftrag und unter GMP-Bedingungen herstellen zu lassen. Verschiedene Dienstleister in diesem Segment bieten teilweise die Möglichkeit, mit den eigenen Zutaten anzureisen und die Infusionen unter sterilen Bedingungen entsprechend einer Einweisung selbst herzustellen.

Die Mindestanforderungen an eine geeignete Ausstattung für das selbstständige Herrichten von Zubereitungen für die intravenöse Gabe sind folgende:

Mindestausstattung

Man benötigt zunächst einen sauberen Arbeitsplatz, zum Beispiel einen Labortisch oder eine Küchenarbeitsplatte, den/die man mit einem Flächendesinfektionsmittel behandeln kann. Ebenso sollte man auf einen gereinigten Labor- oder Arztkittel, Mundschutz und Einmalhandschuhe Wert legen, wenn man mit den benötigten Materialien arbeitet. Es ist hilfreich, sich dafür einen zuverlässigen Lieferanten für Laborbedarf oder Medizintechnik zu suchen, bei dem man auch Beratung bekommt.

Für das Herrichten von Infusionen mit DMSO brauchen Sie dann vor allem den geeigneten Rohstoff, das heißt DMSO in zertifizierter

Pharmaqualität (Ph. Eur.). Geeignete Bezugsquellen können wir Ihnen auf Anfrage nennen oder Sie recherchieren selbst dazu im Internet. Wenn Sie wie ich das Glück haben, Leute in der naturwissenschaftlichen Forschung zu kennen, gibt es vielleicht die Möglichkeit, das DMSO unter Reinraum-Bedingungen im Vakuum über Natriumhydroxid destillieren zu lassen und anschließend unter Schutzgasatmosphäre in eine Septumflasche abzufüllen.

Ansonsten müssen Sie mit sterilen Nanofiltern arbeiten und damit das DMSO, vor dem Gebrauch als Infusionszusatz, reinigen. Indirekt wurde schon bei der Vorstellung der selbst gebauten Abfüllvorrichtung auf diese Möglichkeit hingewiesen (Kapitel 2.1). Sie benötigen dazu einzeln steril verpackte und verkapselte Spritzenfilter, die beidseitig über Luer-Anschlüsse verfügen. Damit kann man sie einfach als Zwischenstück mit den normalen medizinischen Spritzen benutzen. Auch diese müssen natürlich steril verpackt sein und ein gültiges Verwendungsdatum aufweisen. Es gibt die Spritzenfilter in verschiedensten Dimensionen, Porengrößen und Materialausführungen. Geeignet sind zum Beispiel solche mit einer Porengröße von 200 Nanometern oder kleiner, bei denen das Filtermaterial die Kennung PTFE (Polytetrafluorethylen) oder PA (Polyamid = Nylon) aufweist. Am Besten fragen Sie jeweils beim Lieferanten nach, welcher Typ für die Filterung von DMSO geeignet ist.

Spritzenfilter

Um eventuell enthaltene biologische Verunreinigungen zu „entschärfen", ist es empfehlenswert, die benötigte Menge DMSO vor dieser Filterung auf 70 bis 90 °C zu erhitzen. Dadurch werden Mikroorganismen und Enzyme denaturiert. Hierfür kann man das DMSO in ein absolut sauberes, desinfiziertes Laborglasgefäß (Becherglas, Erlenmeyerkolben) oder in eine entsprechend vorbehandelte Glaskanne für Tee/Kaffee füllen und auf dem Herd erhitzen. Um den Erwärmungsvorgang zu überwachen, empfiehlt sich die Benutzung eines einfachen Laborthermometers aus Glas mit geeignetem Messbereich (z. B. –15 bis +150 °C), das man in das Gefäß stellt. Ebenso kann die Temperatur berührungslos mit einem Infrarot-Thermometer gemessen werden.

Achtung: Es sei hier noch einmal darauf hingewiesen, dass DMSO brennbar ist und sich seine Dämpfe leicht entzünden. Deshalb keine Erwärmung mit offener Flamme vornehmen, nicht zu stark erhitzen und keine Zündquellen in der Nähe dulden!

Man muss für diese Vorbehandlung des DMSO absolute Sauberkeit walten lassen!

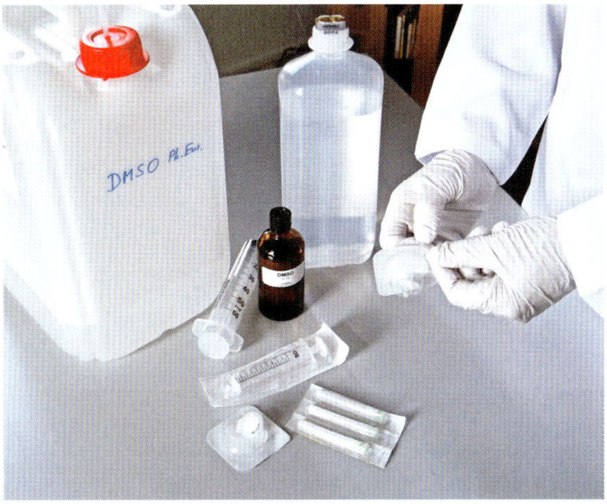

Abb. 28; Material für die DMSO-Infusion

10 Schritte zur Infusion

Falls Sie sich keine Abfüllvorrichtung bauen wollen, wie ich Sie vorgeschlagen habe, können Sie zur Entnahme des DMSO aus der Flasche natürlich auch einfach eine sterile Injektions-Kanüle vor den Filter setzen. Achten Sie in diesem Fall aber penibel darauf, diese Nadel nach der Entnahme des DMSO aus seinem Gebinde zu verwerfen und für das Zuführen in die Infusionsflasche eine neue zu verwenden. In beiden Fällen gehen Sie wie folgt vor:

1. Für saubere, desinfizierte Arbeitsfläche sorgen;
2. Material bereitstellen:
   - DMSO Ph.Eur.
   - sterile Spritzen/Filter/Kanülen in geeigneter Größe
   - Infusions-Flasche(n) oder -Beutel mit isotonischer Kochsalz- oder Elektrolytlösung 500 oder 1000 ml
   - Abwurfbehälter für gebrauchte Injektionsnadeln;
3. Laborkittel, Mundschutz und Einmalhandschuhe anziehen;
4. Entnehmen Sie eine Spritze der gewünschten Größe aus ihrer sterilen Verpackung;
5. Öffnen Sie die sterile Verpackung des Spritzenfilters und setzen Sie diesen mit dem weiblichen Luer-Ansatz auf die Spritze;
6. Den männlichen Luer-Ansatz setzen Sie auf die Abfüllvorrichtung oder versehen ihn mit einer Injektionskanüle (gelb, 20G);
7. Entnehmen Sie nun aus dem DMSO-Vorratsbehälter durch den vorgesetzten Filter die in etwa vorgesehene Menge DMSO in die Spritze. Diese erste Füllung verwerfen Sie durch Herausdrücken und ziehen dann die zur endgültigen Verwendung benötigte Menge erneut auf.

8. Entfernen Sie die Kanüle/den Filter von der Spritze und setzen Sie eine neue Kanüle auf;
9. Stechen Sie mit der Kanüle durch das Gummiseptum an der dafür vorgesehene Stelle auf dem Hals der Infusionsflasche und drücken Sie das DMSO in die Infusionslösung;
10. Mischen Sie die Flüssigkeiten in der Infusionsflasche durch Umschwenken.

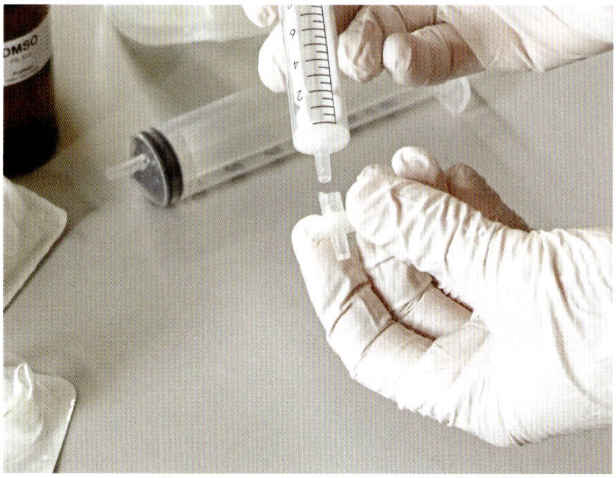

Abb. 29: Aufsetzen des sterilen Nanofilters

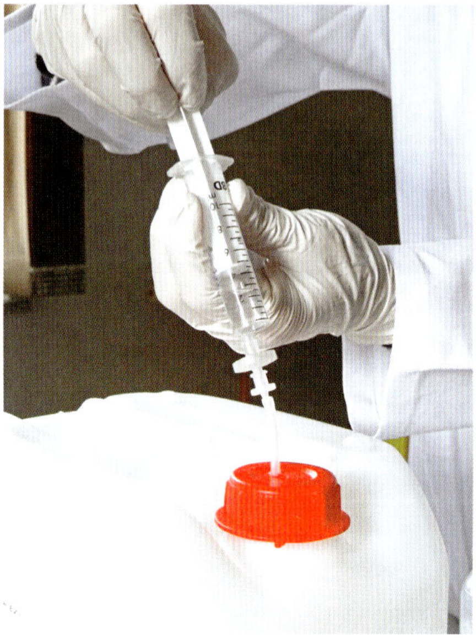

Abb. 30: DMSO durch den Filter aufziehen

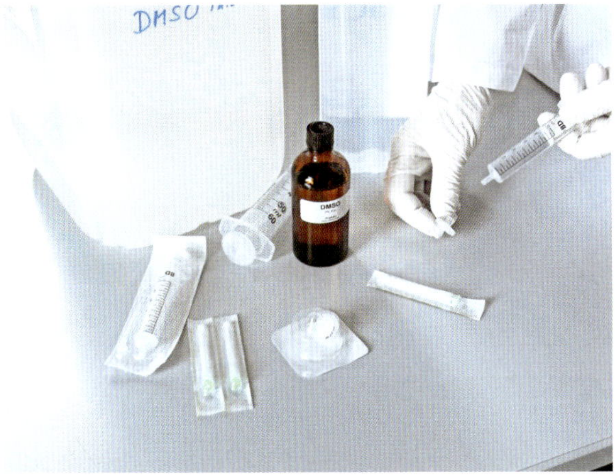

Abb. 31: Nanofilter entfernen

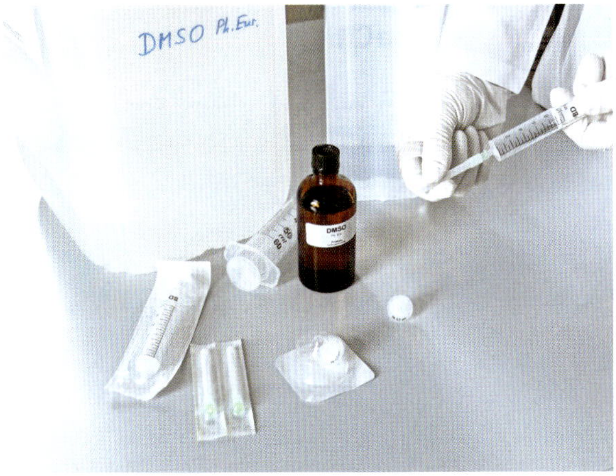

Abb. 32: Sterile Kanüle aufsetzen

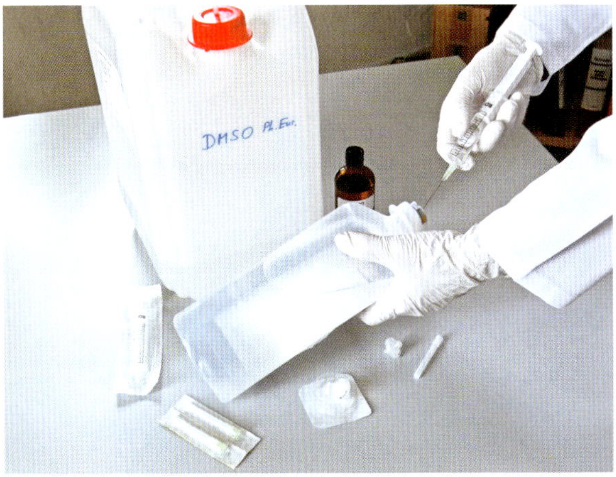

Abb. 33: Gereinigtes DMSO durch das Septum zuspritzen

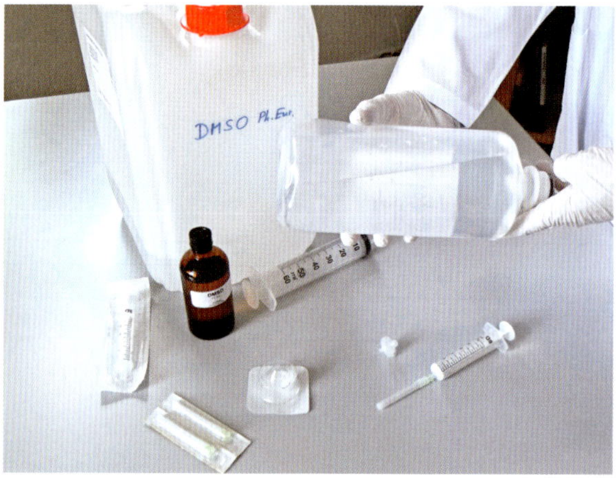

Abb. 34: Infusionslösung gut durchmischen

Alternativ könnten Sie genauso gut zuerst das DMSO ohne Filter aufziehen und erst beim Zuspritzen in die Infusionslösung den Nanofilter zwischen Kanüle und Spritze platzieren. Das ist Geschmackssache.

Sie werden feststellen, dass es ziemlich mühevoll ist, das viskose DMSO durch diese Filter mit geringer Porengröße zu drücken. Man kann sich diesen Arbeitsschritt etwas erleichtern, wenn das DMSO vorher mit einer bekannten Menge **sterilem** Wasser gemischt wird. Beispielsweise wird für diesen Zweck eine 25%ige DMSO-Lösung vorbereitet, die man durch Mischen von 1 Teil DMSO mit 3 Teilen Wasser erhält. Die Lösung ist dünnflüssiger als das reine DMSO und lässt sich mit weniger Kraftaufwand filtern. In diesem Fall muss dann einfach die vierfache Menge dieses Gemisches eingesetzt werden, um die gleiche DMSO-Konzentration zu erreichen.

Wenn Sie die so vorbereitete Infusion nicht sofort benötigen, sollte diese auch wieder lichtgeschützt aufbewahrt werden, zum Beispiel in einem Schrank.

Denken Sie immer daran, dass diese Vorgehensweisen in eigener Verantwortung geschehen und Sie abwägen müssen, ob diese Mittel nur für Ihre eigene Behandlung eingesetzt werden oder auch an anderen Menschen zur Anwendung kommen.

Berechnungen Entsprechend den Ausführungen im vorigen Kapitel „Orale Einnahme“ wählen Sie die DMSO-Portion für eine Infusion nach dem jeweiligen

Körpergewicht aus. Dabei ist zu beachten, dass die Gesamtkonzentration der Lösung nicht zu hoch wird, um eventuelle Venenreizungen zu vermeiden. Bei Pferden ist beispielsweise eine ca. 13%ige Lösung (Vol%) üblich. Für die Anwendung beim Menschen sollte man deutlich darunter bleiben. Wenn Sie 70 Kilo schwer sind und 0,2 Gramm DMSO pro Kilogramm Körpergewicht infundieren wollen, dann werden Sie also 14 g reines DMSO, das entspricht ca. 12,5 ml, in die Infusionsflasche geben. Handelt es sich zum Beispiel um eine 500 ml Elektrolytinfusion, so erhalten Sie dadurch eine Konzentration von nur 2,8 Volumen%, also deutlich weniger als 13%.

Wenn Sie mehr als insgesamt 25 ml DMSO auf ein Mal zuführen wollen (= 27,5 g), empfiehlt sich die Verwendung einer 1000 ml Infusion. Wenn Sie darauf achten wollen/müssen, dass dem Körper nicht zu viel Kochsalz (NaCl) zugeführt wird (1 Liter isotonische NaCl-Lösung enthält immerhin 9 Gramm!), so können Sie alternativ auch eine 5%ige Glucose-Infusion verwenden.

Damit Sie den Durchblick bewahren, finden Sie hier noch eine Art Übersichtstabelle für DMSO:

Umrechnung:

1 ml DMSO = 1,1 g DMSO → 1 g DMSO = 0,91 ml DMSO
1 g/kg KG ≙ 1 Gramm pro Kilogramm Körpergewicht

10 ml DMSO	in 250 ml Infusionslösung	→	≈ 3,8 Vol%	≈ 4,2 Gew%
	in 500 ml Infusionslösung	→	≈ 2 Vol%	≈ 2,2 Gew%
	in 1000 ml Infusionslösung	→	≈ 1 Vol%	≈ 1,1 Gew%
50 ml DMSO	in 500 ml Infusionslösung	→	≈ 9 Vol%	≈ 9,9 Gew%
	in 1000 ml Infusionslösung	→	≈ 4,8 Vol%	≈ 5,2 Gew%

Bei der Konzentrationsbestimmung müssen Sie berücksichtigen, dass das zugegebene DMSO-Volumen die Gesamtmenge der zubereiteten Infusionslösung erhöht. Dann können Sie mit einem einfachen Dreisatz die erzielte Verdünnung in Volumen oder Gewichtsprozent berechnen, je nachdem, ob Sie in Gramm oder Milliliter einsetzen. Die Formel sieht dann beispielsweise für eine mit 500 ml Elektrolytlösung befüllte Infusionsflasche, die Sie mit 50 ml DMSO beaufschlagen, so aus:

50 ml DMSO ≙ x %
550 ml gesamt ≙ 100% → x % = (50 ml • 100%) / 550 ml = 9,1 Vol%

Ist das nicht eine schöne Erinnerung an die Schulzeit?

Soll das Ganze in Gewichts-Prozenten berechnet werden, muss das eingesetzte DMSO-Volumen in ml zuerst mit der Dichte von 1,1 g/ml multipliziert werden. Die Dichte der wässrigen Infusionslösung nehmen wir dabei als 1 g/ml an. Im obigen Beispiel würde die Formel dann so aussehen:

55 g DMSO ≙ x %

555 g gesamt ≙ 100% → x % = (55 g • 100%) / 555 g = 9,9 Gew%

Tropfgeschwindigkeit

DMSO-Infusionen können relativ rasch, also mit hoher Tropfgeschwindigkeit, injiziert werden. Im Gegensatz zu der oxidativ wirkenden Substanz ClO_2 (Wirkstoff des MMS), für die die Transportvehikel, also rote Blutkörperchen und andere Träger, eine begrenzte Beladungskapazität haben, löst sich das DMSO auch in größeren Mengen optimal im Blut und hat eine hohe Verteilungsgeschwindigkeit. Ebenso wie beispielsweise bei hochdosierten Ascorbinsäure-Infusionen ist es sogar wünschenswert, eine eher hohe Anflutungsrate des DMSO im Körper zu erreichen. Eine 500 ml-Infusion, die nach den obigen Richtlinien dosiert wurde, kann etwa mit einer Tropfgeschwindigkeit von 300 pro Minute laufen, so dass sie nach gut 30 Minuten beendet ist.

10 Schritte zur Injektion

Kommen wir noch zu den **subkutanen** bzw. **intramuskulären** Injektionen mit wässrigen DMSO-Lösungen. Auch hierbei muss die Konzentration der vorher zubereiteten Verdünnung beachtet werden. Außerdem gelten für diese Anwendungen natürlich die gleichen Regeln an das saubere Arbeiten und eine sterile Zubereitungs-Kette wie vorher beim Thema Infusionen. Der wichtigste Unterschied ist das Gesamtvolumen der Injektionslösung, das im Gegensatz zur Infusion nur einige Milliliter beträgt. Vorgehensweise:

1. Für saubere, desinfizierte Arbeitsfläche sorgen.
2. Material bereitstellen:
   - DMSO Ph.Eur.
   - sterile Spritzen/Filter/Kanülen in geeigneter Größe
   - Ampullen oder Injektionsflasche mit isotonischer Kochsalzlösung
   - evtl. Durchstechventil (Minispike) für Injektionsflasche
   - Abwurfbehälter für gebrauchte Injektionsnadeln

3. Laborkittel, Mundschutz und Einmalhandschuhe anziehen.
4. Entnehmen Sie eine Spritze der gewünschten Größe aus ihrer sterilen Verpackung.
5. Öffnen Sie die sterile Verpackung des Spritzenfilters und setzen Sie diesen mit dem weiblichen Luer-Ansatz auf die Spritze.
6. Den männlichen Luer-Ansatz versehen Sie mit einer Injektionskanüle (gelb, 20G).
7. Entnehmen Sie nun aus dem DMSO-Vorratsbehälter durch den vorgesetzten Filter die in etwa vorgesehene Menge DMSO in die Spritze. Diese erste Füllung wieder verwerfen und dann die zur endgültigen Verwendung benötigte Menge erneut aufziehen.
8. Befüllen Sie nun die Spritze weiter bis zum gewünschten Gesamtvolumen mit sterlier Kochsalzlösung aus einer Injektionsflasche oder Ampulle.
9. Entfernen Sie auch diese Kanüle wieder von der Spritze oder ziehen Sie die Spritze aus dem Minispike und durchmischen Sie die Flüssigkeiten in der Spritze nochmals durch Umschwenken.
10. Stecken Sie die für Ihre geplante Verabreichung geeignete Kanüle auf die Spritze. Für subkutane Injektionen wählt man eher kürzere Nadeln mit kleinem Durchmesser (z. B. violett oder blau, 24/23 G), für intramuskuläre Injektionen eher stärkere/längere (z. B. schwarz oder grün, 22/21 G).

Bezüglich der DMSO-Konzentration in der auf diese Weise zubereiteten Injektionslösung gelten ganz ähnliche Überlegungen wie im Abschnitt zu den Infusionen. Wenn Sie beispielsweise eine Spritze verwenden, die insgesamt 5 Milliliter fasst und darin, gemäß den vorher beschriebenen Arbeitsschritten, 1 ml DMSO mit 4 ml isotonischer Kochsalzlösung mischen, so erhalten Sie eine 20%ige Verdünnung, bezogen auf das Volumen:

$$1\text{ ml DMSO} \mathrel{\hat{=}} x\,\%$$
$$5\text{ ml gesamt} \mathrel{\hat{=}} 100\% \rightarrow x\,\% = (1\text{ ml} \cdot 100\%)\ /\ 5\text{ ml} = 20\text{ Vol}\%$$

Im Falle der subkutanen oder intramuskulären Injektionen können allgemein höhere Konzentrationen Verwendung finden als mit Infusionen direkt in die Blutbahn. Im Prinzip sind diese Injektionen eher als lokale oder topische Anwendung zu verstehen, im Gegensatz zur systemischen Gabe bei der Infusion. Wie schon mehrmals aufgegriffen, lässt sich das eine vom anderen nicht scharf trennen, weil DMSO sowieso sehr rasch in den ganzen Körper diffundiert. So gesehen ersetzt oder verstärkt eine intramuskuläre Injektion das äußerliche (perkutane oder transkutane) Auftragen mit einem Pinsel auf die Haut an der gleichen Stelle. Die Verteilung und Ausscheidung, beispielsweise im Urin, verläuft aber nicht wesentlich anders als bei anderen Verabreichungsformen auch. Jedenfalls sollten die eingesetzten Injektionslösungen dann auch (lokal) wirksame Konzentrationen an DMSO enthalten. Dafür wurden in einer Übersicht im Kapitel 2.2 schon Vorschläge gemacht.

2.5 Anwendungen von DMSO in Kombination mit anderen Wirkstoffen

Ein Arzneimittel, das durch Zusammenmischen von mindestens zwei unterschiedlichen Wirkstoffen für die therapeutische Anwendung entsteht, wird als Kombinationspräparat bezeichnet. Dieses Vorgehen ist weit verbreitet und soll, im Unterschied zur Gabe eines Monopräparates, vor allem synergistische, also „zusammenarbeitende" Eigenschaften der einzelnen Substanzen befördern. Selbstverständlich gibt es im Bereich der Fertigarzneimittel auch jede Menge unsinnige Wirkstoff-Kombinationen. Diese werden oftmals nur aus Marketing-Gründen kreiert, damit man etwas mit dem Attribut „neu" anbieten kann.

Die große Gefahr bei der gleichzeitigen Gabe von unterschiedlichen Wirkstoffen ist nämlich, dass bei Eintritt von Wirkungen oder Nebenwirkungen nicht klar nachvollziehbar ist, welcher Inhaltsstoff des Arzneimittels nun eigentlich wie beteiligt ist. Man hat dann auch keine Ahnung davon, an welchem „Rädchen" im Organismus eigentlich gedreht wurde. Für die Wirksamkeitsbeurteilung und noch viel mehr für die ganzheitliche Ursachensuche mit Hilfe der körperlichen Antwort auf therapeutische Maßnahmen ist dieses Vorgehen deshalb oft eher wertlos. Freilich kann dem entgegnet werden, dass wir oftmals durch die gleichzeitige Anwendung ganz unterschiedlicher „Hausmittel" in Eigenregie beispielsweise eine fiebrige „Erkältung", eine Wunde oder eine Erkrankung des Bewegungsapparates kurieren. Wir arbeiten dann auf Erfahrungsbasis für unseren eigenen Körper mit Kombinationen aus Wärme, Kräutern, Licht, Ruhe, Wickeln, Wasser, Gebeten und vielen anderen „Wirkstoffen", ohne dass wir hinterher „beweisen" könnten,

Gute Gründe für Kombinationen

was nun am wirksamsten war. Diese Nachvollziehbarkeit ist in solchen Fällen auch völlig uninteressant, weil wir intuitiv die „Zusammenarbeit", also die Synergie, verschiedenster Substanzen für Körper, Geist und Seele genutzt haben.

Noch differenzierter betrachtet, nutzen wir dabei nicht nur verschiedene Stoffe oder Substanzen, sondern wiederum deren innewohnende verschiedenen Eigenschaften und Modulationen. Es handelt sich also um Kombinationen von Kombinationen.

Im übertragenen Sinne nutzen wir mit DMSO die vielen verschiedenen, vorher beschriebenen pharmakologischen Wirkungen dieser einen Flüssigkeit deshalb schon, wenn wir es als Monopräparat einsetzen.

Trotzdem gibt es in vielen Fällen gute Gründe, DMSO zusammen mit anderen Stoffen zu verabreichen. Der häufigste davon ist die gewünschte Wirkverstärkung von Arzneien, die, in DMSO gelöst, besser oder tiefer in das Gewebe vordringen. Davor sollte meiner Meinung nach aber zumindest eine Verabreichung des Monopräparates stattgefunden haben, so dass die Verträglichkeiten sichergestellt sind und man die individuellen Reaktionen registriert. Erst dann kann man die Sinnhaftigkeit einer Kombination mit DMSO einschätzen und die Wirksamkeit nachher beurteilen. Wenn bei akuten Erkrankungen der Faktor Zeit sehr begrenzt ist und rasch „alle Register" einer wirksamen Therapie gezogen werden sollen, kann man natürlich bewährte Kombinationen, mit denen genug Erfahrungen gesammelt wurden, sofort einsetzen. Ist der Schmerz erst einmal gelindert oder die Schwellung rückläufig, kann immer noch ursächlich gearbeitet werden.

2.5.1 DMSO und MMS/CDL oder Wasserstoffperoxid

Über MMS/CDL selbst können Sie sich ausführlich in „Das MMS Handbuch" von Frau Dr. Oswald informieren. Es handelt sich dabei um eine definierte Natriumchlorit-Lösung, die direkt vor der Anwendung durch pH-Wert-Absenkung aktiviert wird – es entsteht dabei das hochwirksame und oxidativ wirkende Chlordioxid. Diese Therapieform wurde von dem Amerikaner Jim Humble maßgeblich verbreitet, der damit vor allem bei Infektions- und Tumorerkrankungen erstaunliche Heilerfolge erzielt. Deshalb hat sich dieses Therapieprinzip sehr rasch weltweit etabliert. Es reiht sich chemisch-physiologisch betrachtet in die allgemein als „Bio-oxidative Verfahren“ bezeichneten Behandlungsmethoden ein, zu denen beispielsweise auch die altbekannte Ozontherapie gehört. Weitere „Verwandte“ sind die Sauerstoff-Überdruck-Therapie, die Singulett-Sauerstoff-Therapie oder eben die Anwendung von Wasserstoffperoxid. Zum besseren Verständnis für die Verwendung einer Kombination aus dem Anti-Oxidans DMSO und einem „Oxidans“, nämlich MMS/CDL (ClO_2) oder Wasserstoffperoxid (H_2O_2), hier einige Erläuterungen.

Grundlagen Oxidation

Zu den bedeutendsten biochemischen Leistungen des menschlichen Organismus (und dem anderer Säugetiere und höherer Lebewesen) gehört, durch die Brille der Evolution betrachtet, die Fähigkeit, mit oxidativen Vorgängen umzugehen, ja, sie sogar elegant zu nutzen. Vereinfacht ausgedrückt darf man sich wundern, dass wir uns in einer Atmosphäre, die mit Sauerstoff angereichert ist (21 Vol%), wohlfühlen.

Sauerstoff (O_2) ist nämlich, aus chemischer Sicht, durchaus eine eher aggressive Substanz mit einem positiven Oxidationspotenzial von maximal 1,23 Volt (pH-Wert abhängig).[53] Zum Vergleich: Das noch stärker oxidativ wirkende Ozon (O_3), schon hoch toxisch für Menschen beim Einatmen, zeigt ein maximales Oxidationspotenzial von 2,07 V.

Dagegen gibt sich das Chlordioxid (ClO_2), der eigentliche Wirkstoff in der aktivierten MMS-Lösung, mit einem Oxidationspotenzial von maximal 1,5 V eher als moderater Oxidator. Auch aus dieser Tatsache lässt sich die oxidative Selektivität der MMS/CD-Lösung verstehen, die gewährleistet, dass körpereigenes Gewebe des Patienten unter der Therapie unversehrt bleibt. Gerade darin unterscheiden sich ja schulmedizinische Chemotherapeutika von MMS. Oder, um auf die Einleitung zurückzukommen, unter der MMS-Therapie kommt es **nicht** zu Haarausfall oder sonstigen unschönen Nebenwirkungen.

Infektionen bekämpfen

Jedenfalls können sogenannte Anaerobier, dazu gehören eben viele pathogene Mikroorganismen (Viren, Bakterien, Pilze, ...), wie der Name schon sagt, den für uns lebenswichtigen (oxidativ wirkenden) Sauerstoff nicht ausstehen. Sie werden unter Sauerstoff-Atmosphäre oder durch andere Oxidatoren (z. B. MMS/CDL, H_2O_2, Ozon, ...) zerstört und inaktiviert, weil sie mit einer oxidativ wirkenden Umgebung nicht ausreichend umgehen können. Durch die Brille der Evolution gesehen, ist es so zu verstehen, dass diese Mikroorganismen schon sehr viel früher das Erdenrund bevölkert haben, lange bevor es Sauerstoff in der Atmosphäre gab. Sie hatten deshalb keinen Grund, sich daran anzupassen.

Nach heutigem Verständnis werden alle (zellulären) Lebewesen in drei Domänen eingeordnet. Die Archaeen, die Bakterien und die Eukaryonten (das sind alle Lebewesen, deren Zellen echte Zellkerne besitzen, also auch wir). Die Archaeen und die frühen Bakterien (Anaerobier) sind jedoch als älteste Vorläufer-Spezies höherer Lebensformen zu betrachten, die den Weg für Pflanzen und Tiere bereiteten. Indem sich daraus die Chlorophyll nutzende Flora entwickelte, kam erst der Sauerstoff in die Welt, der ja bekanntermaßen von den grünen Pflanzen während ihrer Stoffwechselaktivität aus Kohlendioxid, Wasser und Licht abgegeben wird.

Nur weil einige von den vielfältigen bakteriellen Mikroorganismen heute zu unseren natürlichen Feinden gehören, also potenziell pathogen sind, sollten wir sie nicht allzu sehr verachten. Ihr Erscheinen auf der Bühne des irdischen Lebens vor Milliarden Jahren hat erst die Bedingungen für diesen Planeten, wie wir ihn kennen und schätzen, geschaffen.

Wenn sie uns zu nahetreten und sich in unseren Körpern allzu sehr vermehren, sprich: zu einer Infektion mit Krankheitssymptomen führen, können sie jedoch logischerweise oxidativ bekämpft werden. Sie sind für diesen chemischen Vorgang nicht ausreichend mit Schutzenzymen gerüstet, wie das für höhere Lebewesen (Eukaryonten) der Fall ist. Dies gilt auch für solche Bakterien, die sich inzwischen an Sauerstoff gewöhnt haben (fakultativ aerob) und solche, die sogar Sauerstoff benötigen (aerob), sowie Viren, Protozoen oder Parasiten. Sie alle lassen sich durch Stoffe, die ein höheres Oxidationspotenzial besitzen als der Sauerstoff, zuverlässig zerstören.

Die Kunst dabei ist es, solche oxidativ wirkenden Mittel in einer Art und Weise anzuwenden, dass unsere körpereigenen Zellen möglichst unbeschadet bleiben. Diese Kunst, die zum Beispiel schon seit langer Zeit mit der sogenannten Ozon-Therapie ausgeübt wurde, hat durch Jim Humble eine neue Dimension erfahren.

Mit diesen Grundinformationen können Sie nun das biochemische Puzzle zusammenfügen, das uns die Wissenschaft erforscht hat. Da sind auf der einen Seite höhere Lebewesen, wie zum Beispiel der Mensch, die im Laufe der Evolution gelernt haben, mit dem „oxidativen Druck“ der irdischen Atmosphäre zurechtzukommen. Aber nicht nur das. Darüber hinaus nutzt unser hoch differenziert entwickelter Organismus viele Oxidationsreaktionen für den körpereigenen Stoffwechsel und, und das ist die eigentliche „Krönung“, für die Abwehr von Krankheiten. Unser Immunsystem selbst, und damit sind hier die weißen Blutkörperchen (Leukozyten) gemeint, setzt nämlich für den immerwährenden Kampf gegen Eindringlinge oder Mutanten (Mikroorganismen oder Tumorzellen) stark oxidativ wirkende Substanzen ein. Dazu gehören (Wasserstoff-)Peroxid, Hypochlorid, Peroxinitrit ($ONOO^-$) oder radikalische Abkömmlinge von anderen Sauerstoffverbindungen (ROS), also alles ziemlich aggressiv klingende „Munition“. Das extrem zerstörerische Potenzial dieser Moleküle wird von Leukozyten für Abwehr- und Schutzmechanismen genutzt. Wasserstoffperoxid und Hypochlorid gehören zum ständigen Arsenal der zuständigen weißen Blutzellen, die damit „verdächtige“ Partikel eliminieren. Wasserstoffperoxid seinerseits entsteht beispielsweise aus dem noch aggressiveren Superoxid (O_2^-) mit Hilfe des Enzyms Superoxid-Dismutase (SOD). Dieses Enzym dient besonders allen aeroben Lebewesen der „Entschärfung“ von Superoxid-Anionen, die als oxidativer Stress zu Zellschäden führen können.

Natürliche Abwehr

Oxidantien, oft freie Radikale, sind demnach für das Funktionieren des Gesamtorganismus von großer Bedeutung. Das Hydroxylradikal (HO·) zum Beispiel ist aufgrund eines hohen Oxidationspotenzials von 2,3 V dazu in der Lage, Viren, Bakterien, Tumorzellen, Pilze und andere gleichsam zu „verbrennen“. Diese Stoffe dienen unseren Fresszellen, natürlichen Killerzellen und anderen Mitgliedern der unspezifischen Immunabwehr dazu, die einmal aufgespürten oder sogar „inhaftierten“ Gesundheitsfeinde endgültig zu zerstören. Dies geschieht durch sogenannte Lyse (Auflösung), das heißt, Zellwände werden durchlöchert und die ganze Zelle wird zerstückelt.

Es ist ja bei weitem nicht damit getan, einen Feind komplett zu phagozytieren, das bedeutet aufzufressen, denn dieser könnte ja dann die Abwehrzelle „von innen“ angreifen oder sich dort vermehren. Nein, es muss schon ganze Arbeit geleistet werden – die vollständige Zerteilung der gegnerischen Partikel in möglichst ungefährliche Sperrmüll-Stücke, die dann weiter verstoffwechselt oder ausgeschieden werden können. Im Verlauf dieser finalen Zerstörung von Bakterien beispielsweise gehen manche der Phagozyten, also Fresszellen, sogar selbstlos zugrunde – es bildet sich Eiter, ein Gemisch aus dem bakteriellen Abfall und den verbrauchten weißen Blutkörperchen.

Im Übrigen sind solche Erkenntnisse auch Teil der Forschungsarbeiten der drei Medizin-Nobelpreisträger des vergangenen Jahres 2011 gewesen. Diese bedeutende Auszeichnung wurde im Falle des Immunologen Ralph Steinman erstmals sogar posthum verliehen, weil dieser einige Tage zuvor gestorben war. Aus den Ergebnissen dieser und anderer Entdecker lässt sich unter anderem ableiten, dass es für die grundlegenden Leistungen der Abwehrzellen, die das Erkennen und Bekämpfen von „fremden" Strukturen umfasst, eher unerheblich ist, ob es sich dabei um Bakterien, Viren, Pilze, entartete Tumorzellen, Toxine, Pollen oder sonst irgendwelche Antigene handelt.

Ich betone das an dieser Stelle gerne besonders (und mit Genuss), weil zum Beispiel die Pharmaindustrie, oder wer immer, sich von ihr dazu instrumentalisieren lässt, mit dem Argument aufwartet, dass es blödsinnig wäre, mit ein und demselben Wirkstoff (MMS, DMSO) so unterschiedliche Erkrankungen wie Infektionen (Viren, Bakterien, …), Autoimmunvorgänge (Auto-Antikörper) oder bösartige Tumoren (mutierte Zellen) zu behandeln.

Aus Sicht unseres eigenen Immunsystems handelt es sich jedoch bei all diesen dabei involvierten „verdächtigen Fremden" sehr wohl um grundsätzlich ähnliche Reize zur Aktivierung von Abwehrleistungen.

Infektionen als Ursache

Es wird heute sowieso mehr und mehr vermutet, dass die Ursache für viele dieser Krankheiten, inklusive Stoffwechselerkrankungen, in ursprünglich durchgemachten Virus- oder Bakterien-Infektionen des betroffenen Patienten zu suchen sind. Diese Infektionen können bis zu Jahrzehnten zurückliegen oder sogar stumm verlaufen sein, so dass wir uns daran gar nicht erinnern, weil die typischen Symptome wie Fieber, Schmerzen u. a. nicht aufgetreten sind. So gilt es inzwischen praktisch als Lehrbuchmeinung, dass die autoimmun bedingte „Zuckerkrankheit" (Diabetes mellitus Typ I), neurodegenerative Erkrankungen wie Demenz, Morbus Parkinson oder Multiple Sklerose sowie verschiedene Krebsarten auf das Konto solcher früheren Virusinfektionen gehen. Eventuell konnten diese von unserem Immunsystem nicht erfolgreich und vollständig bekämpft werden.

Zunehmend verdichtet sich demnach auch in der medizinischen Wissenschaft die Erkenntnislage dahingehend, dass zumindest die Vorbeugung verschiedener Erkrankungen, die heute noch streng unterschiedlichen Fachdisziplinen zugeordnet sind, am Ende mit guter Wahrscheinlichkeit ganz ähnlich aussieht. Eine wirksame Behandlung, die sich hauptsächlich an den anscheinend fehlenden Leistungen (Oxidation) der natürlichen Immunabwehr oder ihrer (vorübergehenden) Schwäche orientiert, drängt sich damit auf. Diese Erkenntnisse sind also überhaupt nicht neu, stammen von vielfach ausgezeichneten Medizin-Wissenschaftlern und „erklären“ die erstaunliche Wirksamkeit von DMSO, MMS & Co. ganz nebenbei.

Sicheres Abfangen

Die Gegenüberstellung von oxidativ robusten und oxidativ empfindlichen Lebewesen klingt jetzt insgesamt sehr schön nach ordentlicher Aufteilung in „Gut und Böse“, aber etwas Wichtiges dürfen wir dabei nicht vergessen. So elegant uns die Nutzung von oxidativen, chemischen Kräften bei der Krankheitsabwehr auch erscheinen mag, die vorher aufgezählten körpereigenen „Desinfektions-Chemikalien“, wie Peroxid oder Hypochlorid, müssen natürlich auch im Zaum gehalten werden. Dies ist die eigentliche evolutionäre Entwicklungsleistung! Denn genauso, wie unser Körper in der Lage ist, mit exakt der von der Natur vorgegebenen Sauerstoffmenge umzugehen, ohne Oxidationsschäden zu erleiden, muss er die weiteren Oxidantien, die er sich als Munition selbst herstellt, sicher handhaben können. Auch dies erfordert also wieder hohe Selektivität. Erstens in Bezug auf die gebildete Menge dieser Stoffe. Ein Zuviel oder Zuwenig an Sauerstoff, das ist bekannt, schadet uns auch. Zweitens in Bezug auf Sicherheitsmechanismen, die gewährleisten, dass diese aggressiven Stoffe auch wieder geordnet abgefangen und abgebaut werden können. Dies geschieht in der Regel enzymatisch, also mit Hilfe spezieller Katalysatoren für die einzelnen chemischen Abbaureaktionen.

Schutzmechanismen

An dieser Stelle treten nun die Antioxidantien auf den Plan. Wie man sich denken kann, handelt es sich dabei um Substanzen, die in der Lage sind, oxidativ, und damit aggressiv wirkende Verbindungen zu „löschen“ oder einer geordneten Entsorgung zuzuführen. Antioxidativ wirkende Stoffe gibt es viele. Man kennt das aus der Werbung für freiverkäufliche Medikamente oder Nahrungsergänzungsmittel. Permanent sollen wir dazu gebracht werden, viel mehr Antioxidantien zu verspeisen oder uns damit zu beschmieren. Dazu gehören so bekannte Stoffe wie Ascorbinsäure (Vitamin C), Tocopherole (Vitamin E), Betacarotin (Provitamin A) oder Flavonoide und Glutathion. Wenn Sie das vorher Erläuterte berücksichtigen, dann sind Sie selbst in der Lage zu beurteilen, ob es denn eigentlich durchweg Sinn macht, oxidativ wirkende Stoffe, mit denen wir Krankheiten bekämpfen, durch antioxidativ wirkende wegzunehmen.

Sie wissen vermutlich zum Beispiel auch, dass empfohlen wird, bei Tumor-Erkrankungen auf Kaffee zu verzichten! Kaffee enthält viele Antioxidantien! Tumorzellen sind wie gesagt solche, die eigentlich von Abwehrzellen des unspezifischen Immunsystems aufgefressen und zerstört werden sollten (Phagozytose **und** Lyse). Die Zerstörung erfolgt oxidativ – Antioxidantien bremsen diesen Vorgang eventuell. Solche Zusammenhänge wurden auch wissenschaftlich belegt. Überlegen Sie also, ob es nötig ist, die Antioxidantien-Industrie ständig zu unterstützen …

Natürlich müsste man dieses Thema differenzierter betrachten, weil auch die unterschiedlichen Antioxidantien eine Selektivität besitzen. Trotzdem dürfen wir freudig zur Kenntnis nehmen, dass unser Körper selbstverständlich von Natur aus mit den nötigen antioxidativ wirkenden „Löschmechanismen" ausgestattet ist, die es ihm ermöglichen, sicher mit aggressiv-oxidativen Chemikalien umzugehen.

Noch einmal zusammengefasst: Wir können als höherentwickelte Kreaturen mit Oxidantien umgehen und sie für den Stoffwechsel und die interne Bekämpfung von Krankheiten einsetzen. Diese Vorgänge laufen stets routinemäßig und geordnet ab, ohne dass wir davon Kenntnis hätten. So weiß man heute, dass Zellmutationen mit statistischer Regelmäßigkeit in unserem Körper stattfinden, etwa einige Male pro Woche. Dass dies im Normalfall eben nicht zu einer Krebserkrankung führt und dass auch nicht jedes eindringende pathogene Bakterium eine Infektionskrankheit auslöst, liegt an den beschriebenen oxidativen Aktivitäten der Abwehrzellen, die solche „Verdächtigen" im gesunden Körper sofort zerstören.

Was sollte also der Grund dafür sein, ungezielt Pillen einzunehmen, von denen uns die Werbung eine antioxidative Wirkung verheißt? Nun, es ist natürlich schon so, dass die bisher beschriebenen, normalen Vorgänge aus dem Ruder laufen, wenn das natürliche Gleichgewicht zwischen oxidativen und „löschenden" Vorgängen gestört ist. Dann kann es durchaus zu erhöhtem oxidativen Stress kommen, weil zum Beispiel Genussgifte (Alkohol, Zigaretten), Krankheitserreger, Ernährungsgewohnheiten oder Bewegungsmangel dazu führen, dass Antioxidantien fehlen oder Oxidantien zusätzlich entstehen.

Es kommt zu typischen Zivilisationskrankheiten, weil normale Reparatur- und Entgiftungsvorgänge des Gewebes überlastet sind. Beispielsweise zu Infektionen oder mangelnden Stoffwechselleistungen, wenn permanent Oxidantien fehlen, oder zu Gelenkbeschwerden, atopischen Problemen, Magen-Darm- und neurodegenerativen Erkrankungen, wenn dauerhaft zu wenig Antioxidantien vorhanden sind. Deshalb arbeitet in solchen Fällen auch die Alternativ-Medizin gerne mit der

Gabe von fehlenden, entsprechend dem Krankheitsbild erforderlichen Wirkstoffen. Um drei davon geht es ja gerade hier in diesem Kapitel.

Pro-Oxidation

MMS/CDL wirkt selektiv oxidativ und ist damit in der Lage, einen Mangel an Oxidationskraft, der zur ungehinderten Vermehrung von krankmachenden Mikroorganismen (z. B. Malaria-Plasmodium) oder zum ungehinderten Wachstum von entarteten Zellen (z. B. bösartiger Krebs) geführt hat, zu ersetzen. Da das körpereigene Immunsystem offensichtlich zu schwach für die Krankheitsbekämpfung ist, imitieren Sie mit der Einnahme von MMS/CDL die oxidativen Fähigkeiten gesunder Abwehrzellen. MMS/CDL greift also in diesem Sinne den Immunzellen unter die Arme und hilft erst einmal beim „Töten" aus, damit der Körper selbst dann nur noch die Aufräumarbeiten zu leisten hat. Dies gilt, wie oben beschrieben, prinzipiell für alle Arten von Antigenen, also fremden, krankmachenden Partikeln, Zellen und Molekülen.

Anti-Oxidation

DMSO dagegen ist ein hilfreiches Antioxidans. Es zeigt Selektivität, das heißt, es fängt nicht beliebige Oxidantien ab. Wir brauchen daher nicht zu befürchten, durch seine Einnahme beispielsweise die Wirkung des oxidativ wirkenden MMS abzuschwächen, wie wir das teilweise vom Vitamin C annehmen. DMSO nämlich „löscht" vor allem sogenannte Hydroxylradikale (HO·), die von ihm chemisch abgefangen werden. Sie entstehen, neben Wasserstoffperoxid und anderen reaktiven Sauerstoffspezies (ROS), in eher geringem Ausmaß im Rahmen der Atmungskette im Gewebe. Genauer gesagt in den Mitochondrien, den Energiezentren der Zellen, in denen Sauerstoff und Glucose (Traubenzucker) unter Energiegewinn verbraucht werden und zu Wasser und Kohlenstoffdioxid reagieren. Als ein Hauptauslöser für das vermehrte Entstehen solcher Hydroxylradikale wird die Hypoxie, das heißt der zellinterne Sauerstoffmangel, angesehen. Die verminderte Versorgung der Zellen mit Sauerstoff wiederum kann vielfältige Ursachen haben. Einige geläufige sind Durchblutungsmangel (Arteriosklerose …), Schlafapnoe, Anämie bzw. Eisenmangel, Nährstoffmangel, Anreicherung von Giften oder sonstige Erkrankungen.

Sinnvolle Kombination

Nun ist Ihnen klar, warum es für die Therapie vieler Gesundheitsprobleme durchaus sinnvoll scheint, das Antioxidans DMSO mit einem Oxidans wie MMS/CDL (ClO_2) oder Wasserstoffperoxid zu kombinieren. DMSO sorgt für den Abfang schädlicher Hydroxylradikale im unterversorgten und erkrankten Gewebe und zugleich als „Schlepper" für eine verbesserte Diffusion des darin gelösten Oxidans. Das Oxidans seinerseits unterstützt die Immunabwehr bei der Bekämpfung schädlicher

Zellen oder Partikel durch oxidativen Angriff, der beispielsweise zur Beschädigung der Zellwände von Bakterien oder Tumorzellen führt. Man darf es so verstehen, dass die beiden, schon für sich genommen hoch effektiven Therapie-Ansätze Pro-Oxidation und Antioxidation sich hier als gemeinsame Maßnahme gegenseitig speisen.

Eine anschauliche Beschreibung der allgemein vorteilhaften Wirkungen von Oxidationsmitteln, wie MMS/CDL und H_2O_2, auf unseren Organismus und auf seine Abwehrleistungen finden Sie im „MMS-Handbuch" von Frau Oswald. Dort zitiert sie die Zusammenfassung wissenschaftlicher Erkenntnisse durch Thomas Lee Hesselink zu diesem Thema. Daraus geht unter anderem auch hervor, dass Oxidantien allgemein die Diffusion von lebenswichtigem Sauerstoff aus den roten Blutkörperchen ins Gewebe verbessern. Der Sauerstoff selbst wirkt dann in den Körperzellen seinerseits als Oxidationsmittel für die Energiegewinnung durch „Glucose-Verbrennung", für die Entgiftung oder für Regenerations- und Abwehrvorgänge. Auch aus diesen Gründen empfiehlt sich die parallele Anwendung von DMSO und Oxidationsmitteln, wie MMS/CDL oder H_2O_2, weil die positiven Eigenschaften der Oxidantien durch DMSO noch besser zum Zuge kommen.

Wir könnten diese Mechanismen hier noch weiter biochemisch vertiefen, da es eigentlich um Elektronenübertragungen und Sauerstoff-Äquivalente geht, aber Kapitel 2 soll vor allem die praktische Anwendung von DMSO zeigen. Ich wollte Ihnen verständlich machen, warum die parallele Anwendung von scheinbar gegensätzlich wirkenden Stoffen hier doch angebracht ist und worauf sie sich begründet. Da schweift man schonmal gerne ein bisschen ab …

Vergleich der Oxidantien

Damit Sie sich einen Überblick bezüglich der „oxidativen Kraft" der verschiedenen hier beschriebenen sauerstoffhaltigen Substanzen verschaffen können , liste ich die berechneten Oxidations-Potenziale, die in neutraler Lösung (pH = 7) erreicht werden, nachfolgend tabellarisch auf. Dazu wurden die in der Literatur[53] verzeichneten Normalpotenziale ε_0 für diese Stoffe mit Hilfe der abgewandelten Nernstschen Gleichung umgerechnet. Man muss dazu anmerken, dass die in dieser Tabelle aufgelisteten Stoffe in ihrer oxidativen Aggressivität zu zähmen sind, wenn der pH-Wert der wässrigen Lösung, in der sie sich befinden, angehoben wird. Der gemessene pH-Wert sagt vereinfacht formuliert aus, wie sauer eine solche Lösung ist. Werte über 7 werden als zunehmend alkalisch, solche unter 7 als zunehmend sauer bezeichnet. Bei 7 reagiert die Lösung neutral. Im menschlichen Blutkreislauf (Blut ist ja ebenfalls eine wässrige Lösung von Stoffen) herrscht ein pH-Wert von ca. 7,3. Das heißt, wir befinden uns damit im ganz leicht alkalischen Bereich.

Es gilt:

$$\varepsilon_7 = \varepsilon_0 - 0{,}05916 \cdot pH \leftarrow pH = 7$$

Symbol	Allgemeine Bezeichnung	Normalpotenzial ε_0	Ox.-Potenzial ε_7
O •	atomarer Sauerstoff	2.4 V	2.0 V
HO •	Hydroxylradikal	2.3 V	1.9 V
O_3	Ozon	2.1 V	1.7 V
H_2O_2	Wasserstoffperoxid	1.8 V	1.4 V
HOCl	Hypochlorige Säure (MMS 2)	1.5 V	1.1 V
ClO_2	Chlordioxid (MMS/CDL)	1.5 V	1.1 V
O_2	Sauerstoff	1.2 V	0.8 V
DMSO	Dimethylsulfoxid	0.75 V	0.3 V
Vit. C	Ascorbinsäure = Antioxidans!	– 0.04 V	– 0.8 V

Tabelle 2: Oxidationspotenziale wichtiger Substanzen

Selbstverständlich bildet diese rechnerisch-theoretische Annäherung an das Prinzip der oxidativen Therapie die tatsächlichen Verhältnisse im Organismus nicht real ab. Wir müssen uns vermutlich sogar damit abfinden, dass nicht herausgefunden wird, was denn nun wirklich „dort drinnen“ auf der Ebene der Blutkörperchen, Antigene, Zelloberflächen u.a. zwischen unseren favorisierten Wirkstoffen und diesen Strukturen passiert. Potenzialmessungen in Reagenzgläsern (in vitro) sind nun einmal kein echter Maßstab für die Vorgänge im Blut (in vivo). Das Oxidationspotenzial für Chlordioxid wird unter diesen Bedingungen meist sogar mit nur 0,9 V beziffert.

Was also die beiden, von Jim Humble in die alternative Therapie eingeführten Oxidantien MMS/CDL und MMS 2 betrifft, so handelt es sich dabei um durchaus milde Sauerstoffüberträger. Unter pH-Bedingungen, wie sie im menschlichen/tierischen Blut herrschen, ist ClO_2 (MMS/CDL) somit ein „weiches“ und, wie man feststellen kann, ein sehr selektiv wirkendes Oxidationsmittel (Elektronen-Akzeptor). Umgekehrt betrachtet kann somit angenommen werden, dass Chlordioxid in einer lokal saureren Umgebung (z. B. Tumorgewebe) höhere Aggressivität zu bieten hat.

Wasserstoffperoxid hat nach der Tabelle schon ein deutlich höheres maximales Oxidationspotenzial als der Sauerstoff. Seine therapeutische Nutzung wurde in früheren Jahren ebenfalls ausgiebig untersucht. Ich erinnere dabei nur an die schon erläuterten Arbeiten des Texaners Finney, der eine Kombinationslösung aus DMSO und Wasserstoffperoxid auf ihre positiven Eigenschaften zur Sauerstoffversorgung des Herzmuskels hin untersuchte.[43] Leider ist es um das Wasserstoffperoxid ähnlich bestellt wie um die anderen hier behandelten Therapeutika. Weil sich damit aus verschiedenen Gründen nicht der „große Reibach" machen lässt, verschwanden viele Forschungsergebnisse im Laufe der Zeit in die Schublade.

Das gilt genauso für MMS 2, also die wässrige hypochlorige Säure (HOCl). Sie wurde in früheren Jahren tausendfach von Ärzten erfolgreich eingesetzt. Unter anderem für die Behandlung von akuten Verletzungen bzw. Wunden. Es wurde weiter oben ja schon auf die Bedeutung dieses Hypochlorids als Munition unserer weißen Blutkörperchen, also Abwehrzellen, hingewiesen. Wenn uns die Natur die Verwendung dieses oxidativen Moleküls im Kampf gegen Infektionen oder Krebszellen vorgibt, darf doch die Frage gestellt werden, warum das erneute Aufgreifen dieses Arzneimittels durch Jim Humble von Behörden und Industrie so vehement torpediert wird – oder?

Einen wichtigen Wissensbaustein aus dem Kapitel „Was ist DMSO?" sollten Sie noch erinnern, bevor wir uns an die Kombinations-Rezepte machen: DMSO ist selbst oxidierbar!

Durch die Übertragung eines Sauerstoffatoms entsteht daraus das bekannte MSM oder Dimethylsulfon, der sogenannte „organische Schwefel". Dieses MSM wird ebenfalls therapeutisch eingesetzt, zeigt aber natürlich nicht die biochemischen Eigenschaften, die wir im Zusammenhang mit der Herstellung einer Lösung anderer Wirkstoffe erwarten. Deshalb sollten die wässrigen Zubereitungen der Oxidantien (MMS 2 oder Wasserstoffperoxid) entweder entsprechend verdünnt sein oder man muss die Herstellung und Anwendung rasch durchführen, wie es Jim Humble empfiehlt. Neben einer Verdünnung kommt eventuell auch die vorherige pH-Wert Anpassung der flüssigen Mischung in Betracht, weil die Oxidationskraft von MMS und Wasserstoffperoxid, wie erläutert, im neutralen Bereich abgeschwächt ist. Eine dritte, elegante Möglichkeit ist die „versetzte Kombination". Das heißt, man nimmt beispielsweise zuerst DMSO ein, so dass es schon im Körpergewebe verteilt vorhanden ist, bis man dann zeitversetzt auch das oxidativ wirkende Mittel verabreicht. Dies führt zu einer physiologisch bedingten Verdünnung und pH-Wert-Regulation der beiden Komponenten.

Jetzt aber gehen wir über zu den konkreten Vorgehensweisen für das Zusammenmischen von DMSO und geeigneten Oxidantien. Bedenken Sie, dass es sich dabei ebenfalls um einen experimentellen Therapiebereich handelt. Zwar können wir teilweise auf Erfahrungen und Rezepturvorschläge zurückgreifen, die ja hier auch schon erwähnt wurden. Dennoch sind bei der gleichzeitigen Anwendung von jetzt zwei hochwirksamen Mitteln die individuellen Wirkungen von Mensch zu Mensch eher noch breiter gestreut. Es sei Ihnen deshalb ans Herz gelegt, zunächst genügend eigene Erfahrungen mit den Einzelwirkstoffen zu machen und sich dementsprechend behutsam vorzutasten.

2.5.1.1 DMSO und MMS/CDL

Was das von Jim Humble genannte MMS betrifft, also eine standardisierte und aktivierte Natriumchlorit-Lösung ($NaClO_2$), so sind die Kombinationsvorschläge mit DMSO dazu im „MMS-Handbuch" von Frau Dr. Antje Oswald zu finden. Wenn Sie genügend Experimentierfreude in sich spüren, können Sie die MMS-Lösung selbst zusammenmischen. Jim Humble hat dazu genaue Vorschriften im Internet veröffentlicht, an die man sich strikt halten sollte. Damit ist weltweit gewährleistet, dass jeder Anwender sich auf exakt gleiche Dosierungen verlassen kann.

Die Freisetzung des eigentlich wirksamen Teilchens aus dieser „Stammlösung", nämlich Chlordioxid ClO_2, erfolgt durch Zugabe eines sogenannten Aktivators. Dafür können anorganische oder organische Säuren verwendet werden, die in der Lage sind, Protonen, also Wasserstoffionen, abzugeben. Dazu gehören beispielsweise Salzsäure, Schwefelsäure oder ihre Salze, Zitronensäure, Weinsäure u.a. Im Falle der Verwendung von Weinsäure ($C_4H_6O_6$) als Aktivator kann die chemische Reaktionsgleichung der ClO_2-Bildung wie folgt angegeben werden:

$$5\ NaClO_2 + 4\ C_4H_6O_6 \rightarrow 4\ ClO_2 + 4\ NaC_4H_5O_6 + NaCl + 2\ H_2O$$

Sie können sich ein fertig zusammengestelltes Set aus MMS- und Aktivatorlösung über verschiedene Internetshops und Apotheken kaufen. Meist handelt es sich um 100 ml-Flaschen, die für viele Anwendungen reichen. Wenn Sie einen anderen Aktivator einsetzen wollen, gibt es natürlich auch die Möglichkeit, die MMS-Lösung (22,4%ig) einzeln zu beziehen.

Milchsäure als Aktivator

Weil MMS relativ häufig von Menschen angewendet wird, die an bösartigen Tumoren erkrankt sind, bin ich zu der Empfehlung übergegangen, als Aktivator einfach die rechtsdrehende Milchsäure anzuwenden. Die rechtsdrehende Milchsäure (vgl. Kapitel 2.5.4 „DMSO und andere [Krebs-]Arzneien") kann schon für sich therapeutisch eingesetzt werden und man schlägt so mehrere Fliegen mit einer Klappe. Erstens ist es eine organische Säure, die die MMS-Lösung zuverlässig aktiviert und gleichzeitig stabilisiert. Zweitens ist es eine physiologische Substanz, die im menschlichen Organismus vielfältige Signal- und Ausleitungswirkungen hat. Drittens unterstützt sie als sogenanntes Präbiotikum die für das Immunsystem entscheidende Darmflora. Sie können rechtsdrehende Milchsäure (RMS) in der Apotheke als 21%iges Fertigpräparat kaufen und direkt 1:1 einsetzen, wie Sie es von anderen Aktivatorlösungen kennen, oder die (+)-Milchsäure im Überschuss dazugeben (bis zu 20 Tropfen).

Mischungen aus Natriumchlorit und Milchsäure sind im Gegensatz zu den Rezepturen mit anderen organischen Säuren (z.B. Zitronensäure ...) stabiler, was den Zerfall zu Chlorsäure angeht. Die 1:1 Lösung wirkt als sogenanntes „stabilisiertes Chlordioxid" oder „Alcide®" auch hervorragend gegen Viren, Nagelpilze, Warzen u. a. mehr und wurde schon vor vielen Jahren als Stabilisator gegen Mikroorganismen verwendet.[54] Das ist ein weiterer Grund, warum ich selbst auch für viele äußerliche Anwendungen die rechtsdrehende Milchsäure als MMS-Aktivator vorziehe. Gut haltbare Sprays und Lösungen zur Behandlung von Hauterkrankungen lassen sich damit gut herstellen.

Äußerliche Anwendung

Jim Humble empfiehlt vor allem die Kombination des **MMS/CDL mit DMSO** für die äußerliche Anwendung zur Aufnahmeverbesserung über die Haut. Ich selbst wende diese Methode aber auch für lokale, subkutane Entzündungen an. Jim rät dabei zu raschem Arbeiten, damit die oxidative Kraft des MMS nicht durch die eintretende Reaktion mit dem DMSO aufgezehrt wird. Alternativ schlägt er deshalb vor, zuerst die MMS-Lösung aufzusprühen und dann das DMSO auf dem Hautareal zu verteilen. Diese vorzeitige Inaktivierung der beiden Stoffe Dimethylsulfoxid (DMSO) und Chlordioxid (ClO_2 = wirksames Molekül in MMS) ist jedoch sehr stark konzentrationsabhängig. Dies kann experimentell gezeigt werden. Eine konzentrierte ClO_2-Lösung, beispielsweise aus 10 Tropfen MMS und 50 Tropfen 10%iger Zitronensäure nach Jim Humble zubereitet, verliert relativ rasch innerhalb von höchstens 15 Minuten ihre typisch gelbgrüne Chlordioxid-Farbe komplett, wenn man 2 ml DMSO dazugibt.

In verdünnten Lösungen tritt dagegen praktisch überhaupt keine Reaktion ein. Die wissenschaftlichen Untersuchungen zeigen, dass ClO_2 in verdünnter, wässriger Lösung von DMSO nicht reduziert oder sonst wie maskiert wird.[55] Die Forscher um Noriko Imaizumi vom Niigata College of Pharmacy/Japan konnten keinen Einfluss auf die ClO_2-Konzentration feststellen, nachdem die zuvor angesäuerten Lösungen von Natriumchlorit (MMS) mit DMSO versetzt worden waren. Dagegen konnte gezeigt werden, dass eventuell vorhandene Chlor-Spuren in Chlorit- oder Hypochloritlösungen von DMSO sehr effektiv abgefangen werden, wenn Wasser vorhanden ist. Diese Reaktion zwischen DMSO und dem höchst unerwünschten Chlor führt zu einer Reduktion des Chlors zu völlig unbedenklichen Chlorid-Ionen, wie wir sie in jedem Mineralwasser finden. Ein chemischer Prozess, der zwei Elektronen benötigt. Das DMSO seinerseits wird dabei zu dem schon bekannten Sulfon oxidiert.

Anders ausgedrückt, kann es nützlich sein den, MMS-Trinklösungen eine kleine Menge DMSO von weniger als 1 ml zuzugeben und so die beiden Wirkstoffe zeitgleich einzunehmen. Die japanischen Wissenschaftler sprechen von einem „kleinen Überschuss". Das bedeutet für eine MMS Lösung, die beispielsweise mit je 3 Tropfen der beiden standardisierten Komponenten zubereitet und dann mit Wasser aufgefüllt wurde, eine Menge von höchstens 30 Milligramm DMSO. Das entspricht weniger als 0,03 ml. Es ist dies nur ein theoretischer Wert, und ich will mit diesen Überlegungen lediglich zeigen, dass ein Zusammenmischen von DMSO und MMS in einer wässrigen Lösung von Nutzen sein sollte. Erstens wegen der verbesserten Gewebegängigkeit des oxidativen Wirkstoffs ClO_2 und zweitens, weil eventuell vorhandene Chlor-Spuren verschwinden. Das Getränk sollte unverzüglich nach dem Zugeben des DMSO eingenommen werden.

Für die kombinierte Anwendung von DMSO und MMS/CDL durch Trinken zur innerlichen Aufnahme ist also eine zeitversetzte Einnahme nicht zwingend erforderlich. Falls Sie dennoch die MMS/CDL-Trinklösung zu einem anderen Zeitpunkt einnehmen wollen als das DMSO, so brauchen Sie sich nicht nach einem bestimmten Terminplan zu richten. DMSO zirkuliert ja vorteilhaft, wie erläutert, noch viele Stunden nach der Einnahme im Körper, so dass Sie dann das MMS einfach etwas früher oder später einnehmen können. Die Einnahme des DMSO durch Trinken wurde im entsprechenden Kapitel beschrieben. Ich selbst lasse zwischen beiden Einnahmen etwa 30 Minuten verstreichen.

Vor- und Nachteile CDL

Inzwischen sind auch die reinen ClO_2-Lösungen, die sogenannten CDL oder CDS (Chlordioxid-Lösung bzw. -Solution), für Endverbraucher zahlreich im Handel verfügbar. Vorteile: Keine Verunreinigungen, die sonst bei MMS über das Natriumchlorit in die Lösung kommen und pH-Wert Neutralität sowie direkte Anwendbarkeit ohne zusätzliche Aktivierung. Dadurch ist CDL besser verträglich und sicher in der Anwendung auch für sensible Bereiche wie offene Wunden, Zahnfleisch oder Ohren. Auf Insektenstichen beispielsweise kann es sogar direkt pur angewendet werden. Durch den milden Geschmack sind Dosiserhöhungen auch bei empfindlichen Menschen oft wieder möglich.

Nachteil ist die geringere Haltbarkeit gegenüber dem herkömmlichen zweikomponenten MMS in getrennten Flaschen. Einmal geöffnete CDL-Fläschchen müssen so rasch wie möglich wieder verschlossen und immer dunkel und gekühlt gelagert werden, um den Wirkstoffverlust möglichst gering zu halten. Bei verschiedenen Anbietern konnten schon in den gelieferten Flaschen unterschiedliche Chlordioxid-Gehalte beobachtet werden. Solche Unterschiede sollten vermieden werden.

Seit August 2012 gibt es CDL in 100 ml Violettglasflaschen, die mit Hilfe der Photometrie inzwischen auch nach längerer Lagerung einen verlässlichen ClO_2-Gehalt unter Beweis gestellt hat.

Soweit zu erfahren war, handelt es sich um eine patentrechtlich geschützte Variante, die eine Stabilisierung mit Hilfe der Wassereigenschaften bietet – was auch immer das heißen mag. Für viele Patienten werden solche Lösungen vermutlich die Zukunft sein, weil sie sofort ohne Aktivierung einsetzbar sind und der Geschmack vergleichsweise neutral ist. Damit rückt dieser Wirkstoff einen großen Schritt in Richtung anwenderfreundliches Fertigarzneimittel.

CDL selbst machen

Für mich selbst und für andere Therapeuten, die meine Workshops besucht haben, ist aber eine „handmade CDS" die beste Möglichkeit, eine absolut reine und hochdosierte MMS/CDL (Infusions-)Lösung herzustellen. Für Eigenanwendungen gehe ich inzwischen ausschließlich so vor: Man benötigt dafür einen simplen „ClO_2-Generator", mit dem der gasförmige Reinstoff in Trinkwasser oder, mit Hilfe eines Sterilfilters, in die gewünschte isotonische Infusionslösung geblubbert werden kann.

Gerade die auf diese Weise frisch erzeugten Infusionen sind ein therapeutischer Segen, weil Sie damit äußerst verträglich, pH-neutral und hochwirksam behandeln können. Selbst meine eigentlich gesunden HeilpraktikerschülerInnen melden sich stets freiwillig für die Demonstration dieser Vorgehensweise, weil man sich hinterher richtig gut fühlt …

Völlig im Gegensatz zu Jim Humbles Meinung, mit MMS-Infusionen vorsichtig umzugehen, weil er wiederholt vermeintliche Herxheimer-Reaktionen beobachtet habe, gab es bei mir und befreundeten Therapeuten/Selbstanwendern keine einzige dieser Erscheinungen. Und das, obwohl wir Einzelinfusionen oft mit dem vollständig entstehenden Chlordioxid aus bis zu 10 Tropfen (!) MMS-Stammlösung anreichern. Kürzlich habe ich zusammen mit einer Kollegin auf diese Art eine 84-jährige Patientin mit chronisch-bakteriellen Infektionen behandelt – die Dame fühlte sich anschließend wie neugeboren und fing an, uns mit Anekdoten zum Lachen zu bringen …

Fazit

Wenn man die MMS/CDL-Infusionen hochrein herstellt, sind sie auch hochverträglich. Deshalb gehe ich davon aus, dass die teilweise in der Literatur beschriebenen vorübergehenden Reaktionen, wie Schüttelfrost oder Fieber, auf Verunreinigungen (Pyrogene) zurückzuführen sind und somit keine „echten" Herxheimer-Reaktionen waren. Das heißt, man sollte diese Therapieform ausschließlich dann anwenden, wenn man auch über das notwendige biochemische und labortechnische Rüstzeug verfügt, welches jedoch ganz einfach erworben werden kann. Ist diese Voraussetzung erfüllt, möchte ich die CDL-Infusionen schon alleine für mich selbst nicht mehr missen, weil man unter ihrer Anwendung, selbst mit sehr hohen Dosierungen, keine Magen-Darm-Störungen erleidet, wie das bei den Trinklösungen sehr häufig der Fall ist. Diese Methode funktioniert mit einfachsten Mitteln, wird in den Workshops gezeigt und ist auch auf YouTube unter dem Stichwort „CDL CDS Dr. Fischer" zu finden.

Dosierung CDL Wie ist nun das Dosierungsverhältnis bzw. die Wirkpotenz zwischen den neuen CDL's und dem klassischen MMS anzunehmen? CDL enthält nach Hersteller-Angaben maximal 0,3% ClO_2 – das sind also 3 g in einem Liter Wasser (Gehaltsunsicherheiten bestehen wie gesagt in vielen Fällen).

In einem Milliliter einer solchen Lösung wären somit 3 mg Chlordioxid gelöst. Ein Standard-Tropfenvolumen von 0,05 ml angenommen, könnte man pro Tropfen der CDL also maximal 0,15 mg ClO_2 erwarten.

Eine Standard-MMS-Lösung (22,4% $NaClO_2$) liefert theoretisch nach stöchiometrischen Berechnungen pro Tropfen maximal ca. 6,5 mg ClO_2, wenn man die chemische Gleichung für die Bildung des ClO_2 zugrunde legt und einen optimalen Reaktionsverlauf annimmt. Das wäre etwa das 40-Fache. Das heißt, wenn die Gehaltsangabe der 0,3%igen CDL verlässlich wäre und die klassische MMS-Lösung vollständig zu ClO_2 reagiert, müssten wir sie so dosieren, dass jeweils 2 ml CDL (das wären 40 Tropfen) einen Tropfen MMS ersetzen?!

Soweit die Theorie … Aus verschiedenen photometrischen Labormessungen wissen wir jedoch, dass die Aktivierungsreaktion der wässrigen Natriumchlorit-Standardlösung (MMS), so wie wir sie normalerweise im offenen Glas mit einer Säure durchführen, ziemlich suboptimal verläuft, was den resultierenden Gehalt an ClO_2 angeht.

Was heißt das? Also: Wir sind es gewohnt eine gewünschte Anzahl von Tropfen der üblichen 22,4%igen Natriumchloritlösung in ein Glas zu geben und diese mit der „passenden" Tropfenzahl eines geeigneten Aktivators zu versetzen. Dabei handelt es sich um Säure, die den pH-Wert der MMS-Tropfen von stark alkalisch nach sauer verschiebt. Unterhalb eines pH-Wertes von 7 setzt dann die chemische Bildungsreaktion des eigentlichen Wirkstoffes Chlordioxid ein. Dieses ist bei Raumtemperatur gasförmig und beginnt sofort in die Luft zu entweichen. Wir sehen das an den entstehenden Gasbläschen im Tropfengemisch, wenn wir genau hinschauen. Dann füllen wir das Glas mit Wasser. Dadurch wird die Lösung stark verdünnt, und die Aktivierungsreaktion, die ja nach den abgewarteten Sekunden noch nicht vollständig beendet ist, verlangsamt sich deutlich. Gleichzeitig wird das schon entstandene und noch im Tropfengemisch gelöste ClO_2 im zusätzlichen Wasser „gebunden". Die Löslichkeit für Chlordioxid in Wasser beträgt 20 Volumenteile pro 1 Volumenteil Wasser bei 4 °C. Das wären also 20 ml gasförmiges ClO_2 (ca. 50 mg) in 1 ml Wasser. Bei Raumtemperatur ist diese Löslichkeit entsprechend schlechter. Jedenfalls zeigt diese trinkfertige MMS-Lösung dann einen mehr oder weniger gelb-grünen Farbton, weil das ClO_2 diese Farbe „mitbringt". Die beiden Stammlösungen (Natriumchlorit und Aktivator) sind nahezu farblos. Farbige Lösungen können auf ihre Lichtabsorption hin untersucht werden, wenn man die Wellenlänge kennt, die von der Substanz „geschluckt“ wird, das sogenannte Absorptionsmaximum. Es liegt für ClO_2 bei einer Lichtwellenlänge von 360 nm (Nanometer), also im ultravioletten Spektralbereich. Misst man mit einem Photometer die Abschwächung dieser eingestrahlten Wellenlänge hinter dem Glasgefäß (Küvette), das die Lösung enthält, so kann auf die Konzentration des absorbierenden Stoffes im Wasser geschlossen werden.

Dabei zeigt sich zum Beispiel, dass 6 Tropfen MMS, die mit gleicher Tropfenanzahl 50%iger Weinsäure versetzt wurden und nach 30 Sekunden mit 250 ml Wasser aufgefüllt werden, einen ClO_2Gehalt dieser Trinklösung von 4,8 mg ergeben (Messwert: 19 mg ClO_2 pro Liter). Das ist sehr viel weniger als die theoretisch zu erwartenden 6,5 mg ClO_2 pro Tropfen MMS-Standardlösung! Wie kann man sich das erklären? Nun, zum einen wurde schon erwähnt, dass ein Teil des entstehenden ClO_2 in die Luft entweicht, bevor wir mit Wasser auffüllen. Deshalb riechen wir es dann ja im Raum. Zweitens ist die Reaktion von Natriumchlorit zu Chlordioxid im Moment des Auffüllens mit Wasser nicht vollständig. Die Trinklösungen unterliegen also einer gewissen „Nachreifung“. Da es gleichzeitig aber zum weiteren Entweichen aus dem Wasser sowie zum Zerfall unter Lichteinfluss kommt, lässt sich mit dem Photometer keine nennenswerte Konzentrationsteigerung mehr feststellen. Wir befinden uns also in einem gewissen Dilemma, da eine längere Aktivierungszeit zu noch mehr Gasverlust führen würde.

Im „MMS-Handbuch“ von Frau Dr. Oswald sind verschiedene Herstellungsvarianten aufgeführt, die diese Schwierigkeiten umgehen sollen, wie zum Beispiel die GeFeu-Methode.

Es kommt noch hinzu, dass chemische Reaktionen „im Reagenzglas“, auch unter optimalen Bedingungen, praktisch nie mit 100% Ausbeute ablaufen. Theoretisch ergeben nach der Reaktionsgleichung 5 Teile Natriumchlorit 4 Teile Chlordioxid. Wie uns die photometrischen Messungen zeigen, ist dies mit der Tropfenmischmethode nicht annähernd zu erreichen. Im Vergleich zu einer definierten, voreingestellten Wirkstofflösung, bei der wir uns auf den Prozent-Gehalt verlassen können (z.B. 3%ige H_2O_2-Lösung), gibt es beim Ansetzen der normalen MMS-Lösung also verschiedene „Verluste“ und beeinflussende Faktoren.

Weiterhin haben die photometrischen Messungen gezeigt, dass die Zugabe von 6 Tropfen der stabilisierten CDL (als $< 0{,}3\%$ deklariert) zu 250 ml Wasser einen Gehalt von 5,7 mg ClO_2 pro Liter ergeben. Im Vergleich mit dem oben angegebenen Messwert von 19 mg/l für 6 Tropfen klassisch aktiviertes MMS ergibt sich also ein Faktor von 3,3.

Fazit

Im Vergleich zwischen einer maximal 0,3%igen CDL und der klassischen MMS-Lösung ergäbe sich für die Dosierung ein Verhältnis von ca. 3,5 zu 1:

3 bis 4 Tropfen CDL = 1 Tropfen MMS

Entsprechende praktische Erfahrungen von meinen Patienten und anderen Therapeuten dazu sind noch uneinheitlich. Oft höre ich jedoch, dass die CDL „gefühlsmäßig" weniger wirksam wäre. Das liegt dann vermutlich an einer falschen bzw. zu geringen Dosierung oder zu geringem Gehalt, denn die oben beschriebene „handmade CDL" hat in der praktischen Anwendung längst überdeutlich bewiesen, dass sie ein hochpotentes Therapeutikum ist.

Die photometrischen Messungen an verschiedenen, bisher käuflichen CDLen haben gezeigt, dass die deklarierten ca. 0,3% ClO_2 nicht immer enthalten sind. Es ist zu hoffen, dass sich die Hersteller dieser Lösungen einheitliche Qualitätskriterien aneignen. Die schöne Neuerung der Chlordioxid-Fertiglösungen und die Erfolge mit Ihrer Anwendung, sollten nicht darunter leiden, dass „Dilettanten" versuchen mit ungenügend konzentrierter Ware auf den (Umsatz-)Zug aufzuspringen. Sie als Anwender wollen ja ein verlässliches Mittel beziehen. Diesen Umstand können Sie selbst umgehen, indem Sie sich, wie erläutert, mit verlässlichen Materialien vertraut machen.

Für die Kombination von **DMSO und MMS 2**, also einer verdünnten wässrigen Calciumhypochlorit-Lösung ($Ca(ClO)_2$), in der die sogenannte hypochlorige Säure als wirksame Verbindung entsteht, liegen bisher in der Literatur keine einheitlichen Zubereitungsanleitungen vor. Es werden jedoch ständig von Anwendern dementsprechende Erfahrungen und Rezepte in Internet-Foren zur Verfügung gestellt. Auch hierbei sollten Sie mit etwas Übung und Selbstbeobachtung Ihren eigenverantwortlichen Weg finden können.

Hypochloritlösungen wurden und werden in der Medizin gerne zur Wunddesinfektion eingesetzt, weil sie effektiv oxidativ wirken. Auch ist eine Spülung des eröffneten Zahns mit diesem Mittel im Rahmen von Wurzelbehandlungen ein gängiges Verfahren. Hierbei werden allerdings relativ hochkonzentrierte Lösungen von ca. 5% eingesetzt. Für den Gebrauch von Hypochlorit, im Rahmen der hier behandelten therapeutischen Anwendungen, sind wesentlich geringere Konzentrationen zu verwenden. Nach den Vorschlägen von Jim Humble werden für die MMS 2-Anwendung Kapseln mit 400 Milligramm Calciumhypochlorit (ca. 70%ige Qualität) befüllt. Die Einnahme einer solchen Kapsel wird zusammen mit drei Gläsern Wasser empfohlen! Das sind je nach Glasgröße 0,6 bis 0,9 Liter. Selbst wenn wir nur von einem halben Liter Wasser ausgehen, würde sich mit einer Kapsel von 400 mg eine geringe Konzentration von 0,08% ergeben. Für äußerliche Anwendungen findet man Konzentrations-Empfehlungen von höchstens 0,5% für Wundspülungen und bis zu 0,005% für therapeutische Bäder bei atopischem Ekzem (Neurodermitis).

Wir können uns aufgrund der weitreichenden Erfahrungen mit MMS/CDL einer sinnvollen Konzentration für eine Calciumhypochloritlösung auch in folgender Weise rechnerisch nähern:

Dosierung MMS 2

Eine MMS-Lösung ist von Jim Humble als 28%iges Gemisch aus ca. 80%igem Natriumchlorit und Wasser definiert worden. Dementsprechend enthalten 100 Milliliter einer solchen Lösung 22,4 Gramm reines $NaClO_2$. Nehmen wir einmal an, es soll eine Dosierung von 5 Tropfen MMS 1 imitiert werden. 5 Tropfen entsprechen allgemein einem Viertel Milliliter (50 µl pro Tropfen). Wenn 100 ml der Standardlösung 22,4 Gramm Natriumchlorit enthalten, dann sind in 0,25 ml also 0,056 Gramm = 56 Milligramm. Da wir es beim Calciumhypochlorit mit einer völlig anderen chemischen Verbindung zu tun haben, die ein von Natriumchlorit verschiedenes Molekulargewicht aufweist, muss dies in der Rechnung jetzt noch berücksichtigt werden. Das Molekulargewicht von $NaClO_2$ beträgt M = 90,4 Gramm pro Mol, das von $Ca(ClO)_2$ ist M = 143 g/mol. Wenn Sie einen einfachen Dreisatz bemühen, ergibt sich, dass 56 Milligramm MMS 1 äquivalent zu 88,6 mg MMS 2 sind. Dies betrifft wiederum die Reinsubstanz. Da es im Handel gängigerweise ca. 70%iges Calciumhypochlorit gibt (der Rest ist hauptsächlich Calciumhydroxid), müssen wir diese Menge noch durch 0,7 teilen und erhalten dann 126,6 Milligramm. Das wäre also eine Stoffmenge MMS 2, von der wir eine ähnliche oxidative Wirkung erwarten können wie von 5 Tropfen MMS 1-Lösung. Diese Überlegung ist stark vereinfacht, weil Calciumhypochlorit ja entsprechend seiner chemischen Formel in wässriger Lösung zwei Hypochlorsäure-Teilchen erzeugt:

$$Ca(ClO)_2 + 2\,H_2O \rightarrow 2\,HOCl + 2\,OH^- + Ca^{2+}$$

Diese sind wiederum höchstens annähernd mit einem ClO_2-Teilchen zu vergleichen, das seinerseits zwei Sauerstoffatome übertragen kann bzw. insgesamt 5 Elektronen. Trotzdem sind die rechnerisch erhaltenen ca. 125 mg für Calciumhypochlorit ein brauchbarer Richtwert. Da dieser Rechnung ursprünglich 5 Tropfen MMS zugrunde gelegt wurden, lässt sich somit abschätzen, dass 25 mg MMS 2 Pulver etwa einem Tropfen MMS entsprechen, was die oxidative Wirksamkeit angeht. Dementsprechend hat Dr. Oswald in ihrem Buch eine Anfangsdosis von 50 mg MMS 2 Pulver vorgeschlagen, wenn es darum geht, erste Verträglichkeitsversuche in Eigenverantwortung durchzuführen. In der gedanklichen Übertragung wäre das so, als wenn Sie eine Ersteinnahme von MMS mit 2 Tropfen beginnen.

DMSO und MMS 2

Eine Kombination aus DMSO und verdünnten HOCl-Lösungen hat sich als vorteilhaft erwiesen, weil in reinen Hypochloritlösungen, wie oben erwähnt, auch elementares Chlor in Spuren auftreten kann. Dieses ist bezüglich seiner Toxizität bedenklich, das wissen Sie aus den Berichten zur Kritik an öffentlichen Schwimmbädern (die nur in „reichen“ Ländern mit Chlordioxid, also MMS/CDL, und nicht mit Chlor desinfiziert werden, wozu sich Deutschland anhand dieser Definition offensichtlich nicht zählen darf …). Kommt DMSO dazu, wird jedoch eventuell in minimalen Konzentrationen vorhandenes Chlor „maskiert“, indem es zu Chlorid-Ionen reduziert wird. In diesem Fall verbessert also das DMSO nicht nur die Gewebegängigkeit des gelösten Hypochlorits, sondern sorgt auch noch für eine zusätzliche Unbedenklichkeit der Lösung im Sinne der äußerlichen und innerlichen Anwendung. Allerdings vermag hypochlorige Säure HOCl im niedrigen pH-Bereich auch in verdünnten Lösungen das DMSO zu oxidieren. Das direkte Zusammenmischen von DMSO und verdünnten Calciumchlorit-Lösungen ist also nur sinnvoll, wenn der pH-Wert dabei nicht zu weit unter 7 abfällt, bzw. wenn die Lösung stark verdünnt ist. Nur dann wird keine Reaktion zwischen DMSO und HOCl beobachtet.

Einnahmemodus

Für die Kombination von größeren Mengen DMSO und MMS 2 zur innerlichen Anwendung sollten Sie also eher die zeitversetzte Einnahme praktizieren, wie sie im vorigen Abschnitt für MMS und DMSO beschrieben wurde. Das heißt, Sie nehmen, nach den Vorschlägen von Jim Humble, zuerst die gewünschte Menge an Calciumhypochlorit-Kapseln ein – zusammen mit sehr viel Wasser! Zwei Gläser vorher und ein Glas hinterher. Die MMS 2 Kapseln lassen sich leicht öffnen, so dass Sie z.B. nur ein Viertel der enthaltenen Calciumhypochlorit-Menge einnehmen können, indem Sie ¾ des Pulvers vorsichtig herausschütten und die Kapsel dann wieder verschließen. Achtung: Das Pulver ist in Reinform sehr aggressiv! Am besten lassen Sie es dabei direkt in eine größere Menge Wasser rieseln, damit Sie diese verdünnte Lösung entsorgen können, ohne sich mit dem Pulver die Haut zu verätzen. Das DMSO können Sie dann nachher wie gewohnt einnehmen, also zum Beispiel 3,5 ml in 300 ml Getränk gelöst.

Umgekehrt geht es genauso. Also zuerst das verdünnte DMSO einnehmen und danach die MMS 2 Kapsel mit viel Wasser. Insgesamt mag Ihnen das vielleicht als sehr große Flüssigkeitsmenge vorkommen. Immerhin addieren sich die 4 Gläser auf bis zu 1,2 Liter. Dieses große Volumen lässt sich etwas reduzieren, indem Sie beispielsweise das DMSO in das erste Glas Wasser rühren, das Sie vor der MMS 2 Kapsel trinken oder damit nachspülen. Dies würde ebenfalls zur „Maskierung" eventueller Chlor-Spuren beitragen, wie es oben beschrieben wurde. Außerdem gibt es ja noch die Möglichkeit, DMSO parallel als Infusionslösung zu verabreichen, wenn Ihnen die „Trinkerei" zu viel wird. Der erhoffte Vorteil einer parallelen Verabreichung von DMSO und HOCl lässt sich logisch ableiten. DMSO soll dafür sorgen, dass die hypochlorige Säure schneller und tiefer ins Gewebe vordringt und damit den Abwehrvorgängen zur Verfügung steht.

Für äußerliche Anwendungen von stärker konzentrierten wässrigen Hypochlorit-Lösungen (MMS 2 in Wasser z.B. 0,5% bis 1%) zusammen mit DMSO gilt die gleiche Reihenfolge wie im Falle des Auftragens von DMSO und MMS/CDL. Dafür wird die oxidative Lösung (hier Calciumhypochlorit in Wasser) zuerst aufgebracht und danach die DMSO-Lösung. Denn wenn ein konzentriertes Gemisch aus oxidativ wirkender hypochloriger Säure (HOCl) und DMSO zu lange steht, so haben wir gelernt, wird das DMSO von HOCl zu MSM oxidiert. Dadurch wird das Hypochlorit aufgezehrt, bevor es zur Anwendung kommt. Das sollten Sie vermeiden, denn Sie wollen ja die volle Wirksamkeit, beispielsweise für eine Wundbehandlung, erreichen.

2.5.1.2 DMSO und Wasserstoffperoxid

Auch beim Wasserstoffperoxid (H_2O_2 oder auch „Superoxid") handelt es sich um einen oxidativ wirkenden Stoff. Es wurde und wird vielfach für technische (Bleichmittel) und medizinische (Desinfektion) Zwecke eingesetzt. Auch die Verwendung als Blondierungsmittel beim Friseur oder zum Aufhellen der Zähne ist Ihnen vermutlich geläufig. Bis in die 1980er-Jahre war es z.B. als 1,5%ige Lösung ein gängiges Mittel in vielen Hausapotheken und in ärztlichen Praxen für die Wunddesinfektion. Wunddesinfektion? Nun, das heißt doch, dass damit anscheinend ebenfalls sehr effektiv Mikroorganismen, Parasiten u. a. eliminiert werden!

Wasserstoffperoxid hatte ein ähnliches Schicksal wie die anderen schon besprochenen Wirkstoffe. Obwohl es vor vielen Jahren schon sehr erfolgreich therapeutisch eingesetzt wurde, hat sich die pharmazeutische Lobby davon abgewandt, weil es wirtschaftlich uninteressant ist. Klinische Forschungsarbeiten bleiben deshalb aus. Es sind jedoch jede Menge erstaunliche Wirkungen und Anwendungsbeschreibungen dokumentiert, die von ganzheitlich arbeitenden Ärzten und anderen Therapeuten beigesteuert werden.[56,57] Wenn es um eine therapeutische Anwendung von wässrigen H_2O_2-Lösungen geht, so hat dieses Mittel gegenüber MMS und MMS 2 folgende Besonderheiten zu bieten. Zum einen ist es geruchlich und geschmacklich (je nach Konzentration) neutral. Zum anderen lässt sich nach der innerlichen Anwendung zeitversetzt auch eine Erhöhung der Blut- bzw. Gewebe-Sauerstoffkonzentration feststellen. Wir werden auf diesen Effekt noch zurückkommen, der dadurch entsteht, dass unser Körper reichlich mit Enzymen ausgestattet ist, die H_2O_2 schnell in Sauerstoff und Wasser umwandeln können.

Besonderheiten des Superoxids

Erinnern Sie sich daran, dass Wasserstoffperoxid von unseren eigenen Abwehrzellen produziert wird und der Organismus über effektive Mechanismen zur Regulation solcher Oxidationsmittel verfügen muss. Jedenfalls führt dies zu zwei parallel ablaufenden biochemischen Zerfallsreaktionen von Wasserstoffperoxid. Im einen Fall (I.) führt sie zur oxidativ wirkenden Sauerstoffatom-Entstehung, die beispielsweise Mikroorganismen den Garaus macht. Im anderen Fall (II.) bildet sich unter dem Einfluss der spezifischen Enzyme der „normale“, molekulare Sauerstoff, der zu einer verbesserten Gewebeversorgung beiträgt. In beiden Fällen entsteht als „Nebenprodukt“ ausschließlich Wasser (H_2O).

$$\text{I.} \quad H_2O_2 \rightarrow [O] + H_2O$$
$$\text{II.} \quad 2\,H_2O_2 \rightarrow O_2 + 2\,H_2O$$

Wie Tabelle 2 der Normalpotenziale gezeigt hat, ist die Oxidationskraft des H_2O_2 größer als die von MMS/CDL oder MMS 2. Wasserstoffperoxid benötigt, wie CDL, keine Aktivierung durch Säurezugabe (niedrigen pH-Wert), um reaktiv zu werden. Deshalb spricht nichts dagegen, eine Anwendungslösung mit diesem Superoxid auf pH 7 oder knapp darüber einzustellen, so dass man sich im Bereich des normalen Blut-pH-Wertes befindet. Dann sinkt das Oxidationspotenzial des H_2O_2 auf 1,4 V ab, es wird also „milder“ und die Trinklösung gleichzeitig verträglicher. Ganz allgemein lassen sich pH-Werte von wässrigen Lösungen beispielsweise durch Zugabe geringer Mengen Natron (Natriumhydrogencarbonat) anheben, also „basischer machen“.

Wasserstoffperoxid kann man in der Apotheke als definiert verdünnte Lösung, zum Beispiel 3%ig, erhalten. Bei Laborlieferanten oder in Aquaristik-Geschäften gibt es stabilisierte Konzentrate mit einem Gehalt von 30 bis 35% H_2O_2 in 1 Liter-Flaschen, die man sich entsprechend selbst verdünnen und für äußerliche Anwendungen einsetzen kann. Wenn Sie beispielsweise von einer 30%igen Lösung mit einer Pipette oder einer Injektionsspritze 1 ml entnehmen und mit Wasser auf 10 ml auffüllen, erhalten Sie die 3%ige Wasserstoffperoxid-Lösung. Von einer 35%igen Ausgangslösung nehmen Sie 8,6 ml und verdünnen diese mit Wasser auf 100 ml, um ebenfalls eine 3%ige Lösung zu erhalten.

Vorsicht

Das konzentrierte 30 oder 35%ige Wasserstoffperoxid wirkt stark ätzend! Es darf nicht auf die Haut oder in die Augen kommen und nicht verschluckt werden! Tragen Sie beim Umfüllen und der sonstigen Handhabung immer Schutzkleidung. Diese besteht aus geeigneten Handschuhen, Laborkittel und **Schutzbrille**! Flaschen müssen immer vorschriftsmäßig beschriftet sein. Es darf nicht in die Hände von Kindern gelangen. Beachten Sie alle Hinweise des zugehörigen Sicherheitsdatenblattes. Insbesondere muss ein Kontakt mit Metallen vermieden werden.

Auch beim Wasserstoffperoxid ist auf die Qualität zu achten und möglichst immer die Pharmaqualität mit der Abkürzung Ph. Eur. zu kaufen. In minderwertigeren Reinheitsstufen sind teilweise bedenkliche Stabilisatoren enthalten. Zum Verdünnen verwenden Sie je nach Anwendungszweck gereinigtes Wasser in der erforderlichen Qualität. Gut geeignet ist auch sterile isotonische Kochsalzlösung.

Dosierung von H_2O_2

Welche Dosierung ist nun im Falle von H_2O_2 sinnvoll? Wenn wir uns wieder am Oxidationsvermögen von MMS orientieren und die dort gegebenen Anwendungsempfehlungen zugrunde legen, so ist zu berücksichtigen, dass Wasserstoffperoxid ein viel geringeres Molekulargewicht besitzt als Chlordioxid (67,5 g/mol), nämlich nur 34 Gramm pro Mol. „Über den Daumen" gerechnet bedeutet dies, dass wir beim Wasserstoffperoxid nur die Hälfte der entsprechenden MMS-Menge einsetzen müssen. Wenn wir uns daran erinnern, dass 1 Tropfen MMS (= 0,05 ml) nach photometrischen Messungen ca. 0,4 mg ClO_2 in der Trinklösung erzeugt, so entspricht das ca. 0,2 mg H_2O_2. Wird für die Anwendung eine 3%ige Lösung eingesetzt, so wären diese 0,2 mg H_2O_2 in 0,007 ml enthalten, also ca. ein Siebtel Tropfen. Rechnung:

$$\text{100 ml 3\%ige } H_2O_2\text{-Lösung} \mathrel{\hat{=}} \text{3000 Milligramm } H_2O_2$$
$$\text{x ml} \mathrel{\hat{=}} \text{0,2 Milligramm } H_2O_2$$
$$\rightarrow x = 0{,}007 \text{ ml}$$

Da der wirksame Bestandteil der aktivierten MMS-Lösung, nämlich Chlordioxid, insgesamt zwei Sauerstoffatome übertragen kann, H_2O_2 entsprechend seiner Zerfallsreaktion dagegen nur jeweils eines, muss dieses Ergebnis noch verdoppelt werden.

Theoretisch würde also ¼ Tropfen 3%ige H_2O_2-Lösung in etwa der oxidativen Wirkung von einem Tropfen MMS-Lösung entsprechen. Umgekehrt ausgedrückt entfaltet 1 Tropfen dieser Wasserstoffperoxid-Lösung eine ähnliche Oxidationswirkung wie 4 Tropfen MMS.

Mit dieser Information können Sie Wasserstoffperoxid genauso vielfältig anwenden, wie Sie es von einer MMS-Lösung gewohnt sind. Josef Pies beschreibt in seinem Buch[56] viele Rezepte und erstaunliche Anwendungsmöglichkeiten für medizinische Laien an Mensch, Tier und Pflanze. Unter vielen anderen ist auch die Rezeptur für ein Spray zur äußerlichen Anwendung mit H_2O_2 und DMSO aufgeführt, das zur verbesserten Aufnahme beiträgt. Wasserstoffperoxid-Therapien per Infusion, die dem Arzt oder Heilpraktiker vorbehalten sein sollten, wurden nach Pies schon bei vielen ernsthaften Erkrankungen erfolgreich durchgeführt. Dazu gehören Arthritis, Candidose, MS, Krampfadern, chronisches Müdigkeitssyndrom sowie Rheuma und Krebs.

Krebs „verstehen"

Letzteres soll uns hier im Zusammenhang mit der Kombination aus H_2O_2 und DMSO noch einmal besonders interessieren. Krebszellen zeichnen sich unter anderem durch zwei Besonderheiten gegenüber den gesunden oder „normalen" Körperzellen aus. Erstens stellen sie ihren Stoffwechsel hauptsächlich auf anaerobe, also „sauerstofflose"

Glucoseverwertung um. Sie betreiben also eine relativ uneffektive, verschwenderische Vergärung im Zellplasma und keine optimierte Oxidation innerhalb der Mitochondrien (sog. Warburg-Hypothese, nach Otto Warburg (1883–1970), Nobelpreis für Medizin/Physiologie 1931). Mitochondrien sind Zell-Bestandteile (Organellen), die auch als „Kraftwerke" bezeichnet werden, weil sie durch die sogenannte Zellatmung aus Glucose und Sauerstoff die Energiegewinnung betreiben und dabei „nur" Kohlendioxid entsteht. Zweitens führt die Stilllegung dieser Mitochondrien ihrerseits zum Verlust der Apoptose-Fähigkeit. Apoptose bezeichnet den sogenannten programmierten Zelltod. Normalerweise erkennt eine Zelle selbst, wenn etwas mit ihr nicht stimmt oder schief läuft, und leitet dann ihren eigenen Untergang ein. Zu den Botenstoffen, die dieses Ereignis herbeiführen, gehören aber auch die reaktiven Sauerstoffspezies (z. B. Peroxide). Durch diesen Mechanismus wird von Natur aus eine weitere Vermehrung entarteter Zellen unterbunden. Aus diesen Kenntnissen heraus vertreten viele Therapeuten die Meinung, dass Krebs letztendlich aufgrund von Sauerstoffmangel im Gewebe entsteht.

Anders herum betrachtet ist es so, dass Krebszellen anscheinend wenig „begeistert" davon sind, wenn sich in ihrer Umgebung oder in den Zellen selbst die Sauerstoffkonzentration erhöht. Genau dies aber kann mit der Verabreichung von H_2O_2 erreicht werden. Durch das Hinzufügen von DMSO wird das Wasserstoffperoxid sogar noch besser in die Zellen geschleppt.

Superoxid-Infusionen

Wenn wir mit diesen Gedanken noch einmal in die Forschungsarbeit von Finney blicken, die er mit seinen Mitarbeitern an der medizinischen Fakultät der Universität Dallas durchgeführt hat,[43] dann können wir die Zusammenhänge besser deuten. Die Wissenschaftler hatten die Herzmuskelleistung von Schweinen untersucht, die unter anderem mit einer Infusion aus 0,06% H_2O_2 und 10% DMSO in Elektrolytlösung behandelt wurden. Sie führten die positiven Ergebnisse darauf zurück, dass gerade diese Kombination von Wirkstoffen eine verbesserte Sauerstoffversorgung des (Muskel-)Gewebes herbeiführt, weil DMSO das H_2O_2 in den dicken Herzmuskel schleppt. Denn die Messergebnisse fielen wesentlich schlechter aus, wenn nur eine der beiden Substanzen, DMSO oder Wasserstoffperoxid, infundiert wurden.

Angenommen, es handelt sich um einen Liter Infusionslösung, so befinden sich nach diesem Rezept darin 0,6 Gramm H_2O_2 und 100 g DMSO! 0,6 Gramm Wasserstoffperoxid entsprechen in etwa 20 Milliliter von einer üblichen 3%igen Lösung (Dichte-Unterschiede vernachlässigt). Das sind 400 Tropfen! Die Schweine haben diese Infusionen zwar vertragen, dennoch bewegen sich solche Mengen weit über dem, was aus der Erfahrung mit Oxidationsmitteln beim Menschen abgeleitet werden kann. Nach Ed McCabe© verwendet man für die Behandlung von erwachsenen Patienten eine isotonische 500 ml Infusion mit maximal 5 ml 3%igem Wasserstoffperoxid. Diese Methode wirkt sich vor allem äußerst positiv auf die Haut im Sinne einer Verjüngung aus.

Da es sich beim Wasserstoffperoxid grundsätzlich um ein stärkeres Oxidationsmittel handelt, als es MMS ist, sollte nach dem Zusammenmischen mit DMSO der pH-Wert geprüft werden. Im sauren Bereich (pH-Wert < 7) ist H_2O_2 besser stabilisiert als im alkalischen. Korrekturen lassen sich zum Beispiel mit $NaHCO_3$ (Natriumbicarbonat, „Natron“) in Richtung pH-Wert > 7 oder mit Magnesiumchlorid ($MgCl_2$) in Richtung pH-Wert < 7 erreichen. Damit kann verhindert werden, dass die oxidative Kraft des H_2O_2 vorzeitig durch eine Reaktion mit DMSO verbraucht wird. Im Falle der Elektrolyt-Infusionen, die von Finney für die Zubereitung der H_2O_2 / DMSO-Mischungen eingesetzt wurden, wirken schon die verschiedenen enthaltenen Salze als pH-Puffer.

Für die Zubereitung von kombinierten DMSO-Wasserstoffperoxid-Infusionen sollten wieder die im Kapitel 2.4 „Anwendung per Injektionen“ gegebenen grundlegenden Vorschriften beachtet werden. Für die einzusetzenden Mengen gelten ebenfalls die für die Einzelstoffe vorgeschlagenen Angaben. Denken Sie vorher auch an die entsprechenden Verträglichkeits-Tests!

Infusionslösungen mit oxidativen Wirkstoffen und DMSO sollten erst kurz vor dem Gebrauch angesetzt und während der Anwendung mit einem Tuch o. ä. abgedunkelt werden. Um Venenreizungen zu vermeiden, wird die Tropfgeschwindigkeit entsprechend langsam eingestellt und der Patient ständig überwacht. Sie sehen also, dass diese Art von hochwirksamen Anwendungen erfahrenen Therapeuten (Ärzten und Heilpraktikern) überlassen bleiben sollte, die die gesetzliche Erlaubnis dafür besitzen. Für eine 500 ml Infusion mit isotonischer Kochsalzlösung kann man beispielsweise mit 0,1 Gramm DMSO pro Kilogramm Körpergewicht des Patienten und 10 Tropfen 3%iger Wasserstoffperoxidlösung beginnen. Diese Therapie wird maximal jeden zweiten Tag durchgeführt. Bei guter Verträglichkeit können dann die Wirkstoffmengen beispielsweise auf 0,2 g/kg Körpergewicht DMSO und 20 Tropfen H_2O_2 (1 ml) verdoppelt werden. Wichtig ist auf jeden Fall die Einhaltung der sterilen Kette und eine Filterung aller Wirkstofflösungen vor der Zugabe in die sterile Infusion.

Zusammengefasst kann auch im Falle der Kombination aus DMSO und Wasserstoffperoxid davon ausgegangen werden, dass beide Stoffe sich in ihrer therapeutischen Wirkung ergänzen. Während H_2O_2 vor allem Mikroorganismen bekämpft und die Sauerstoffversorgung des Gewebes erhöht, sorgt DMSO für seine bessere Verfügbarkeit und wirkt selbst durchblutungsfördernd, entzündungshemmend und als Radikalfänger. Somit lässt sich die Therapiewirkung praktisch aller Erkrankungen, die bisher mit den beiden Einzelwirkstoffen behandelt wurden, durch eine gleichzeitige Verabreichung verbessern.

2.5.2 DMSO und Procain

Procain ist ein sogenanntes Lokalanästhetikum. Es wurde um die vorletzte Jahrhundertwende von dem deutschen Chemiker Alfred Einhorn in München erstmals synthetisiert und ab 1905 von der Firma Höchst als Novocain® in den Handel gebracht. Zuvor wurde für örtliche Betäubungen Cocain eingesetzt, und Alfred Einhorn hatte sich in den Kopf gesetzt, eine Substanz zu finden, die im Vergleich dazu besser verträglich ist.

Entdeckung Völlig unabhängig von dieser Verwendung als Narkosemittel in der (Zahn-)Medizin, entdeckten die beiden Ärzte Ferdinand und Walter Huneke zufällig ab 1925 weitreichende therapeutische Eigenschaften dieses Stoffes. Sie entwickelten in der Folge die sogenannte Neuraltherapie und insbesondere die Störfeldtherapie, bei der Procain-Lösungen auf potenzielle Störfelder, wie Narben oder entzündliche Nasennebenhöhlen, angewendet werden. Durch die postulierte „Fernwirkung" ließen sich damit chronische Krankheiten, ausgelöst durch eben diese Störfelder im Körper, heilen. Die Geschichte der Brüder Huneke und die Entwicklung ihres therapeutischen Vorgehens ist ein spannendes Stück Medizingeschichte, das ich Ihnen zur Lektüre empfehle.

Wirkungen Procain als Wirkstoff und seine neuraltherapeutische Anwendung sind für eine Kombination mit DMSO hochinteressant. Wissenschaftliche Untersuchungen zeigten, dass Procain die Reizleitung von Nervenzellfortsätzen durch eine Blockierung von Ionenkanälen in den Zellmembranen unterbindet.[59] Weil zum Beispiel Schmerz-Signale mit Hilfe von schnellen Spannungsänderungen entlang der Nervenfasern „elektrisch" fortgeleitet werden, führt die Verhinderung der Ionen-Wanderung von Natrium-Ionen u.a. durch diese Kanäle zu einem reversiblen Funktionsausfall und damit zur „Betäubung" bzw. Schmerzlosigkeit des betroffenen Gewebes. Dadurch kann in gewissem Sinne ein Art „Reset" der Nervenfunktion herbeigeführt werden. Ein Effekt, den die Brüder Huneke unter anderem für die erstaunlichen sogenannten Sekunden-Phänome bei der erfolgreichen Neuraltherapie verantwortlich machten.

Neben der anästhetischen Wirkung zeigt Procain weitere, für diese Arzneimittelklasse typische Eigenschaften. Es wirkt spasmolytisch, das heißt, es löst Verkrampfungen der glatten Muskulatur, wie wir sie zum Beispiel in den Blutgefäßen, im Magen-Darm-Trakt oder in den Gallen- und Harnwegen finden. Es wirkt sympathikolytisch, wodurch es zur vorübergehenden Hemmung des sympathischen Anteils des unwillkürlichen Nervensystems kommt. Dadurch kann zum Beispiel die Durchblutung in den Armen oder Beinen gesteigert werden. Procain wirkt weiterhin antihistaminisch, das heißt, es hemmt allergische Reaktionen, und antiarrhythmisch, also Herzrhythmusstörungen ausgleichend.

Die herausragende Stellung des Procains gegenüber anderen Lokalanästhetika begründet sich aus weiteren biologisch bedeutsamen Wirkungen, die kein anderes Mittel in dieser Weise auf sich vereinigt. Dazu gehören vor allem die gefäßerweiternde Wirkung, die die Durchblutung auch in den feinen Kapillaren verbessert (= perfusionssteigernd) sowie die entzündungshemmenden, antioxidativen und Sauerstoff-sparenden Fähigkeiten.

Durch hemmenden Einfluss auf die sogenannte Mono-Amino-Oxidase (MAO), eine Enzymgruppe, die z. B. Serotonin oder Dopamin abbaut, kann Procain sogar modulierend auf den Neurotransmitterhaushalt wirken und damit beispielsweise psychogene Symptome aufheben.

Zusammenfassend lässt sich feststellen, dass Procain nicht nur für die oben beschriebene regulatorische Neuraltherapie, sondern auch für die systemische Behandlung von schweren chronischen Entzündungen und Schmerzsyndromen als äußerst nutzbringend gilt – inzwischen auch wieder unter ganzheitlich arbeitenden Schulmedizinern.

DMSO hebt Nachteil auf

Der einzig wichtige stoffliche Nachteil des Procains ist seine schlechte Verteilungsbereitschaft im Gewebe. Deshalb wurde es in der (Zahn-)Medizin weitgehend durch andere Mittel verdrängt. Bei dem Begriff Gewebeverteilung muss es aber bei Ihnen jetzt schon allmählich von alleine „klingeln", ohne dass ich erneut die wichtige Eigenschaft von DMSO als „Schlepper" für andere Arzneimittel in Erinnerung rufe. Denn wenn wir die pharmakologischen Leistungen von Procain schätzen, aber (nur) Schwierigkeiten damit haben, es im Gewebe zu verteilen, dann gibt es natürlich elegante Abhilfe durch das Zumischen von DMSO!

Procain braucht hohen pH-Wert

Ein weiterer zu beachtender Aspekt der pharmakologischen Eigenschaften von Procain ist die Tatsache, dass dieses Molekül selbst nur in ungeladener Form, als neutrales Teilchen, die Zellwände passieren kann, um dann „von innen" an den besagten Ionenkanälen seine Wirkung zu entfalten. Die Anwesenheit von Säuren, die in der Lage sind, Wasserstoffionen abzugeben, oder, allgemeiner ausgedrückt, ein niedriger pH-Wert führt aber zur Ankopplung eines Wasserstoffions an das Stickstoffatom (N) im Procain, welches dadurch selbst zum Ion, also einem geladenen Teilchen wird. Niedrige pH-Werte herrschen zum Beispiel in entzündlichem Gewebe! Gerade Entzündungen profitieren aber im Sinne der Neuraltherapie von der Behandlung mit Procain. Der sogenannte pK_a-Wert von Procain (= Säurekonstante) beträgt, je nach Temperatur und Elektrolytkonzentration, ca. 8 bis 9,60, so dass sogar bei einem neutralen pH-Wert von 7,0 schon 99% der Procain-Moleküle als geladenes Kation $ProcainH^+$ vorliegen.

Aus der mathematischen Beziehung für Säure-Basen-Reaktionsgleichgewichte ergibt sich, dass etwa 90% des freien, ungeladenen Procains verfügbar sind, wenn der pH-Wert um etwa 1 über dem pK_a-Wert liegt – also zwischen 9 und 10!

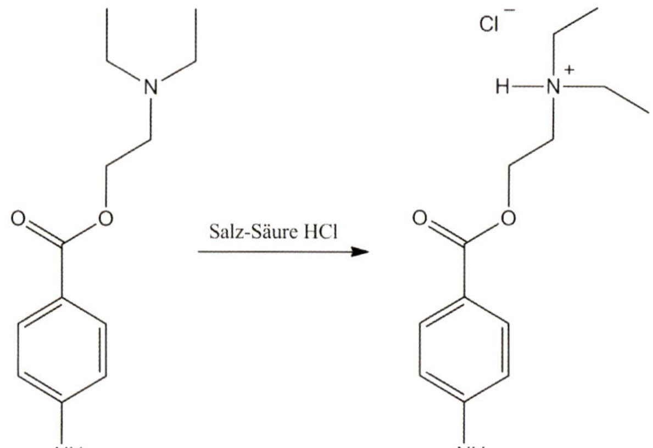

Abb. 35: Procain wird duch Säure (hier Salzsäure HCl) in ein geladenes Teilches (Kation) umgewandelt

Es ist sogar so, dass die hier gezeigte ionische Form des Procains, also das geladene Teilchen, das als Procain-Hydrochlorid bezeichnet wird, die übliche Handelsform der Wirkstofflösung ist. Die Ampullen enthalten zu diesem Zweck 10%ige Salzsäure, die den pH-Wert erniedrigt. Das Procain-Hydrochlorid müsste nach der Verabreichung in die zu behandelnde Körperregion erst durch einen entsprechend basischen pH-Wert > 8 wieder (teilweise) in die ungeladene Form überführt werden, damit die beschriebene Wirksamkeit innerhalb der Zellen optimal stattfinden kann.

Das heißt beispielsweise, dass die infiltrative Behandlung einer chronisch entzündeten Narbe mit Procain alleine eventuell sogar erfolglos bleibt, weil der Wirkstoff gar nicht in die betroffenen Nervenzellen einströmen kann. Wie kommen wir aus diesem Dilemma heraus? Erinnern wir uns an die Abbildung 8 in Kapitel 1. Gerade Kationen, also positiv geladene Teilchen, wie das hier gezeigte Procain-Kation, werden von DMSO gut durch biologische Membranen geschleust. Eine Kombination von Procain mit DMSO ist also äußerst sinnvoll, weil dieses, wie wir gelernt haben, selbst antientzündlich wirkt und außerdem eine molekulare „Hülle" um das Procain aufbauen kann. So kommt es mit Hilfe dieses „Transporters" praktisch unbehelligt in die Zellen. Eine andere Möglichkeit für die erfolgreiche Procain Anwendung, wie sie von alternativ orientierten Ärzten gerne praktiziert wird, ist das Mischen mit Natriumhydrogencarbonat (= Natron) in geeigneten Konzentrationen. Natron führt zu einer lokalen Alkalisierung des Gewebes, also einer pH-Wert-Anhebung, wodurch ebenfalls mehr ungeladene Procain-Moleküle die Zellmembranen durchwandern können. Dadurch erreicht man ebenfalls eine verbesserte/verlängerte Wirkung.[61]

Procain ist chemisch betrachtet ein Ester der Para-Aminobenzoesäure (PABA). Diese Verbindung ist biologisch von Bedeutung als Baustein bei der Folsäuresynthese in (Darm-)Bakterien. PABA wird auch als UV-Licht absorbierender Stoff Sonnenschutzmitteln zugemischt oder als Nahrungsergänzungsmittel („Vitamin B10") sehr erfolgreich eingesetzt. Ich erwähne das hier, weil oft gefragt wird, ob denn ein synthetisch hergestellter Wirkstoff, hier das Procain, aus dem Blickwinkel der alternativen Therapie unbedenklich sein könne. Im Falle des Procains ist es so, dass es nach der Verabreichung im Gewebe oder in der Blutbahn von einem Enzym (Pseudo-Cholinesterase) wieder zu PABA und Diethylaminoethanol (DEAE, wirkt ebenfalls gefäßerweiternd) abgebaut wird.

Dieses Enzym, über das der Mensch reichlich verfügt, wird normalerweise für die Umwandlung des Neurotransmitters (Botenstoff der Nervenzellen) Acetylcholin benötigt.

Trotzdem ist zu beachten, dass in seltenen Fällen allergische Reaktionen auf Procain beschrieben sind. Um jedes Restrisiko zu vermeiden, muss vor der Anwendung von Procain, genauso wie vor der Anwendung von DMSO, für jeden Betroffenen eine individuelle Verträglichkeitsprüfung durchgeführt werden. Dies kann beispielsweise durch das Setzen einer kleinen Quaddel am Unterarm mit der frei verkäuflichen 0,5 bis 2%igen Procain-Lösung gemacht werden. Normalerweise sollte sich diese innerhalb von etwa 20 Minuten wieder reizlos zurückbilden. Dieser Zeitraum kann aber individuell sehr unterschiedlich ausfallen.

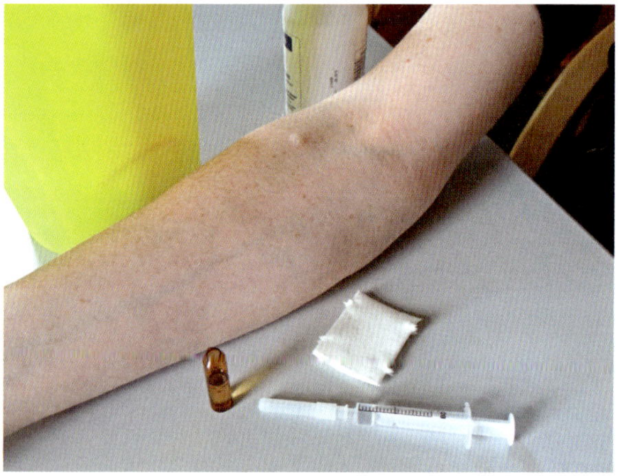

Abb. 36: Haut-Quaddel am Unterarm mit 1%igem Procain

In dem schon zitierten Artikel von Reuter und Oettmeier[61], sowie in anderen Publikationen wird erfreulicherweise darauf hingewiesen, dass die früher gerne verbreitete Meinung über die Gefahr allergischer Reaktionen durch Procain relativiert werden muss. Lange Zeit wurde angenommen, dass Paraverbindungen (wie hier PABA) allgemein solche Symptome auslösen würden. Procain wird dagegen heute als sehr sicheres Mittel geschätzt. Die Zahl der (neuraltherapeutischen) Anwendungen ist enorm hoch, mit steigender Tendenz.

Rezepturen

Haben Sie den Quaddel-Test erfolgreich bestanden, können Sie sich den Anwendungen von DMSO-Procain-Kombinationen zuwenden. Im einfachsten Fall werden dazu die 2 ml Lösung aus einer gängigen Procain-

Ampulle (0,5 bis 2%) mit der gleichen Menge DMSO gemischt. Sie erhalten dadurch eine 50%ige DMSO-Lösung mit 10 bis 40 mg Procainhydrochlorid darin. Ging das zu schnell? Also:

1 Ampulle 1%ige Procain-Lösung enthält 2 ml Wasser
→ 1% von 2000 mg = 20 mg Procain

2 ml wässrige Procain-Lsg. + 2 ml DMSO
→ 50%ige wässrige DMSO-Lsg.

Wenn Sie eine höhere Konzentration an DMSO wünschen, geben Sie zum Beispiel 3 ml davon zu den 2 ml wässrige Procain-Lösung. Sie erhalten dann eine 60%ige DMSO-Lösung usw.

Dieses Gemisch können Sie nun direkt als äußerliche Anwendung auf schmerzhafte Entzündungen, gereizte Narben, Myogelosen u.a. auftragen. DMSO entfaltet lokal seine eigenen hilfreichen Wirkungen und schleppt zusätzlich das Procain in tiefere Haut- und Gewebeschichten.

Wenn Sie dazu befugt sind, können Sie das hergestellte Gemisch, unter Beachtung der entsprechenden hygienischen Regeln (vgl. Kapitel 2.4), auch zur intra- und subkutanen oder intramuskulären Anwendung einsetzen. Praktischerweise ziehen Sie hierfür zuerst die 2 ml Procain-Lösung in eine 5 ml Spritze und füllen dann, nach Aufsetzen eines geeigneten sterilen Spritzenfilters, die gewünschte Menge DMSO (z. B. 1 ml) dazu.

Möchten Sie eine hochdosierte DMSO-Procain-Infusion anwenden, können Sie zunächst entsprechend den Ausführungen in Kapitel 2.4 vorgehen. Nachdem Sie unter Einhaltung der sterilen Kette das DMSO in die Infusionslösung gebracht haben, füllen Sie auch die benötigte Menge Procain-Lösung ein. Zusätzlich können Sie auch noch Natriumhydrogencarbonat-Lösung, also Basen-Salz, dazugeben. Diese sorgt, wie erläutert, für die Anhebung des pH-Wertes der Infusionslösung, wodurch auch im Gewebe günstige Bedingungen für die optimierte Wirkung des Procains geschaffen werden.

Ein Beispiel: Sie nehmen eine 500 ml Infusionsflasche mit isotonischer Kochsalzlösung und füllen diese nacheinander mit dem zuvor berechneten Volumen DMSO (0,1 bis 0,5 g/kg Körpergewicht), 0,1 bis 0,5 g Procain als 2%ige Lösung und 10 bis 120 ml der handelsüblichen 8,4%igen

$NaHCO_3$-Lösung auf. Wenn Sie also vorsichtig beginnen wollen und es sich um einen Patienten mit 70 kg Körpergewicht handelt, dann sieht die Rezeptur wie folgt aus:

500 ml isotonische NaCl-Lösung
7 ml DMSO (0,11 g/kg Körpergewicht)
5 ml 2%ige Procain-Lösung (= 100 mg Procain)
50 ml 8,4%ige $NaHCO_3$-Lösung

Anwendungsgebiete

Diese Infusionen werden beispielsweise als Serie innerhalb von ein bis zwei Wochen täglich angewendet. Typische Einsatzgebiete sind Optimierung von Heilungsverläufen nach Operationen (auch vorher angewendet), Schmerzsyndrome nach Wirbelsäulenoperationen, Neuralgien, Dystrophien (z. B. Morbus Sudeck), Rheuma, chronisch entzündliche Darm-Erkrankungen, Bauchspeicheldrüsenentzündungen, Entzugssyndrome, Durchblutungsstörungen, Schlaganfälle/Infarkte u.a.. Eine echte Bereicherung des therapeutischen Repertoires, die Sie für schwere Erkrankungen und Schmerzen berücksichtigen können. Dafür müssen Sie jedoch den sicheren Umgang mit diesen Mitteln einüben und studieren. Behandler und Patient agieren natürlich auch hierbei eigenverantwortlich. Wenn Sie sich also als Betroffener einer solchen Erkrankung möglicherweise von den hier vorgestellten Stoffkombinationen eine Linderung oder Heilung erwarten, dann achten Sie darauf, sich einen erfahrenen Therapeuten zu suchen. Zunächst können Sie versuchen, die Rezepturen und Anwendungen „für den Hausgebrauch" zu probieren, bei denen Sie nicht die Injektions-Nadel schwingen müssen. Dann haben Sie zumindest schon mal ein Gefühl dafür, ob und wie DMSO und Procain zusammen auf Sie wirken.

2.5.3 DMSO und Hämatoxylin

Bei Hämatoxylin handelt es sich um eine „... durch Extraktion aus Blauholz gewonnene farblose Substanz, die an der Luft (oder durch Oxidationsmittel) leicht zu Hämatein, einem roten Farbstoff, oxidiert wird."[62] Hämatoxylin- bzw. Hämatein-Lösungen werden seit über 150 Jahren in der Histologie benutzt, um mikroskopische Gewebeproben anzufärben. Auch medizinische Anwendungen, wie beispielsweise als Adstringens oder Entzündungshemmer, waren lange bekannt. Spezielle Titrationsmethoden für Pflanzeninhaltsstoffe sind ein weiteres Verwendungsbeispiel für Hämatoxylin.

Der Molekülstruktur nach enthält dieser natürliche Pflanzenfarbstoff fünf sogenannte Hydroxylgruppen (OH-). Diese sauerstoffhaltigen Strukturanteile machen eine Substanz allgemein gut wasserlöslich, wie zum Beispiel im Falle von Zuckermolekülen. Im Hämatoxylin-Teilchen gibt es aber ebenfalls sogenannte unpolare Strukturanteile, die die Löslichkeit herabsetzen. Wir kommen gleich auf diese Eigenschaften zurück.

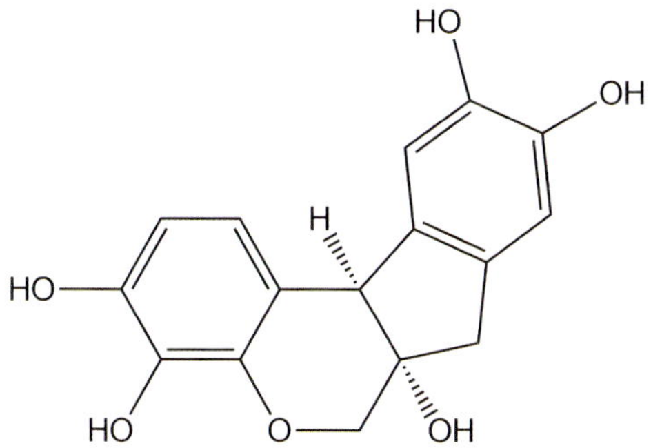

Abb. 37: Molekülbild des Pflanzenfarbstoffs Hämatoxylin

Anwendung bei Krebs

Die Besonderheit ist, dass sich dieser Farbstoff vornehmlich an saure Zellstrukturen anlagert und diese sozusagen markiert. Mit diesem im Labor gebräuchlichen Verfahren kann man auch „in vivo“ gehen, das heißt, eine Markierung saurer Gewebebestandteile direkt im Körper erreichen. Und zwar durch die Kombination mit DMSO. Dr. Walker nennt dieses Verfahren in seinem Buch[19] „The DMSO-Cancer Connection“, was sich mit „Die DMSO-Krebs Verbindung“ übersetzen lässt. Daraus können Sie schon ersehen, dass diese Mischung aus DMSO und Hämatoxylin gegen Krebserkrankungen eingesetzt werden kann. Dr. Walker bezieht sich dabei auf die Arbeiten von Dr. Eli Jordon Tucker aus den 1960er- und 1970er-Jahren, die bis heute vom „krebsmedizinischen Establishment“ ignoriert werden.[63]

Es wird der Fall eines damals 56-jährigen Exxon Oil Managers beschrieben, der im fortgeschrittenen Stadium an einem Dickdarmkarzinom erkrankt war. Die Diagnose wurde im April 1974 gestellt, nachdem dieser Patient Blutungen aus dem Darm bemerkt hatte. Er verweigerte die übliche Chemotherapie und wandte sich an Dr. Tucker, der ihn mit DMSO-Hämatoxylin-Infusionen behandelte. 18 Monate später war der

Gesundheitszustand des Mannes so gut, dass er als geheilt galt. Der allgemeine Tumormarker CEA war nicht mehr nachweisbar.

1978 interessierte sich die FDA für diese Art der Krebstherapie, nachdem Dr. Tucker viele solcher Fälle beschrieben hatte. Außer einer Aufforderung, noch mehr Forschungsergebnisse zu liefern, passierte aber gar nichts. Dr. Walker vermutet, dass die Sache wieder einmal aus politisch-wirtschaftlichen Gründen im Sand verlief.

Entdeckungsgeschichte

Es war eine Zufallsentdeckung, die Dr. Tucker zu der DMSO-Hämatoxylin-Mischung führte. Er war ein hochangesehener und vielfach ausgezeichneter Mediziner, der als führender Forscher die Methode der Übertragung von Knochengewebe voranbrachte. Für seine Experimente benutzte er Kälberknochen aus einem nahegelegenen Schlachthaus. Aus Neugierde begann er in den frühen 1960er-Jahren, auf der Suche nach „Krebs-Antikörpern“, an Blut von Rindern zu forschen, die offensichtlich vor der Schlachtung eine Krebserkrankung hatten. Die isolierten gamma-Globuline injizierte er dann krebsbefallenen Mäusen und Ratten. Um die Wirkungen im Tiergewebe mikroskopisch verfolgen zu können, war er längere Zeit auf der Suche nach einem idealen Farbstoff. Hämatoxylin zeigte das gewünschte Verhalten, tumoröse Zellen in einer typischen Farbe erscheinen zu lassen. Es besitzt jedoch eine sehr schlechte Löslichkeit, so dass Tucker schließlich auf das flüssige DMSO stieß. Darin ist Hämatoxylin hervorragend löslich, und außerdem verändert DMSO den Farbstoff nicht. Mit DMSO zusammen lässt sich Hämatoxylin direkt in die Tumorzellen schleusen, verteilt sich dort und heftet sich chemisch stabil an Zellstrukturen, die mehrfach geladen sind, wie zum Beispiel im Zellkern an die DNS. Aufgrund des niedrigen pH-Wertes in dieser Umgebung erscheinen diese Strukturen dann unter dem Mikroskop in violett-blau.

Behandlung eines Hundes

Erstaunlicherweise konnte Tucker in nachfolgenden Versuchen an gesunden Hunden feststellen, dass eine Mischung aus 25 g Hämatoxylin und 75 ml DMSO, als Infusion in Elektrolytlösung gegeben, ausgezeichnet vertragen wurde. Auch bei Ratten war das Gemisch wesentlich verträglicher als der Einzelstoff. Er begann daraufhin diese Infusions-Lösung an krebskranken Tieren auszuprobieren. Unter anderem behandelte er den Hund eines Freundes. Das Tier war an großzelligem, malignem Lymphom („Lymphdrüsenkrebs“) erkrankt und hatte multiple Tumoren im ganzen Körper. Die Schwellung im Hals hatte schon beinahe zum Ersticken geführt. Der Besitzer fragte Dr. Tucker, ob er etwas für den Hund tun könne oder ob er ihn töten solle. Nach zwei Wochen täglicher Infusion der DMSO-Hämatoxylin Mischung waren alle Tumoren verschwunden, und der Vierbeiner galt nach intensiver Untersuchung als geheilt! Nachdem er genesen war und sich prächtig erholt hatte, aß er aber unglücklicherweise ein großes Stück vergiftetes Fleisch und verstarb. So hatte Tucker die außerordentliche Gelegenheit, Gewebeproben mikroskopisch zu untersuchen. Er fand keine einzige erkennbare Tumorzelle, sondern nur die sogenannten Geisterzellen, Überbleibsel der abgestorbenen Krebszellen.

Viele weitere Experimente zeigten, dass nicht alle Arten von bösartigen Tumoren gleich gut auf diese Therapie ansprechen. Tucker führte seine Forschungsarbeiten jedoch systematisch und strukturiert fort, so dass er schließlich eine Standarddosierung für die Anwendung beim Menschen entwickelte und begann, krebskranke Patienten zu behandeln. Morton Walker veröffentlichte auf Seite 186 ff.[19] die Therapieprotokolle und -ergebnisse von insgesamt 37 Betroffenen aus den ersten Forschungsjahren. Die Behandlungserfolge waren damals stark abhängig von der Art der Krebserkrankungen. Die jeweilige Anwendungsmethode (Infusion, Trinklösung, Spray) richtet sich nach dem Ort der Tumorentstehung und anderen Faktoren.

Systematische Anwendung

Leider hat Dr. Tucker ab 1968 keine weiteren Ergebnisse seiner Behandlungen mehr veröffentlicht, weil er Konsequenzen auf seine berufliche Tätigkeit fürchtete. Dennoch schildert Walker weitere erfolgreiche Patientenfälle, die zeigen, dass insbesondere maligne Lymphome mit dieser Methode gute Heilungs-Chancen zeigen. Ebenso wurden erfolgreich Riesenzellen-Tumoren (Oberschenkelknochen), Haut-Melanome oder Cervix-Karzinome (Gebärmutterhalskrebs) behandelt. Dr. Tucker war sehr gekränkt darüber, dass viele Kollegen ihn kritisierten oder sogar bedrohten, und behandelte im weiteren Verlauf nur noch einzelne schwerkranke Menschen, die sich an ihn wandten. Er nahm von ihnen nur sehr wenig oder überhaupt kein Honorar und wollte mit seiner Anti-Krebs-Therapie keine weitere öffentliche Aufmerksamkeit mehr erregen. Alle verfügbaren Informationen verdanken wir heute Morton Walker, nachdem Eli Jordon Tucker kurz vor Veröffentlichung seines Buches verstorben ist.

Wirkmechanismus

Nun werden Sie sich sicherlich fragen, wie Hämatoxylin eigentlich wirkt. Warum führt die Verabreichung eines organisch-biologischen Farbstoffes zum Untergang von Krebszellen?

Walker[19] berichtet von den Forschungsarbeiten Rogers an der North

Texas State University. Dieser promovierte Wissenschaftler hatte unter der Anleitung von Dr. Scholes licht- und elektronenmikroskopische Untersuchungen an befallenem Gewebe von Lymphdrüsenkrebs-Mäusen durchgeführt. Nach der Verabreichung einer DMSO-Hämatoxylin-Mischung durch intraperitoneale Injektion (in die freie Bauchhöhle) konnten zwei wichtige Erkenntnisse gewonnen werden. Erstens war die Affinität des Hämatoxylins zum Tumorgewebe so ausgeprägt, dass es seinen Weg aus der Bauchhöhle zu den unter der Haut liegenden Krebszellen fand. Keine anderen, gesunden Organ- oder Gewebestrukturen waren markiert. Zweitens zeigten die elektronenmikroskopischen Aufnahmen der großzelligen Lymphome überraschenderweise, dass das zwischenzellige Plasma zerstört wurde. Diese extrazelluläre Matrix ist aber für die Versorgung und Wechselwirkung der (Krebs-)Zellen von entscheidender Wichtigkeit. Ein Verschwinden dieser ernährenden Einbettung führt zur Separation und zum Verhungern des bösartigen Gewebes. Weil die DMSO-Hämatoxylin-Mischung offensichtlich nur das Tumorgewebe in dieser Weise von der Versorgung abschneidet, bedeutet dies gleichzeitig das Überleben des Individuums.

Krebszellen aushungern

Aus den Arbeiten von Rogers kann gefolgert werden, dass die DMSO-Hämatoxylin-Mischung zu einer Oxidationsreaktion mit den anaerob arbeitenden, „sauren“ Tumorzellen führt, die die zwischenzellige Grundsubstanz inaktiviert und die Krebspartikel aushungert. Das DMSO nimmt bei diesen Vorgängen wieder die wichtige Vehikelfunktion ein, so dass das Hämatoxylin in das Gewebe transportiert werden kann.

Verkannte Genies

Tucker, der von vielen Berufskollegen als Ketzer und Quacksalber beleidigt wurde, avancierte für seine Patienten zum Helden. Morton Walker vergleicht dessen Mut, dem Zorn der anderen die Stirn zu bieten, mit den historischen Taten von Louis Pasteur oder Ignaz Semmelweis in der Mitte des 19. Jahrhunderts. Pasteur hatte zum Gespött vieler Zeitgenossen postuliert, dass Bakterien die Ursache schwerer Erkrankungen seien. Heute wissen wir längst, dass er absolut recht gehabt hat. Wir können uns kaum mehr vorstellen, dass die damalige Schulmedizin so dumm gewesen sein konnte, dies nicht zu verstehen.

Semmelweis hatte die hohe Sterblichkeit von jungen Müttern durch das Kindbettfieber drastisch reduziert, indem er den Geburtshelfern in seiner Klinik das Händewaschen vorschrieb (Geburtsstunde der Hygienevorschriften). Dazu heißt es in einem aktuellen Wikipedia-Beitrag:[64] „Zu seinen (Semmelweis’) Lebzeiten wurden seine Erkenntnisse nicht anerkannt und insbesondere von positivistisch eingestellten Kritikern und Kollegen als „spekulativer Unfug“ abgelehnt. Nur wenige Ärzte unterstützten ihn, da Hygiene als Zeitverschwendung und unvereinbar mit den damals geltenden Theorien über Krankheitsursachen angesehen wurde.“

Semmelweis-Reflex

Der Fall Semmelweis bekam dadurch nachfolgend eine so große Bedeutung in der Wissenschaftsgeschichte, dass nach ihm der sogenannte Semmelweis-Reflex benannt wurde. Damit werden die menschlichen Vorgänge beschrieben, die zur spontanen Verachtung von bahnbrechenden Neuerungen und ihrer Entdecker führen. Dazu heißt es in derselben Quelle: „Der „Semmelweis-Reflex“, demzufolge Innovationen in der Wissenschaft eher eine Bestrafung als eine entsprechende Honorierung zur Folge haben, weil etablierte Paradigmen und Verhaltensmuster entgegenstehen, wurde von Robert Anton Wilson geprägt und nach Semmelweis benannt.“

Lebensretter

Tucker konnte mit seiner DMSO-Hämatoxylin-Mischung unter anderem einem Dreijährigen das Leben retten, der unter einem stark metastasierenden Endotheliom litt. Es handelt sich dabei um Tumoren an der inneren Wand (Endothel) von Blut- und Lymphgefäßen. Die anderen Ärzte hatten dem Jungen daraufhin erbost die Behandlung wegen einer zusätzlichen Erkrankung verweigert. Tucker half dem Jungen kostenlos, und die anderen Patienten sammelten sogar Geld für das Medikament, das die Mutter selbst kaufen musste, nachdem sie in der Klinik abgewiesen worden war. In diesem Fall wurde die DMSO-Hämatoxylin-Lösung oral verabreicht. Der Junge bekam jeden Morgen vor dem Frühstück fünf Tropfen in gereinigtem Wasser.

DMSO und Hämatoxylin, als Kombinationswirkstoff verabreicht, scheint somit ein weiteres potentes Anti-Krebsmittel zu sein. Als alternative und kostengünstige Möglichkeit, ohne die bekannten Nebenwirkungen der schulmedizinischen Chemotherapeutika, verdient es deshalb Beachtung.

Rezeptur

Tucker machte folgende Vorschläge für die Dosierung und Verabreichung seines Gemisches:

Es werden 25 Gramm Hämatoxylin in 75 Milliliter DMSO gelöst. Das Gemisch wird solange gerührt, bis sich kein Feststoff mehr am Boden absetzt. Danach ist diese Stammlösung direkt gebrauchsfertig.

Hämatoxylin wird als Zell-Färbemittel in der Mikroskopie eingesetzt und ist somit im Laborfachhandel oder über Lieferanten für Hobbymikroskopie erhältlich. Man muss jedoch darauf achten, dass man es als pulverförmige Reinsubstanz erhält und nicht als Fertiglösung, wie es oft mit zusätzlichen Inhaltsstoffen angeboten wird.

Injektion/Infusion: Als Anfangsdosis wird 1 Milliliter davon für umgerechnet 34 kg Körpergewicht angenommen (75 pounds), wenn das Mittel intravenös angewendet werden soll. Besser ist es aber, die Therapie mit einer Infusion aus 0,5 Milliliter der DMSO-Hämatoxylin-Mischung in einer 250 ml Infusionsflasche mit 5%iger Glucoselösung zu beginnen. Die Tropfgeschwindigkeit der Infusion sollte weniger als 50 Tropfen pro Minute betragen, um keine Venenreizung oder Blutgerinnselbildung zu provozieren. Die Dosis kann dann bei guter Verträglichkeit täglich um 10% gesteigert werden. Die individuelle Verträglichkeitsgrenze ist nach Tucker erreicht, wenn es nach erneuter Dosissteigerung im Anschluss an die Verabreichung zu einem ca. 30-minütigen Fieber kommt. Auch aus diesem Grunde sollte diese Art der Krebstherapie Ärzten und Heilpraktikern vorbehalten bleiben, die genügend Sicherheit und Erfahrung für solche Situationen mitbringen. Das vorübergehende Fieber kann laut Tucker mit der Gabe einer 50 mg Benadryl® Tablette gemildert werden. Es handelt sich dabei um ein Antiallergikum und Sedativum mit dem Wirkstoff Diphenhydramin. Deutsche Handelsnamen sind beispielsweise Hevert-Dorm®, Dolestan®, Dormutil®, Emesan®, Halbmond®, Moradorm®, Nervo OPT®, Sediat®, Sedopretten®, Vivinox Sleep®. Allerdings müssen bei diesem Mittel die Nebenwirkungen und Kontraindikationen beachtet werden.

Orale Einnahme: Die Mischung aus der oben beschriebenen Stammlösung und der 5%igen Glucose-Lösung kann auch getrunken werden. Nur wenn es sich um Magenkrebs handelt, darf dies nicht praktiziert werden. In diesem Fall würde die Therapie dazu führen, dass der Tumor zu schnell verschwindet und ein Loch in der Magenwand hinterlässt. Magenkrebs wird also per Infusion behandelt! Für die Trinkmischung werden ca. 60 ml (2 ounces) der Glucoselösung und die jeweils übliche Menge der DMSO-Hämatoxylin-Stammlösung (1 ml pro 34 kg Körpergewicht) vorgeschlagen. Dieses Getränk wird morgens vollkommen nüchtern eingenommen. Danach wird für wenigstens 30 Minuten nichts gegessen oder getrunken. Nicht nur für Diabetiker, sondern für alle ernährungsbewussten Patienten ist ein Ersatz der Glucose durch andere Mittel, die den Geschmack mildern, wünschenswert. Das könnte etwa Xylit sein oder eine Prise Stevia-Extrakt, die man der wässrigen DMSO-Hämatoxylin-Lösung zugibt.

Inhalation: Für die Behandlung von Lungenkrebs schlägt Tucker vor, eine Mischung aus 2 ml Salzlösung und 4 Tropfen der DMSO-Hämatoxylin-Stammlösung in einen Inhalator zu füllen und zweimal täglich für 10 Minuten einzuatmen. Der zeitliche Abstand zwischen zwei Anwendungen sollte mindestens zwei Stunden betragen.

Äußerliche Anwendung: Beispielhaft erklärt Tucker die örtliche Anwendung bei Hautkrebs im Gesicht. Dafür wird eine kleine Menge der Stammlösung mit dem gleichen Volumen destillierten Wassers gemischt, so dass sich die Konzentration der beiden Wirkstoffe halbiert. Diese Lösung wird zweimal täglich mit einem Wattestäbchen auf die betroffenen Hautareale getupft. Die Konzentration kann schrittweise gesteigert werden, wenn keine allergische Reaktion zu beobachten ist.

Tucker schlägt vor, die jeweiligen Anwendungen/Einnahmen täglich durchzuführen und einmal im Monat den CEA-Wert im Blut überprüfen zu lassen, falls er anfänglich erhöht ist. Es handelt sich dabei um das sogenannte Carcinoembryonale Antigen, das als allgemeiner Tumormarker für die Verlaufskontrolle genutzt werden kann. Die Therapie sollte durchgeführt werden, bis dieser Wert beim Patienten unterhalb des Normbereiches (< 4,6 ng/ml; Raucher < 10 ng/ml) liegt. Tucker weist darauf hin, dass während der Therapie absolut auf Alkohol und Nikotin zu verzichten ist. Der Betroffene sollte reichlich trinken und auf eine ausreichende Vitaminversorgung achten.

2.5.4 DMSO und andere (Krebs-)Arzneien

Die Kombinationsmöglichkeiten zwischen DMSO und zusätzlichen, therapeutisch wirksamen Stoffen ist praktisch unbegrenzt. Aus der Schulmedizin geläufig sind vor allem die kombinierten Verabreichungen von Kortison, Antibiotika, Schmerzmitteln und Lokalanästhetika.

Nicht nur die Wirksamkeit von Antibiotika, also Medikamenten gegen Bakterien, sondern auch die von Virustatika (gegen Virus-Vermehrung) und Antimykotika (gegen Pilze), sowie Stoffe gegen weitere Mikroorganismen, werden in ihrer Wirksamkeit verstärkt. Eine Wirkungsverstärkung bedeutet umgekehrt, dass mit einer niedrigeren Dosis behandelt werden kann. Allein dieser Effekt ist oftmals sehnlichst erwünscht, wenn es darum geht, die Nebenwirkungen der aufgezählten Stoffe möglichst zu minimieren.

Auf diese Weise gelingt es in vielen Fällen, eine Kortison-Langzeitgabe unter die Cushing-Schwelle zu drücken, also diejenige Menge an Kortison, die länger als zwei Wochen eingenommen zu schwerwiegenden Nebenwirkungen führen kann. Im Übrigen gibt es eine ganze Reihe stark antientzündlich wirkender Alternativen zum nebenwirkungsreichen Cortison. Dazu gehören Liponsäure, Ascorbat, Natriumbicarbonat/Procain, Vitamin B12 oder eben DMSO selbst.

Auch ist die Vehikelfunktion von DMSO unerreicht und ermöglicht deshalb teilweise ganz neue Therapiekonzepte. So ist zum Beispiel die äußerst unbefriedigende, wenngleich weit verbreitete Behandlung kindlicher Mittelohrentzündungen mit der systemischen Gabe eines Antibiotikums oder Penicillins als Saft eigentlich unnötig. In einigen europäischen Ländern ist sie sogar wegen der Gefahr der Resistenz-Entwicklung der Bakterien verpönt. Abgesehen davon, dass auch unter Schulmedizinern mehr und mehr dazu übergegangen wird, bei diesen Infektionen eine abwartende Haltung einzunehmen und nur mit dem antientzündlich wirkenden Ibuprofen zu therapieren, kann es in Einzelfällen oder chronischen Verläufen durchaus sinnvoll sein, antibiotische Wirkstoffe einzusetzen. Die Lösung: Der antimikrobielle Wirkstoff wird mit DMSO gemischt und lokal in den Gehörgang appliziert. DMSO ist in der Lage, diesen durch das Trommelfell hindurch ins Mittelohr zu schleppen! Auch MMS/CDL oder Wasserstoffperoxid sind antimikrobiell wirksam und können daher für solche Anwendungen ohne weiteres mit DMSO kombiniert werden.

Anti-Krebs-Substanzen

Aus der Sicht alternativer Therapiekonzepte gibt es neben den bisher ausführlich behandelten Mischungen aus DMSO und den jeweiligen Wirkstoffen noch weitere interessante Optionen, die hier nur kurz erwähnt werden sollen. Diese Möglichkeiten der Kombination von Wirkstoffen betrifft vor allem wieder die Therapie von Krebserkrankungen. Sehr junge Forschungsarbeiten zeigen nämlich in eindrucksvoller Weise, dass auch andere, biochemisch gesehen kleine und seit langer Zeit bekannte Moleküle große Heilungserfolge bei bösartigen Tumoren erwarten lassen. Allesamt sind sie für jedermann frei verkäuflich zu erwerben und werden schon alleine deshalb von der Pharmaindustrie nicht kostspielig klinisch untersucht, weil es sinnvoller ist, die teuren Chemotherapeutika zu „platzieren". Dazu gehören DCA (Dichloracetat), „Rechtsmilchsäure" oder auch α-Liponsäure (Coenzym für Oxidationsreaktionen).

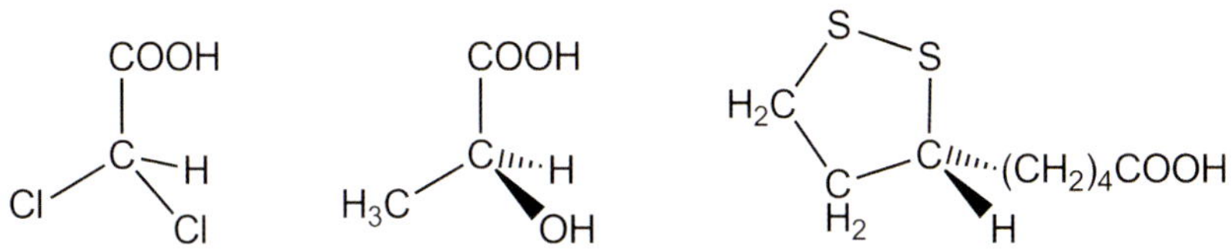

Abb. 38: Molekülbau von DCA, S-(+)-Milchsäure und R-(+)-Liponsäure

In einem ansprechenden Artikel der Neuen Zürcher Zeitung (NZZ-online, 2. April 2007) wurden die entsprechenden Ergebnisse in einer Veröffentlichung verständlich zusammengefasst. Diese drei Stoffe werden, teilweise seit langer Zeit schon, für die Behandlung anderer Erkrankungen eingesetzt. Das DCA bei der Stoffwechselerkrankung Laktatazidose, die S-(+)-Milchsäure bei Dysbiosen (Störungen der Darmflora) und die α-Liponsäure bei der diabetischen Polyneuropathie (Schädigung von Nervenzellen), bei Lebererkrankungen oder zur Schwermetallausleitung (Chelat-Therapie). Das heißt, es gibt für alle drei Wirkstoffe sehr umfangreiche Erfahrungen zum Einsatz beim Menschen.

Mitochondrien-Regulatoren

Auch wenn aus den aufgezählten Einsatzgebieten zunächst kein gemeinsamer „Nenner" zu erkennen ist, können Sie mit dem bisher Gelernten vielleicht die Erklärung für die Wirksamkeit dieser Substanzen bei Krebserkrankungen verstehen. Sie greifen nämlich in den Zellstoffwechsel ein, indem sie eine Normalisierung der Mitochondrien-Funktion im Sinne der normalen Zellatmung und des programmierten Zelltodes fördern oder überhaupt ermöglichen. Deshalb hat sich ihr Platz in der alternativen Krebstherapie sehr schnell gefestigt. Offizielle Berichte über schädigende Wirkungen dieser drei Substanzen oder sogar Warnungen vor deren eigenverantwortlichem Einsatz sollten aus meiner Erfahrung durch die „betriebswirtschaftlich orientierte Brille" betrachtet werden. Wer kann wohl ein Interesse daran haben, dass Sie sich selbst und noch dazu kostengünstig therapieren?

Unter Beachtung von Dosierungsempfehlungen und Anwendungsrichtlinien handelt es sich um sichere Arzneimittel. Milchsäure und Liponsäure werden schließlich seit vielen Jahren eingesetzt und pharmazeutisch vertrieben. Warum sollten diese Stoffe plötzlich gefährlich sein, nur weil man sie auch gegen andere Erkrankungen einnimmt?

Aber zurück zum eigentlichen Thema der Kombination solcher Wirkstoffe mit DMSO. Auch diese Substanzen haben für sich alleine vielleicht nicht den erhofften Behandlungseffekt und Sie stehen vor der Frage, ob man die Dosis erhöhen soll oder ob es eine andere Möglichkeit gibt, die Wirksamkeit zu verbessern. Die Antwort können Sie nun schon selbst geben! Es handelt sich um Stoffe, die zur Entfaltung ihrer pharmakologischen Eigenschaften in die Zellen des betroffenen Gewebes eingeschleust werden müssen. Erst dann können sie zum Beispiel an den Mitochondrien in das Stoffwechselgeschehen eingreifen Wer kann sie dahinein bringen? Natürlich DMSO als universeller „Schlepper".

Dichloracetat

Für den Einsatz von **Dichloracetat** als Anti-Krebsmittel sprechen vor allem die in-vitro und tierexperimentellen Untersuchungen von Evangelos Michelakis. Er hält eine Anfangsdosis von 10 mg pro kg Körpergewicht und Tag für sinnvoll (z.B. 0,7 g/d für einen 70 kg schweren Menschen). DCA hat eine lange biologische Halbwertszeit von einem Tag und muss deshalb nicht täglich gegeben werden. Auf der Internetseite www.thedcasite.com („The DCA Site") gibt es jede Menge Tipps, Einnahmeprotokolle und Rezepturen von Menschen, die DCA selbst eingesetzt haben. Dort ist zum Beispiel von 5 Tagen Einnahme und 2 Tagen Pause die Rede. Für die Einnahme wird empfohlen, DCA in Wasser aufzulösen und dieses zu trinken.

Nun wissen wir aber, dass Dichloracetat erstens nicht besonders gut löslich ist und zweitens in dieser Form ziemlich ätzend wirkt. Eventuell verbleibt sie als freie Säure im Magen, wird also nicht resorbiert. Gibt es dafür eine Lösung? Das DCA muss in das Gewebe und in die Zellen geschleust werden. In DMSO ist es sehr gut löslich. Noch Fragen?

Vor der DCA-Einnahme wird in verschiedenen Medienbeiträgen gewarnt, weil es nach längerer Anwendung oder großen Mengen zu Zittern, Leistungsminderung oder Schmerzen kommen kann. Diese Symptome treten nicht bei jedem auf und sind nach bisherigen Beobachtungen voll reversibel. Durch Selbstbeobachtung können Sie zur individuellen Dosisfindung und Verträglichkeitsgrenze beitragen.

Rechtsdrehende Milchsäure RMS

Rechtsdrehende Milchsäure wird im Prinzip seit Jahrtausenden therapeutisch verwendet. Als „Nebenprodukt" von Vergärungen, wie zum Beispiel bei der Haltbarmachung von Sauerkraut, wurden ihre positiven Wirkungen auf die Verdauung und die Immunlage schon früh erkannt. Milchsäure entsteht dabei durch die Stoffwechseltätigkeit von sogenannten Lactobakterien. Dazu gehören so bekannte Stämme wie Lactobacillus casei oder Lactobacillus bulgaricus. Bei diesen natürlichen Prozessen entsteht keine reine S-Milchsäure (auch L-(+)-Milchsäure genannt), sondern ein Gemisch aus S- und R-Form (auch D-(-)-Milchsäure genannt). Die beiden unterscheiden sich in der Anordnung der Liganden um das zentrale C-Atom in der Weise, dass sie Bild und Spiegelbild darstellen. Sie erinnern sich noch an den pyramidenförmigen Aufbau der Sulfoxide, den ich im Kapitel „Chemische Eigenschaften" erklärt habe? Immer wenn ein Kohlenstoffatom im Zentrum eines solchen Tetraeders (Pyramide) von vier unterschiedlichen Liganden, also anderen Atomen oder Atomgruppen, umgeben ist, kommt es zu dem Phänomen der sogenannten Chiralität oder Spiegelbildisomerie.

„Rechts und links"

Der Begriff Chiralität ist aus dem Griechischen abgeleitet und wird meist mit „Händigkeit" übersetzt. Das bedeutet, die beiden Molekülformen ein und derselben Verbindung unterscheiden sich wie die linke und die rechte Hand eines Menschen. Sie sind als geometrische Figuren nicht zur Deckung zu bringen obwohl es sich der Zusammensetzung nach um die gleiche Substanz handelt. Zum Vergleich: Weil das DCA-Molekül am zentralen Kohlenstoffatom zwei identische Atome trägt, findet man dort keine Spiegelbilder (vgl. Abbildung 38).

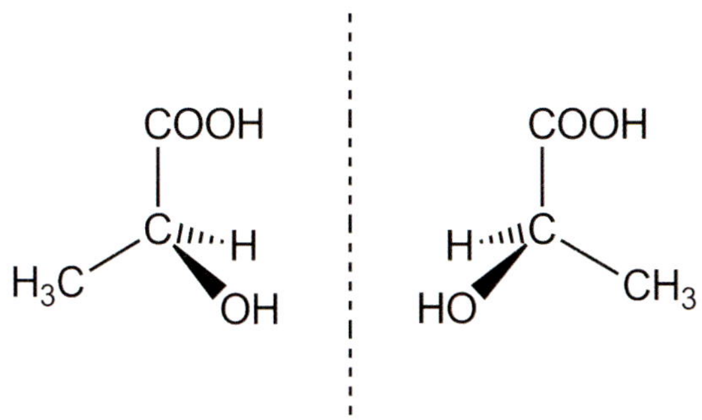

Abb. 39: S-(+)- und R-(-)Milchsäure

Die beiden verschiedenen Baupläne für Moleküle mit vier unterschiedlichen Nachbarn an einem Kohlenstoffatom führen tatsächlich zu messbaren Unterschieden von physikalischen und biochemischen Eigenschaften der Spiegelbilder. Namensgebend ist die Fähigkeit solcher Stoffe, in einer Lösung die Schwingungsebene von sogenanntem polarisierten Licht mit oder gegen den Uhrzeigersinn zu drehen. Deshalb spricht man dann von links- und rechtsdrehend. Mit einer geeigneten Lampe und zwei Polarisationsfolien kann diese Veränderung relativ einfach bestimmt werden. Solche Experimente eignen sich hervorragend für den Biologie- oder Physikunterricht.

Zum Staunen

In der Natur ist dieses Chiralitäts-Phänomen weitverbreitet, das heißt, organische Stoffe (Verbindungen des Kohlenstoffs) finden sich sehr häufig in reiner R- oder S-Form, als sogenannte chirale Enantiomere. Dazu gehören DNA, Aminosäuren und Proteine oder Kohlenhydrate (z. B. Cellulose, Stärke ...). Die Evolution hat also in diesem Punkt zu einer weitreichenden Selektivität oder Bevorzugung von nur jeweils einem der beiden Spiegelbilder geführt. Makroskopisch sehen wir das zum Beispiel daran, dass Schneckenhäuser in der Regel eine rechtsläufige Spirale beschreiben. Oft ist es sogar so, dass Substanzen tierischen und pflanzlichen Ursprungs auch nur in dieser einen, natürlich vorkommenden links- oder rechtshändigen Form verträglich oder wirksam sind. Alle Lebewesen sind, da selektiv aus chiralen Molekülen aufgebaut, letzlich selbst enantiomere Strukturen. Deshalb können spiegelbildliche Substanzteilchen sogar eine Erkennbarkeit durch Sinneszellen hervorrufen. Ein schönes Beispiel dafür ist das ätherische Öl Carvon. Seine rechtsdrehende S-Form riecht nach Kümmel und hat einen LD_{50} Wert von 3,6 g/kg (Ratte). Die linksdrehende R-Form riecht nach Minze und hat einen LD_{50} Wert von 1,6 g/kg (Ratte), ist also wesentlich toxischer.

Diese „bittere" Lehre musste man auch auf künstlich hergestellte „Laborsubstanzen" ausweiten. Spätestens nachdem schmerzlich erkannt wurde, dass das linksdrehende Thalidomid (Contergan®) zu Missbildungen an Ungeborenen führte, die rechtsdrehende Form jedoch nicht. Da das Produkt synthetisch erzeugt wurde, entstanden beide Varianten unselektiv als 50:50-Gemisch. Dieses nennt man auch Racemat. Eine (nachträgliche) Trennung solcher laborchemisch hergestellten Stoffe in die beiden reinen Enatiomere ist für gewöhnlich sehr zeit-, material- und kostenaufwändig. Deshalb wird weltweit mit hohem Einsatz an sogenannten enatioselektiven Synthesen, also Herstellungswegen für reine R- oder S-Verbindungen geforscht.

Die Mühen mit einer Trennung von 50:50 Mischungen werden selbst heute noch oft gescheut, wenn es um die Produktion von synthetischen

Arzneimitteln geht. So handelt es sich beispielsweise auch bei dem inzwischen sehr weit verbreiteten „Magenschutz“-Mittel Pantoprazol, das zur Gruppe der Magensäure-Hemmer gehört (PPI wie z. B. Pantoprazol, Omeprazol, Lansoprazol), um ein 50:50-Enantiomerengemisch aus den beiden spiegelbildlichen Formen. Inzwischen werden diese Medikamente sogar freiverkäuflich für die Behandlung von Magengeschwüren/Speiseröhrenentzündungen angepriesen. Eine Auftrennung wird nicht durchgeführt (außer Nexium®).

Wie komme ich gerade auf diese Medikamente? Nun, die PPIs gehören chemisch gesehen, wie das DMSO auch, zur Gruppe der Sulfoxide. Das ist allerdings schon die einzige und bedeutungslose Gemeinsamkeit dieser beiden Substanzklassen, denn die PPIs bestehen aus wesentlich größeren und komplizierter gebauten Molekülen. Vor der leichtfertigen Einnahme dieser Magensäure-Hemmer (PPI steht für „Proton-Pump-Inhibitor“) muss überhaupt vehement gewarnt werden. Auch wenn sich die harmlos klingende Bezeichnung „Magenschutz“ eingeschlichen hat (Wer hat das wohl eingefädelt ...?), handelt es sich doch um einen massiven Eingriff in die Verdauungsregulation und den Säure-Basen-Ausgleich generell. Es wäre ziemlich dumm anzunehmen, dass es im Organismus ausgerechnet nur in der Magenwand „Protonenpumpen“ gäbe ... In vielen Geweben und Organen ist unser Körper darauf angewiesen, durch den aktiven Transport von positiv geladenen Wasserstoffionen (H^+) einen Ausgleich herbeizuführen. Dadurch wandern Bicarbonat-Anionen (HCO_3^-) im Gegenstrom auf die andere Seite der biologischen Membranen und Chlorid-Anionen (Cl^-) diffundieren passiv ein – ein äußerst wichtiges und komplexes Zusammenspiel von Konzentrationsabhängigkeiten, die man nicht leichtfertig und schon gar nicht langfristig gefährden sollte!

Die Natur als Lehrmeister

Die Natur kann es besser! Biologische Synthesen und Stoffwechselvorgänge werden von den ebenfalls chiralen Enzymen, das sind unsere Biokatalysatoren, gesteuert und laufen deshalb in der Regel hochselektiv ab. Deshalb ist für den menschlichen Organismus nur die S-(+)-Milchsäure die natürliche, verträgliche Variante, die auch als Stoffwechselprodukt vorkommt. Man bezeichnet sie in diesem Zusammenhang deshalb auch als Eutomer.

Mit der nicht-physiologischen R-(-)-Milchsäure (Distomer) tut sich unser Körper dagegen schwer. Der Abbau ist langwieriger, die Ausscheidung verzögert, sie kann sich im Gewebe anreichern. Sie wirkt gerinnungsfördernd und verschlechtert daher die Fließeigenschaften von Blut und Lymphe. Für die erschwerte Entfernung aus dem Organismus wird sie beispielsweise an wertvolle Mineralstoffe, wie Kalzium, Eisen oder Selen, gebunden, die dadurch verloren gehen. Die ebenfalls mögliche Bindung an Harnsäure oder Cholesterin führt zu schwer löslichen Molekül-Komplexen, die als Ablagerungen rheumatische und arteriosklerotische Beschwerden nach sich ziehen. Deshalb sollte man bei der bewussten Zufuhr, zum Beispiel im Rahmen einer Nahrungsergänzung, darauf achten, dass möglichst viel der rechtsdrehenden S-Milchsäure in den Produkten enthalten ist.

Für die Milchsäure-Herstellung durch Lactobakterien gilt nämlich leider nicht die oben beschriebene Selektivität. Je nach Bakterienstamm entstehen etwa zwischen 50 und 90%ige S-Konzentrate, die dann weiter aufgereinigt werden müssen. Die üblichen Handelsformen für rechtsdrehende Milchsäure sind ca. 20%ige wässrige Lösungen, die in Apotheken oder Reformhäusern vertrieben werden. Für die zusätzliche Einnahme solcher Konzentrate ist zu beachten, dass es sich um eine starke organische Säure handelt, die eventuell auch Zahnschäden verursachen kann. Deshalb sollte man sie durch vorheriges Einrühren in ein Getränk (Wasser, Fruchtsaft, Tee) immer stark verdünnen. Es finden sich sehr unterschiedliche Dosierungsempfehlungen in der Literatur. Tagesmengen von anfänglich 3 Mal 1 ml solcher 20%igen Lösungen (Kinder ein Drittel bis die Hälfte) scheinen sinnvoll.

Die erwarteten therapeutischen Wirkungen sind vielfältig. Dazu gehören eine verbesserte Ausschleusung der Linksmilchsäure, eine Steigerung der Adrenalinaktivität, die Förderung der Säure-Basen-Balance und verbesserte Fließeigenschaften von Blut und Lymphe.

Effektiver Krebshemmstoff

Gerade Krebszellen produzieren durch ihre anaerobe Energiegewinnung größere Mengen Linksmilchsäure, die auch das umliegende Gewebe schwächt und damit der Ausbreitung eines bösartigen Tumors Vorschub leistet. Weil die physiologische S-Milchsäure dagegen die aeroben Stoffwechselvorgänge fördert und die abtrünnigen Zellen dadurch zu einer normalen Mitochondrien-Aktivität finden können, kann auch der programmierte Zelltod wieder aktiviert werden. Ob dies auf den direkten Einfluss der resorbierten S-Milchsäure zurückgeführt werden kann, bleibt nach neueren Erkenntnissen fraglich. Auch der Nobelpreisträger Warburg hatte vorausgesagt, dass die mit der Nahrung zugeführte S-Milchsäure ihre positive Wirkung eher über die Verbesserung des Dickdarmmilieus entfaltet. Heute wird angenommen, dass dadurch die

„guten" Darmbakterien, wie Lactobazillus und Bifidus, sogenanntes Butyrat bilden – einen effektiven Krebshemmstoff. Außerdem leistet eine gesunde Darmflora vermehrt Entgiftungs- und Entsäuerungsleistungen. Der toxische Druck auf unsere oft dauerhaft überlastete Leber nimmt dadurch ab.

All diese Vorgänge sind auf einen funktionierenden Stoffaustausch zwischen Matrix und Zellen angewiesen. Die dabei nötigen Diffusionsvorgänge können einmal mehr mit dem parallelen Einsatz von DMSO unterstützt oder sogar erst ermöglicht werden. Die Kombination von DMSO und S-(+)-Milchsäure ist deshalb sinnvoll, weil die Aufnahme des Wirkstoffes und der Stoffaustausch im Gewebe verbessert werden – der Druck auf kranke Zellen nimmt zu.

Wichtiges Coenzym

Die **Liponsäure** ist ebenfalls ein chiraler Naturstoff und fester Bestandteil des Mitochondrienstoffwechsels aller höheren Lebewesen. Die Zellkraftwerke sind also auf die Anwesenheit dieser Substanz angewiesen, wobei nur das R-(+)-Enatiomer, die sogenannte α-Liponsäure, biologisch aktiv ist. Sie fungiert bei oxidativen Reaktionen als Coenzym. Dabei wird sie selbst durch Spaltung der Schwefel-Schwefel-Bindung (Disulfid) zu R-Dihydroliponsäure reduziert und anschließend in einem Recycling-Schritt wieder gewonnen. Die Dihydroliponsäure scheint, von außen zugeführt, therapeutisch wirkungsvoller zu sein.

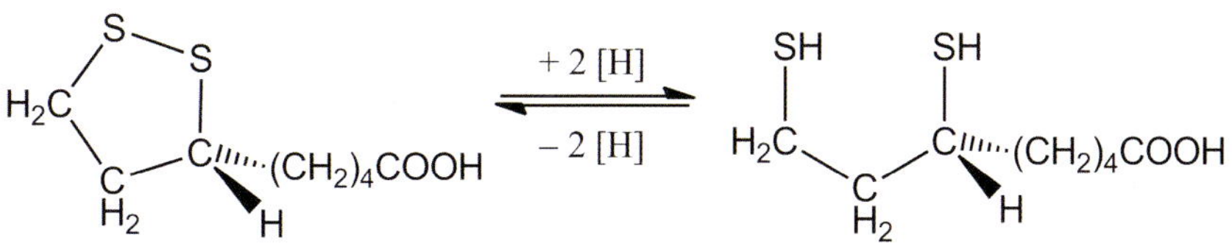

Abb. 40: Redox-Gleichgewicht zwischen R-Liponsäure und R-Dihydroliponsäure

α-Liponsäure wird vom Organismus unter anderem benötigt, um verbrauchte Radikalfänger und Antioxidantien, wie Vitamin C, Vitamin E, Coenzym Q10 oder Glutathion, zu erneuern. Ebenso kann es als Chelat-Bildner für die gleichnamige Behandlung von Schwermetallbelastungen angewendet werden. Auch die Synthese und Freisetzung des nerve-growth-factor, also eines Wachstumsfaktors für Nervenzellen, wird durch α-Liponsäure angeregt. Deshalb die Anwendung bei peripheren Nervenschäden in Verbindung mit einer diabetischen Erkrankung oder anderen Ursachen.

Mitochondrien-Schalter

In diesem Zusammenhang aber viel wichtiger ist die Beeinflussung bzw. Regenerierung der Mitochondrien-Aktivität von Krebszellen. Wie erläutert, führt dies zum Zurückdrängen der anaeroben Zellvorgänge und zur Anregung des vorgesehenen Untergangs kranker Zellen. Auch in diesem Fall ist die Durchführung weiterer klinischer Untersuchungen durch Universitäten oder Pharmaindustrie fraglich, weil die Liponsäure längst patentfrei zugänglich ist. Deshalb können wir sie jederzeit einsetzen und auch für diesen Stoff zeigen, dass die Erfahrungsmedizin, neben der institutionalisierten Arzneimittelforschung, einen wichtigen Beitrag zur Volksgesundheit leistet.

Wissenschaftliche Beweise für die Wirksamkeit der Liponsäure auf die Stoffwechselvorgänge an den Mitochondrien lieferte zum Beispiel die Veröffentlichung aus dem Jahr 2005 von Prof. Dr. Hannelore Daniel (TU München, Lehrstuhl für Ernährungsphysiologie), zusammen mit Prof Dr. Uwe Wenzel, der am Institut für molekulare Ernährungsforschung an der Justus-Liebig-Universität Giessen forscht und lehrt.[66] Darin wird das „Anschalten" der in Krebszellen stillgelegten Kraftwerke, im Sinne der physiologisch vorgegebenen Zellatmung, und die nachfolgende Aktivierung der „Lebensuhr" deutlich.

α-Liponsäure in Tabletten- oder Kapselform können Sie in jeder Apotheke kaufen. Therapeutische Wirksamkeiten beginnen ab einer Verabreichung von etwa 50 Milligramm täglich. Allgemeine Empfehlungen gehen eher von 250 bis 750 mg täglich aus. Üblich sind Tabletten oder Injektions-Ampullen mit 600 mg R-Liponsäure, wobei die Ampullen wesentlich teurer sind. In Tablettenform bekommt man beim Internet-Versand 1 Gramm Liponsäure schon für umgerechnet ca. 0,60 Euro. Die Einnahme der 600 mg-Tabletten soll morgens eine halbe Stunde vor dem Frühstück erfolgen. Wenn Sie es mit DMSO kombinieren wollen, können Sie dieses in Wasser gelöst zum Beispiel dazu trinken oder es wie gewöhnlich erst nach dem Frühstück einnehmen.

2.5.5 DMSO und Ascorbinsäure

Natürlicher Mangel

Die Ascorbinsäure ist besser bekannt unter dem Namen Vitamin C. Dieses ist für den menschlichen Organismus von enormer Bedeutung, welche erst in jüngerer Vergangenheit in ihrem ganzen Ausmaß verstanden wird. Die Flut von wissenschaftlichen Untersuchungen, und teilweise fälschlich interpretierten Informationen in der Presse gleichermaßen, ist schier unüberschaubar. Tatsächlich ist es so, dass Primaten, also auch der Mensch, im Gegensatz zu den meisten anderen Lebewesen das lebenswichtige Vitamin C nicht selbst intern produzieren können. Selbst die Aufnahme aus der Nahrung durch die Darmschleimhaut ist nur eingeschränkt möglich, so dass größere Mengen davon (> 200 mg) auf diesem Wege gar nicht in die Blutbahn gelangen können. Auch die physiologische Rückresorptionsrate in den Nierentubuli ist eher niedrig.

Insgesamt also eine wenig komfortable Situation für uns, wenn man bedenkt, dass sich ein anhaltender Mangel tödlich auswirkt. Im Stoffwechsel von Bakterien, Wirbeltieren und Pflanzen kann dagegen die Ascorbinsäure nach Belieben aus den allgegenwärtigen molekularen Bausteinen Glucose (Traubenzucker) oder Galactose (Schleimzucker) umgewandelt werden. Es gibt sogar Untersuchungen, die zeigen, dass die Ascorbinsäure-Produktion beziehungsweise die vorhandene Menge des Vitamin C im Blut (Plasmakonzentration) von verschiedenen Tieren mit der Zunahme von Stress ebenfalls ansteigt. Ein Hinweis darauf, dass dieser Stoff die Leistungsfähigkeit eines Organismus entscheidend mitbestimmt und fördert.

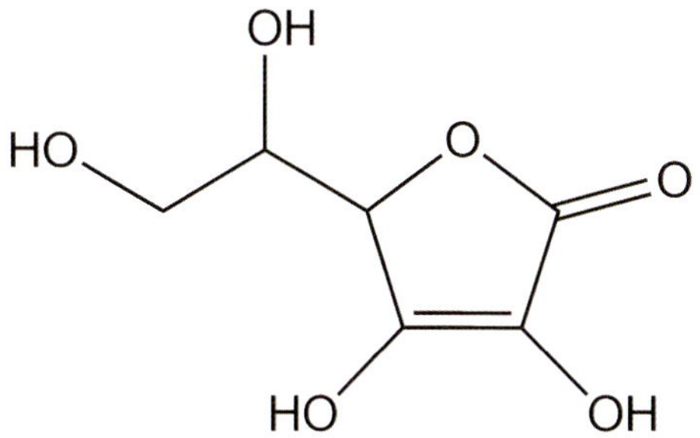

Abb. 41: Ascorbinsäure bzw. Vitamin C

Vitamin C, das Multitalent

Die heute bekannten, hervorragenden Therapieergebnisse durch hochdosierte Ascorbinsäure-Gabe sind also nur mit Infusionen, unter Umgehung des Magen-Darm-Trakts, möglich. Diese Infusionen werden zum Beispiel eingesetzt bei Alterserscheinungen, Schmerzen des Bewegungsapparates, Infekten, Überlastungen, Burnout, Entzündungen, Allergien, Tumoren oder nach Operationen und beim Leistungssport. Dies kommt leider häufig nur wohlhabenden Privatpatienten oder populären Sportlern zugute, weil die gesetzlichen Kostenträger eine Übernahme verweigern. Ascorbinsäure-Infusionen sind jedoch glücklicherweise relativ günstig zu erhalten, so dass diese hocheffektive Maßnahme auch von den meisten Normalverdienern bezahlt werden kann.

Die Liste von Einsatzgebieten kann aufgrund vieler Erfahrungen von spezialisierten Therapeuten noch verlängert werden, so dass man schon alleine daran sehen kann, dass es sich, genauso wie bei DMSO, um eine universelle Modulationssubstanz für den Körper handelt. Anders als beim DMSO gibt es sogar eine Ascorbinsäuremangel-Erkrankung, nämlich Skorbut. Sie ist gekennzeichnet durch eine Immun- und Bindegewebsschwäche. Dies äußert sich in verminderter Leistungsfähigkeit, Gelenkschmerzen, Infektanfälligkeit, verzögerter Wundheilung und einem Verlust der Blutgefäßflexibilität. Außerdem tritt eine „Blutarmut" hinzu, die sich im Labor wie eine Eisenmangelanämie darstellt. Im kleinen Blutbild zeigen sich zu wenige rote Blutkörperchen, die außerdem zu klein und zu „blass" sind (hypochrome, mikrozytäre Anämie). Die Brüchigkeit der Blutgefäße führt im Extremfall zu Wandverletzungen, die innere Blutungen nach sich ziehen.

Dementsprechend können Sie sich nun rückwärts zusammenreimen, warum Vitamin C therapeutisch bei oben genannten Erkrankungen oder für die Regeneration und Leistungssteigerung eingesetzt wird. Dieses umfassende Behandlungskonzept wurde und wird vor allem von der Firma Pascoe (Gießen) erforscht und gelehrt. Das Pascoe-Präparat Pascorbin® ist die einzige für die Infusionstherapie zugelassene, hochdosierte Vitamin C-Lösung, die wir hier als frei verkäufliche Fertigarznei zur Verfügung haben. Darin sind 7,5 Gramm Ascorbinsäure auf 50 Milliliter Flüssigkeit gelöst.

Individuelle Abfüllungen können Therapeuten auch bei speziellen Apotheken bestellen. Interessant ist dabei, dass wir über die Gesamtmenge, die verabreicht wird, und die Infusionsgeschwindigkeit das pharmakologische Wirkspektrum steuern können. Dieses Wissen ist vor allem bei der Behandlung von sehr schweren Erkrankungen erforderlich.

Prooxidative Wirkung

An dieser Stelle tritt dann auch die Kombination von Ascorbinsäure und DMSO auf den Plan. Beide Stoffe werden zunächst als Antioxidantien eingestuft. Während DMSO aber trotzdem die wichtigen immunologischen Oxidationsprozesse durch seine Barrieregängigkeit und seine Modulationseigenschaften fördert, kann Ascorbinsäure ab einer bestimmten Menge sogar selbst oxidationsfördernd wirken. Mit diesen beiden Protagonisten haben wir also eine dankenswerte Fülle von Heilwirkungen in der Hand, weil sie insgesamt prooxidativ, aber zugleich regenerierend einsetzbar sind. Sinnbildlich ist es ja so, dass zwar zuerst eine Schlacht (gegen Mikroorganismen, Toxine, Tumorzellen, …) gewonnen werden muss, danach aber auch die geordneten Aufräumarbeiten wichtig sind, um dem natürlichen Ursprungszustand wieder möglichst nahezukommen. „Narben" in jeder Dimension und Ausprägung (ganzheitlich betrachtet) können und dürfen dabei zurückbleiben und stellen vielleicht so etwas wie ein strukturelles Gedächtnis auf Körperebene dar.

Bei dem Wort Narben muss ich selbst immer an Bilder von großen Walfischen denken, deren für uns sichtbare Körperoberfläche oft mit unzähligen „Kampfmalen" versehen ist. Sie künden von heroischen (Überlebens-)Kämpfen in der Tiefsee und erscheinen mir als eine Art von Lebenslauf, der dort nicht digital, sondern mehrdimensional geweblich gespeichert ist.

Zurück zur gleichzeitigen Verwendung von DMSO und Ascorbinsäure. Während für die gezielte Zufuhr von Vitamin C, wie oben erläutert, nur die Infusion geeignet ist, kann das DMSO über die Haut, als Trinklösung oder ebenfalls als Infusion gegeben werden. Beide zusammen sind geeignet, Heilungs-, Entgiftungs- und Regenerationsprozesse gleichermaßen zu fördern und sich dabei gegenseitig zu unterstützen. *Synergien* Die mögliche, wechselseitige Beeinflussung von Zellaufnahme, Verstoffwechselung und Ausscheidungsrate wurde meines Wissens bislang nicht wissenschaftlich untersucht. Der gleichzeitige Gebrauch ist also ebenso wie die vorigen Kombinationsbeispiele noch Teil der Erfahrungsmedizin. Da wir für beide Substanzen jedoch eine enorm umfangreiche wissenschaftliche Datenlage zur Verfügung haben, dürfen potenzielle Wechselwirkungen eventuell abgeschätzt werden. So wissen wir beispielsweise, dass sich die oxidierte Form der Ascorbinsäure, Dehydroascorbinsäure (DHA), für die Zellaufnahme normalerweise der gleichen Transportsysteme bedient wie die Glucose (Traubenzucker). Ein erhöhter Blutzuckerwert führt deshalb zur verminderten Aufnahme, was die Probleme bei Diabetes (oder allgemein bei heutiger Überernährung) offensichtlich verstärkt. Zusammen mit DMSO ist die Durchdringung von Zellmembranen erleichtert. Für das Natrium-Salz der Ascorbinsäure, Natrium-Ascorbat, gibt es beim Menschen spezifische Transportproteine in den Zellmembranen. Auch die Ausscheidung von Ascorbinsäure, Ascorbat und anderen Stoffwechselprodukten, wie DHA und Oxalsäure über die Nieren, wird durch DMSO erleichtert, weil die Löslichkeit verbessert ist.

Ein weiteres Beispiel für sich ergänzende Wirkungen von DMSO und Vitamin C ist ihre Bedeutung im Bereich der Kollagensynthese beziehungsweise deren Steuerung. Es wurde schon in Kapitel 1.2.3 „Pharmakologische Eigenschaften" erläutert, dass DMSO die Kollagenase-Aktivität moduliert, so dass eventuell überschießende Reparaturleistungen im Bereich des Bindegewebes positiv beeinflusst werden können. Die Ascorbinsäure ihrerseits ist für die strukturell selektive Bildung des Kollagens unabdingbar, weil sie die Umwandlung einer Aminosäure (Prolin) in ihre oxidierte Form ermöglicht. Erst dadurch erhalten die Kollagen-Riesenmoleküle ihre räumlich fixierte dreidimensionale Form. Gerade nach Verletzungen, Operationen oder bei Alterserscheinungen ist also das Zusammenspiel der beiden Stoffe Ascorbinsäure und DMSO von Nutzen.

All diese Anregungen und Kombinationsbeispiele sollen Sie darin bestärken, mit dem DMSO-Prinzip Ihre eigenen Erfahrungen zu machen. Mit der Zeit werden Sie diesen Therapiebaustein auf Ihre eigene Art und Weise nutzen, aber nicht mehr missen wollen. Wenn Sie die mehrfach wiederholten Sicherheitshinweise gedanklich bereithalten, können Sie Ihrer Experimentierfreude freien Lauf lassen. So wie das viele andere Selbstanwender oder Therapeuten schon für sich entdeckt haben. Da gibt es zum Beispiel solche, die DMSO auch zusammen mit homöopathischen oder phytotherapeutischen Wirkstoffen einsetzen. Oder es gibt welche, die die Procain-DMSO Mischung (oder Lidocain u.a.) als nadellose Alternative für die Neural- und Akupunkturbehandlung nutzen. Andere wiederum kombinieren DMSO mit natürlichen Aminosäurequellen, wie Algen oder Getreidegräsern, womit auch hyperaktive oder entwicklungsverzögerte Kinder neue Perspektiven bekommen. Bekannt ist auch das Mischen mit einer üblichen Diclofenac-Zubereitung (z. B. Diclac®, Voltaren® als Gel) für die äußerliche, verstärkte Anwendung dieses Antirheumatikums (vgl. Fersensporn, Kapitel 3). Sie dürfen kreativ sein! Für sich selbst oder für Ihre Patienten.

Einsatzgebiete und Fallbeispiele

In diesem Kapitel werden viele Erkrankungen und Beschwerden erläutert, bei denen es schon Behandlungserfolge mit DMSO gibt. Es gehört zu den erstaunlichen Eigenschaften von DMSO als übergeordnetes Therapieprinzip, dass viele dieser Krankheiten auf den ersten Blick keinen gemeinsamen Nenner haben. Diese Liste ist naturgemäß unvollständig, und es werden sich aus den Wirkungen von DMSO und seinen besonderen pharmakologischen Eigenschaften immer neue Anwendungsfelder ergeben. Wenn Sie eigene Erfahrungen mit DMSO machen, freuen wir uns auf Ihre Rückmeldungen, und ich arbeite solche Informationen gerne in eine Folgeausgabe dieses Buches ein. Denken Sie daran, dass positive Therapieergebnisse bei anderen Menschen nicht ohne Weiteres auf alle Patienten übertragbar sind. Nehmen Sie die Verantwortung, die Sie sich selbst oder anderen gegenüber haben, ernst und suchen Sie Hilfe bei erfahrenen Ärzten oder Heilpraktikern, um schwerwiegende Erkrankungen durch Anamnese, Untersuchung und Beratung zu erkennen. Vergessen Sie außerdem nicht die obligatorische Verträglichkeitsprüfung durchzuführen, bevor Sie DMSO bei sich oder anderen erstmalig anwenden.

Wenn im Folgenden verschiedene Anwendungsmodalitäten erwähnt sind, etwa die äußerliche Verabreichung oder die orale, dann können Sie direkt im Kapitel 2 nachschauen, wie die Vorgehensweise aussehen kann und welche Anfangsdosierungen vorgeschlagen werden. Auch hier handelt es sich um Erfahrungswerte, die nicht für jeden Betroffenen gelten müssen. Mit etwas Übung werden Sie Ihren eigenen „Stil“ etablieren und selbstständig vorgehen.

Achillessehnenentzündung

Bei diesem chronischen, meist sehr schmerzhaften Geschehen gelten Überlastungen und Fehlbelastungen als ursächlich. Teilweise tritt die erkrankte Sehne aber auch spontan auf.

Behandlung mit DMSO: Die betroffene Partie wird großflächig mit einer 75%igen DMSO-Lösung benetzt. Diese Anwendung kann in akuten Fällen zwei- bis dreimal täglich gemacht werden. Es ist jeweils darauf zu achten, dass die Lösung vollkommen einzieht, bevor wieder Strümpfe/Schuhe angezogen werden.

Morton Walker beschreibt in seinem Buch[19] den Fall des Weltklasse 800-Meter-Läufers Morgan Growth, der innerhalb kürzester Zeit diese Sehnenerkrankung mit Hilfe der DMSO-Anwendung überwand, obwohl er schon ein ganze Weile damit herumlaboriert hatte.

ADHS

vgl. Entwicklungsstörungen bei Kindern

Aging

Das (vorzeitige) Altern führt zu vielfältigen Beschwerden. Angefangen vom Hautbild (Altersflecken, Falten) über die Organfunktionen (geminderte Verdauungs- oder Ausscheidungsleistungen, Impotenz, …) bis hin zu eingeschränkten Nervenfunktionen, wie Gedächtnisstörungen oder Neuropathien sowie Haarausfall. Ein Anti-Aging-Programm, das seinen Namen verdient, sollte aus meiner Sicht neben den großen Bausteinen Ernährung, Bewegung und Schlaf auch individuelle Behandlungskonzepte, entsprechend der besonderen Konstitution jedes einzelnen Menschen, beinhalten. Dazu gehören Entgiftung/Reinigung, Parasitenbekämpfung, Darmsanierung, Entsäuerung, Störfeldbehandlung und auch, falls erforderlich, Gewichtsreduktion. Als umfassend regenerativ wirkendes Agens hat DMSO deshalb auch als Anti-Aging-Wirkstoff einen wichtigen Platz unter diesen Maßnahmen. Innerlich eingenommen baut es Verhärtungen ab, fördert als Diuretikum die Ausscheidung von Giftstoffen über die Nieren und verstärkt die Wirksamkeit der anderen Programm-Bausteine. Wenn Sie sich aus gegebenem Anlass zu einer gravierenden Lebensstil-Änderung entscheiden, um neue Vitalität zu erlangen, können Sie gerade am Anfang einer Verjüngungs-Phase auch DMSO verwenden, um nachhaltige körperliche Prozesse in Gang zu setzen.

Der unüberschaubare und überschwemmte Anti-Aging- und „Abnehm"-Markt führt oftmals zu Ratlosigkeit und nutzlosen Geldausgaben. Ebenso wird in vielen Fällen – des Geschäftes wegen – schlicht die Unwahrheit verbreitet. Sie kennen vermutlich auch die uralten Märchen von den tollen Eigenschaften der „Süßstoff-Getränke" (Zero, Light ...) und des „gesunden Spinats" oder die Lüge von der „bedenklichen Lactoseintoleranz". Wenn man die natürliche Physiologie des menschlichen Organismus berücksichtigt, ist das meiste davon völlig wertlos und unsinnig.

Mit einfachen naturmedizinischen Maßnahmen, die kostengünstig und logisch nachvollziehbar sind, kann man den Alterserscheinungen oder dem Übergewicht entgegenwirken. Lassen Sie sich möglichst ganzheitlich beraten und „bemessen" Sie empfohlene Maßnahmen vielleicht auch an ihrer Einfachheit oder ihrer Nähe zu dem, was die Evolution für uns Hominiden vorgesehen hat. Dazu gehören ganz sicher keine „Skalpellanwendungen" oder „Nervengift-Spritzen". Wenn Sie sich an Therapeuten wenden, die Ihnen einen Anti-Aging-Fahrplan „verkaufen" wollen, sollten Sie vielleicht auch darauf achten, ob ihre/seine eigene Erscheinung darauf schließen lässt, dass sie/er natürliche Maßnahmen zur Verjüngung beherrscht. Ich jedenfalls würde jemandem, der selbst vorzeitig gealtert oder übergewichtig erscheint, kein Geld für gute Ratschläge zur Verjüngung oder Gewichtsreduktion geben. Die grundsätzliche Kenntnis der körperlichen Vorgänge, wie zum Beispiel die biologischen Rhythmen, die Hormonwirkungen (Insulin!) oder die Zell- und Organfunktionen führen quasi automatisch zu sinnvollen Vorgehensweisen, die unseren Organismus nicht ausbeuten (= altern), sondern unterstützen.

Von der Evolution lernen

Wenn eine jahrelange Überernährung zu einer Erkrankung wie Diabetes mellitus führt, dann ist das nichts anderes als das vorzeitige Altern oder die Ausbeutung oder die Überbeanspruchung der Bauchspeicheldrüse und der Körperzellen. Diese reagieren, ganz logisch, mit einem Funktionsverlust. Genauso wird das Altern definiert: Ein allmählicher Funktionsverlust von Organen und Geweben. Hat man erst einmal verstanden, wie die beteiligten Stoffwechselvorgänge ablaufen, wird sofort klar, dass die Evolution den Menschen auf Mangel, nicht auf Überfluss, getrimmt hat. Die Nahrungsaufnahme im Allgemeinen und die damit verbundene Verdauungsleistung ist zunächst einmal stets als „akute Belastung" zu verstehen, die es möglichst abzumildern gilt. Solange wir unseren Wohlstand also zuallererst mit einem Überangebot an industriell veränderten Nahrungsmitteln gleichsetzen, werden wir unseren Körper nachhaltig schädigen. Deshalb müssen seriöse Anti-Aging-Maßnahmen immer die Elemente Fasten und/oder Ernährungsumstellung enthalten. Anders ausgedrückt: Ein Mensch, der sich naturgemäß ernährt, wird selten nach einem Verjüngungs-, Vitalitäts- oder Abnehmprogramm suchen. Weil das Verständnis für diese einfachen Zusammenhänge die Basis für ein gutes Leben bildet, halte ich persönlich eine ganzheitliche Heilpraktikerausbildung als Präsenzlehrgang (keine „Massenveranstaltung“) für die beste Gesundheitsausgabe. Auch und gerade wenn Sie diese Profession gar nicht zu Ihrem Erwerb machen wollen. Der Gewinn für Ihre Persönlichkeitsentwicklung ist enorm, weil Sie sich neutrales medizinisches Wissen aneignen können. Ohne Marketingeinfluss von Nahrungsergänzungs-, Pharma- oder Kosmetikindustrie und ohne die historisch zementierten Strukturen der reinen Schulmedizin.

Akne

Diese entzündlichen Pusteln, die nicht nur während der Pubertät auftreten können, lassen sich sehr gut mit einer aufgetupften DMSO-Lösung „besänftigen“. Die Gesichtshaut reagiert meist sensibler auf das DMSO als andere Areale. Deshalb sollte man hier zunächst mit einer 50%igen Lösung beginnen. Wenn das anfängliche Kribbeln oder der Juckreiz gut toleriert werden, kann die Konzentration auf 75% gesteigert werden. Meist reichen aber schon wenige Anwendungen, um aufkommende Pickel zu bremsen. Wir haben bei unseren Kindern selbst sehr gute Erfahrungen damit gemacht.

Wahlweise lässt sich diese DMSO-Anwendung lokal mit Wasserstoffperoxid-Lösungen und innerlich mit Milchsäurebakterien- oder EM-Präparaten ergänzen. Suspensionen von geeigneten Bakterienstämmen, zusammen mit fermentierten Anteilen, wende ich auch gerne direkt äußerlich auf der Haut an. Dies führt ebenfalls zu erstaunlichen Verbesserungen bei Akne und anderen Hautentzündungen. In diesem Zusammenhang ist es sehr schade, dass die hauseigene Herstellung von Sauerkraut heute kaum noch praktiziert wird. Die dabei austretende überstehende Flüssigkeit wäre, selbstverständlich im unerhitzten Zustand, ein solches fermentativ wirksames Mittel, das reichlich „gute“ Bakterien und Milchsäure enthält. Als Kind, in der Provinz aufgewachsen, gehörte ich sogar noch zu derjenigen Generation, die bei der jährlich traditionellen Sauerkraut-Herstellung in großen Steinzeug-Töpfen mithelfen „durfte“. Damals war die Begeisterung ziemlich gering ausgeprägt – heute ist das Know-how verloren.

Allergien

Diese Erkrankungen werden je nach den ablaufenden Immunvorgängen in vier Typen (Typ I bis IV) mit ihren jeweiligen Unterarten unterschieden. Da ist etwa vom Soforttyp oder vom Immunkomplex-Typ oder vom Spättyp die Rede. Aufgezählt werden dort so unterschiedliche Krankheiten wie atopische Beschwerden, Schilddrüsenerkrankungen/Morbus Basedow, rheumatisches Fieber, die weiter unten erläuterte ITP, Bäcker- und Farmerlunge oder Nickelallergie. Sie alle beruhen letztlich auf unangebrachten (Über-)Reaktionen einzelner Komponenten unseres vielfältigen Immunsystems, das normalerweise ganz exakt zwischen „eigen" und „fremd" unterscheiden kann und genau angepasste oder „dosierte" Abwehrstrategien bereithält. Ebenso wichtig sind diejenigen Anteile, die gleichzeitig dafür sorgen, dass die anlaufenden Verteidigungsmaßnahmen auch wieder kontrolliert zurückgefahren werden. Gerade diese zeigen bei allergischen Reaktionen meist Fehlfunktionen.

Ohne diese wissenschaftlichen Kenntnisse vertiefen zu müssen, können wir darauf zurückgreifen, dass DMSO auch modulierend, das heißt hier ausgleichend und regelnd, auf immunologische Prozesse wirkt. Dies sehen wir auch deutlich in der Praxis, wenn allergische Erkrankungen, wie zum Beispiel Neurodermitis (siehe dort), gut auf die DMSO-Anwendung ansprechen. Diese positive Beeinflussung überschießender Immunreaktionen zeigt sich sowohl bei sehr akuten Vorgängen (vgl. Insektenstiche) wie auch bei den chronischen Leiden, zu denen etwa die Kollagenosen („Weichteil-Rheumatismus"; vgl. Sklerodermie) gehören. Im gesamten Kapitel 3 sind viele Krankheiten genannt, die ursächlich als allergischer Vorgang verstanden werden. Die empfohlene Anwendung von DMSO ist dann bei den jeweiligen Abschnitten nachzulesen.

Altersbedingte Makuladegeneration (AMD)

Diese Augenerkrankung führt zu einer fortschreitenden Schädigung der Netzhaut, ausgehend von Pigmentepithel und Aderhaut im Bereich des schärfsten Sehens, den man auch Macula lutea (gelber Fleck) nennt. Deshalb ist in der Regel „nur" das Zentrum des Gesichtsfelds von den Verschlechterungen der Sehleistung betroffen, was aber dazu führt, dass vor allem die Lesefähigkeit verschwindet. Dies ist für die Betroffenen ein erheblicher Leidensdruck, auch wenn die Orientierung bei schlechten Lichtverhältnissen meist völlig erhalten bleibt. Weitere Symptome sind eingeschränktes Farbensehen und verminderte Hell-Dunkel-Anpassungsfähigkeit sowie verstärkte Blendungsneigung. Die „anerkannten" Hauptrisikofaktoren für diese Erkrankung sind neben dem Lebensalter (Diagnose i.d.R über 50 Jahre) das Rauchen und der Bluthochdruck. Aufgrund langjähriger Nachforschungen ist Prof. em. Siegfried Hünig (Universität Würzburg) jedoch zu dem Schluss gekommen, dass auch die vermehrte Belastung mit UV-Licht und die höheren Blauanteile moderner Bürobeleuchtungen einen wichtigen krankmachenden Beitrag zur AMD liefern.[67] Dies gilt vor allem für helläugige Menschen, da blaue oder graue Augen einen Pigmentmangel und damit wenig UV-Schutz aufweisen. Die natürlichen braunen Melanin-Pigmente wirken normalerweise als hochwirksamer UV-Licht Filter. Es geht dabei um die kurzwelligen Anteile des Sonnenlichts kleiner 385 nm, die von den gesetzlich vorgegebenen Spezifikationen für Sonnenbrillen in Deutschland und den meisten anderen europäischen Ländern leider gar nicht erfasst werden. Deshalb hat Prof. Hünig zusammen mit seinem Sohn eigene Sonnenschutzbrillen entwickelt, die sich nach den Schweizer Normen richten und kostengünstig produziert werden können. Weitere Risikofaktoren sind sicher auch in der modernen Ernährungsweise zu suchen. Weil wir es hauptsächlich mit einem altersbedingten Vorgang zu tun haben, steigt die Häufigkeit der Diagnosen entsprechend der verschobenen Alterspyramide rasant an.

Wenn der Stofftransport von und zur Sinneszellschicht im Auge eingeschränkt ist, kommt es zur Anreicherung von Stoffwechselabfällen und zur Verarmung an Nähr- und Reparaturstoffen. Dies beantwortet das Funktionsgewebe, wie üblich, mit der Neubildung von Gefäßen, Ersatzgewebe und /oder Wucherungen, was schlussendlich zur „Erblindung“ der Makula-Region führt. Die Verwendung des antioxidativ und regenerierend wirkenden DMSO für die Behandlung liegt also nahe. Dafür sprechen auch die vielen Beobachtungen von DMSO-Anwendern, die oft ganz nebenbei von einer verbesserten Sehleistung berichten.

Es kommt sowohl die systemische DMSO-Aufnahme, z.B. durch Einreiben oder Trinken, als auch die topische Anwendung in Form von Augentropfen in Frage. Gerade die Augentropfen sind sehr beliebt und es gibt erstaunlich viele, äußerst positive Fallberichte dazu von Menschen, die mir schreiben. Einer davon hier: Katharina, geboren im Mai 1946, bekam im Frühjahr 2013 die Diagnose Makula Pucker, auch auch epiretinale Gliose oder Zellophanmakulopathie genannt. Dabei bildet sich ein knittriges Häutchen (pucker engl. „knittern, runzeln“) in der oben beschriebenen Region an der Netzhaut. Eine Therapie ist nicht bekannt, es droht eine komplizierte Operation mit Entfernung des gesamtem Glaskörpers und/oder Erblindung. Katharina benutzte acht Monate lang täglich stur die hier im Buch empfohlenen 1%igen DMSO-Augentropfen in isotonischer Salzlösung. Bei jeder nachfolgenden augenärztlichen Kontrolluntersuchung zeigte sich eine Verlangsamung der Häutchenbildung, bis der Prozess schließlich zum

Stillstand kam und sich die Makularegion sogar wieder normal zeigte. Katharina sagte mir am Telefon, dass die Augenärztin sie an diesem Tag umarmt und beide Freudentränen vergossen hätten.

Amyotrophe Lateralsklerose vgl. neurodegenerative Erkrankungen

Angina pectoris vgl. Arteriosklerose

Aphthen

Es handelt sich um meist unter einem Zentimeter große Geschwüre an den Schleimhäuten der Mundhöhle oder des Genitalbereichs. Sie sind am Rand entzündlich gerötet und haben einen weißlichen Membranbelag. Viele Menschen beklagen starke Schmerzen und oft auch eine Schwellung der assoziierten Lymphknoten, verknüpft mit einem echten Krankheitsgefühl. Als Ursachen werden viele Faktoren diskutiert. Dazu gehören: Viren (Herpes simplex), Vitaminmangel, Stress, Verletzungen, Hormonschwankungen oder chronische Vorgänge, wie Zöliakie und entzündliche Darmerkrankungen.

Behandlung mit DMSO: Man nimmt eine 65 bis 80%ige DMSO-Standardlösung und tupft diese mehrmals täglich mit einem Wattestäbchen auf die betroffenen Stellen. Wenn möglich sollte die Lösung Gelegenheit haben, einige Minuten einzuwirken, bevor man sie mit der Zunge oder dem Speichel wieder wegwischt. In sehr hartnäckigen Fällen kann auch mit MMS oder Wasserstoffperoxid kombiniert werden. Dafür bereiten Sie Mundspülungen in den üblichen Konzentrationen zu (z. B. 15 Tropfen MMS oder 1,5%ige Wasserstoffperoxid-Lösung) und wenden diese kurz vor der DMSO-Behandlung an. Ebenso können Sie beides in einem Eierbecher mischen und sofort auftupfen. In diesem Fall müssen Sie jeweils vor der Anwendung frisch zubereiten. Es gibt inzwischen viele positive Erfahrungsberichte zu den Therapieerfolgen von Patienten, die zeigen, dass Aphthen oder andere Entzündungsherde im Mund mit Hilfe von DMSO wesentlich schneller abheilen und deutlich weniger schmerzen.

Arteriosklerose

Es handelt sich nach heutiger Auffassung um Gefäßeinlagerungen, die unterschiedlicher Art und Zusammensetzung sein können. Dazu gehören Fette, Blutzellen, Kalziumsalze und Bindegewebe. Diese Vorgänge verkleinern das freie Lumen der Blutgefäße und können so zu Bluthochdruck und Mangelversorgung von Organen und Gewebe führen. Die bekanntesten Folgeerscheinungen sind der Herzinfarkt (Einengung der Koronargefäße), der Schlaganfall (Einengung von Gehirnarterien) und die „Schaufensterkrankheit“ oder offiziell PAVK = Periphere arterielle Verschlusskrankheit (Einengung der Beinarterien). Weiterhin können auch Herzklappendefekte entstehen, wenn sich dort Ablagerungen breitmachen. Dementsprechend werden konsequente Behandlungsversuche der Arteriosklerose, die natürlich Ernährung, Bewegung und Lebensstil mit einschließen, meistens erst nach dem Auftreten dieser genannten lebensbedrohlichen Krankheiten unternommen. DMSO wirkt gefäßerweiternd, löst Fette und andere Stoffe, lockert Bindegewebe und unterwandert Ablagerungen. Deshalb ist es für die Vorbeugung von Arteriosklerose ebenso geeignet wie für die Behandlung der Folgeerkrankungen. Weiterhin profitieren Patienten, die hirnorganische Komplikationen im Zusammenhang mit Arteriosklerose, Schlaganfall, Senilität, Kopfverletzungen oder neurodegenerativen Gehirnerkrankungen (vgl. dort) entwickeln, von der Behandlung mit DMSO. Ausführliche Hinweise dazu finden Sie auch unter dem Begriff *Entwicklungsstörungen*.

Die Anwendung von DMSO zur Behandlung der Arteriosklerose erfolgt am besten per Infusion. Mögliche Dosierungen dafür wurden in Kapitel 2 vorgeschlagen. Alternativ kann das DMSO auch durch Hautresorption oder als Trinklösung aufgenommen werden. Verengte Gefäße führen zu einem permanenten Sauerstoffmangel im Organismus, der sich vor allem in den besonders „hungrigen“ Organen, wie Herz, Gehirn, Nieren, bemerkbar macht. Deshalb ist die gleichzeitige Anwendung von oxidativen Wirkstoffen angezeigt, die geeignet sind, die Sauerstoffversorgung des Gewebes oder die Beladung der roten Blutkörperchen zu verbessern. Eine solche Kombination von DMSO und oxidativen Wirkstoffen (CDL, H_2O_2) kann für die Behandlung aller Durchblutungsstörungen im Zusammenhang mit Arteriosklerose eingesetzt werden. Dazu gehören Angina pectoris, erhöhter Blutdruck, „Raucherbein“ oder Hirnleistungsstörungen. DMSO und CDL oder H_2O_2 sollten, je nach Konzentration, nicht zusammen in einer Infusion verabreicht werden. Einfacher ist es, die Anwendungen zeitversetzt durchzuführen. Weitere hilfreiche Therapiebestandteile können etwa die rechtsdrehende Milchsäure, Magnesiumchlorid oder MSM sein. Arteriosklerose-Patienten und besonders solche, die ernsthafte Folgeerkrankungen aufgrund der Gefäßverengung entwickeln, müssen sich darüber im Klaren sein, dass ihre eigenen „Hausaufgaben" mindestens so wichtig sind wie die therapeutischen Interventionen mit den aufgezählten Wirkstoffen. Dazu zählen die zielstrebige Ernährungsumstellung auf naturbelassene Kost sowie umfassende Änderungen in der Lebensführung. Alle Genussgifte inklusive Industriezucker sowie (Schweine-)Fleisch und Milch sollten gemieden werden. Wenn Sie selbst oder Ihre Patienten dazu bereit sind, können die oben empfohlenen Anwendungen auch tatsächlich zur Verbesserung der kompletten Durchblutungssituation beitragen.

Arthritis/Arthrose

Eines der bisherigen Hauptanwendungsbereiche für DMSO. Unter dem Begriff Arthritis werden häufig verschiedene krankhafte Gelenkprozesse vermischt. Im Deutschen sind damit eigentlich nur die entzündlichen Vorgänge gemeint (Endung „-itis"). Zu diesen gehören vorrangig die mikrobiell bedingten Gelenkentzündungen (meist Bakterien, wie Staphylokokken und Streptokokken) und die rheumatoiden Formen (Autoimmunprozess). Im internationalen Sprachgebrauch fallen auch die nicht-entzündlichen Gelenkerkrankungen darunter, die zum Beispiel durch Degeneration (Arthrose) entstehen. Wenn Sie sich nun an die pharmakologischen Eigenschaften von DMSO erinnern (Kapitel 1.2.3), ist Ihnen sofort klar, dass es für alle genannten Gelenkerkrankungen geeignet sein wird. Es wirkt antientzündlich und antimikrobiell, es moduliert die Immunlage und verhindert als Regenerationsprinzip abbauende, also degenerative Vorgänge. Außerdem wird die Ernährungslage der normalerweise schlecht versorgten Knorpelgewebe verbessert, weil DMSO eine Taxi-Funktion für den Stofftransport übernimmt. Dabei ist es belanglos, um welche Gelenke es sich handelt. In meiner Praxis wurden bisher hauptsächlich Knie-, Schulter-, Sprung-, Finger- und Wirbelsäulengelenke therapiert.

Behandlung mit DMSO: Bei Erkrankungen einzelner Gelenke kann zunächst die äußerliche Anwendung mit guter Wirksamkeit versucht werden. Das/die betroffene(n) Gelenk(e) werden möglichst rundum und großflächig mit einer 60 bis 80%igen wässrigen DMSO-Lösung durch Pinseln oder Sprühen benetzt. Denken Sie daran, dass die Haut oberhalb der Gürtellinie in der Regel empfindlicher reagiert als darunter. Das heißt, für ein Schultergelenk sollten Sie mit einer niedrigeren Konzentration beginnen (z. B. 60%), am Sprunggelenk kann dagegen meist direkt mit der 75%igen Lösung begonnen werden. Eine einmal täglich durchgeführte Behandlung führt oft zu raschen Symptomverbesserungen. Bei Bedarf kann der Effekt durch zwei- bis dreimaliges Benetzen oder mehrmals tägliche Anwendung gesteigert werden. Im Fall schwerer Erkrankungen, die viele Gelenke betreffen, erreicht man mit der innerlichen Anwendung von DMSO (Trinken oder Infusion) höhere Blutspiegel. Man beginnt solche Behandlungen beispielsweise mit 0,05 bis 0,1 g DMSO pro kg Körpergewicht und steigert die Mengen allmählich, je nach Verlauf, bis auf 0,5 bis 1 g pro kg Körpergewicht.

Fall:[19] Ruth Lewis, damals 64 Jahre alt, litt seit über zwanzig Jahren an rheumatoider Arthritis und konnte sich nur noch mit einer vierbeinigen Gehhilfe bewegen. Außerdem ließ sich die rechte Hand vor Schmerzen gar nicht mehr schließen. Viele Spezialisten und Diagnostik-Kliniken hatte sie aufgesucht und verschiedenste Prozeduren über sich ergehen lassen – ohne Besserung. Nachdem sie sich zusätzlich eine Rückenverletzung zugezogen hatte, sagte ihr der Arzt, sie müsse für mindestens 6 Monate strenge Bettruhe einhalten. Weil Ruth Lewis sich davor fürchtete, danach überhaupt nicht mehr laufen zu können und den Rest ihres Lebens im Bett liegend verbringen zu müssen, ließ sie sich von ihrem Mann und ihrem Sohn in eine Klinik bringen, um eine DMSO-Behandlung zu bekommen. Nach nur zweieinhalb Wochen täglicher DMSO-Infusionen verließ sie die Klinik ohne jede Hilfestellung oder Stöcke. Sie sagte: „Ich kann nicht in Worte fassen, was dieses Mittel für mich getan hat. Ich empfehle es mit Nachdruck. Ich sah während meines Klinikaufenthaltes viele Menschen kommen und gehen. Sie alle liefen gesund hinaus."

Asthma

Asthma lässt sich sowohl als allergische (atopischer Formenkreis) wie als nicht-allergische chronisch-entzündliche Reaktion der Bronchialschleimhaut beobachten. In der Regel handelt es sich jedoch um Mischformen. Leider vertritt die rein schulmedizinische Fraktion nach wie vor die Einschätzung, dass Asthma nicht heilbar sei. Deshalb droht den Patienten, meist Kinder, eine jahrzehntelange Belastung mit den gängigen „Lungensprays". Dazu gehören in erster Linie Kortison und β-Mimetika mit ihren langfristigen Nebenwirkungen. Wenn es sich um Ihre Kinder handelt, sollten Sie das nicht zulassen. Oberste Priorität hat bei der Therapie die Vermeidung von auslösenden Stoffen/Faktoren. Dazu können Medikamente (z. B. Schmerzmittel wie ASS), Kaltluft (sportliche Aktivitäten im Winter sollten immer mit reiner Nasenatmung absolviert werden!), organische Lösungsmittel (Verarbeitung von (Nagel-)Lack, Klebstoffen, Dichtstoffen, Raumsprays, Reinigungsmittel), Feinstaub/SMOG oder Tierhaare und andere tierische und pflanzlichen Allergene gehören. Ebenso ist zunächst die Behandlung einer auslösenden Grunderkrankung, wie zum Beispiel Infektionen oder Reflux („Sodbrennen"), angezeigt. Bedenken Sie auch, dass Asthma, ebenso wie die anderen atopischen Erkrankungen Neurodermitis und Heuschnupfen, eine erhebliche psychogene Komponente besitzen. Bei Kindern können etwa Schulprobleme oder familiäre Krisen auslösend wirken. Neben einer Behandlung mit DMSO (antiallergisch, antientzündlich) gehören aus meiner Sicht auch die Immunmodulation (Darmsanierung, Basensalze, Milchsäure, ...), die Ernährung und Atemtherapie zu den Bausteinen einer Asthma-Behandlung.

Behandlung mit DMSO: Asthma wird systemisch behandelt, das heißt, die DMSO-Verabreichung erfolgt oral, per Infusion oder durch großflächiges Einpinseln über die Haut. Nach der obligatorischen Verträglichkeitsprüfung kann beispielsweise mit der Einnahme von 3,5 ml DMSO (Kinder die Hälfte) in einem Glas Getränk (Wasser, lauwarmer Tee, „dünne" Fruchtsaftschorle) einmal täglich begonnen werden. Die Menge kann dann bis ca. 10 ml ansteigen. Noch größere Mengen sollten entweder durch mehrmalige tägliche Einnahme oder per Infusion verabreicht werden. Wegen der Anreicherung des Wirkstoffs sollten auch „Pausentage" eingeschoben oder die Anwendung zunächst auf 14 Tage begrenzt werden. Je nach Therapiefortschritt bzw. Symptomverbesserung kann man diesbezüglich flexibel reagieren.

Fall: L. S., 8 Jahre alt, hat eine typische „Lungenkarriere". Ganzjährig wiederholte Infekte, gemischt mit allergischen Vorgängen, führten zur Versorgung mit „Asthmasprays". Die Anwendung gestaltet sich schwierig und ineffizient, weil er die dafür nötige Atemtechnik nicht beherrscht. Dies wiederum „beantworteten" die behandelnden Ärzte mit Dosissteigerungen. Der Junge, sowieso sehr lebhaft, zeigt die typischen Nebenwirkungen, wie Zittern und Unruhe. Seine Lungenfunktion ist nach wie vor stark eingeschränkt und sensibel gegenüber Allergenen. Auf meinen Rat hin gibt ihm die Mutter seit einer Woche eine tägliche Portion DMSO in der empfohlenen Dosierung. Der erste Gedanke war, dadurch die Asthmamittel möglichst reduzieren zu können. Tatsächlich zeigt sich aber nun auch eine Stabilisierung der Lungenschleimhaut, die offensichtlich auf das eigene antiallergische Potenzial des DMSO zurückzuführen ist. Husten, „Laufnase“ und Atmung verbessern sich zusehends.

Atemwegsinfektionen

Dazu gehören vor allem virale und bakterielle Erkrankungen von Nase, Rachen und Bronchien. Im Falle eines mikrobiell bedingten Schnupfens kann DMSO als ca. 30 bis 40%ige Lösung mit Hilfe einer Pipette direkt in die Nasenlöcher getropft und verteilt werden. Ein eventuell anfänglich auftretendes Brennen lässt rasch nach. Die Schwellung der Nasenschleimhaut geht zurück. Bei entzündlichen Rachen- bzw. Halsinfektionen kann mit ähnlichen Konzentrationen „gegurgelt“ werden. Bronchitis oder Lungenentzündungen werden systemisch behandelt. Dafür wird das DMSO als geeignete Lösung über die Haut, als Getränk oder per Infusion verabreicht (vgl. Asthma). Für alle Infektionen gilt: Eine kombinierte Behandlung mit oxidativen Verfahren wie MMS ist angezeigt, um die verursachenden Mikroorganismen rasch zu bekämpfen. In den Familien und dem Bekanntenkreis von befreundeten Therapeuten und mir selbst ist es inzwischen üblich, alle Arten von Husten, Schnupfen, Mandelentzündung usw. durch die abwechselnde Gabe von DMSO und MMS (oder Wasserstoffperoxid) zu behandeln.

Athletischer Fuß

Es handelt sich hierbei hauptsächlich um eine Pilzinfektion an der Fußsohle, die durch Gruppen kleiner Bläschen in Erscheinung tritt. Im weiteren Verlauf treten Faltenbildung, Hautschälungen und Vergröberung der Hautstruktur hinzu. Die Erkrankung entsteht durch häufiges Tragen eng anliegender Sportschuhe. Die klassische Behandlung mit Antimykotika alleine ist oftmals nicht wirksam genug. Besser geeignet sind MMS-Fußbäder oder eine Kombinationsbehandlung aus DMSO und MMS. Dadurch wird das MMS, hier der fungizide Wirkstoff, schneller und tiefer in die Hautschichten transportiert. Außerdem steuert DMSO seine eigenen Wirkeigenschaften bei. Für das praktische Vorgehen dabei gibt es verschiedene Möglichkeiten. Man kann die Füße mit DMSO einpinseln und einige Minuten warten, bis die Haut etwas abgetrocknet ist. Dann stellt man sie in das vorbereitete MMS-Bad (z. B. 20 Tropfen doppelt aktiviertes MMS, d.h. 20 Tropfen Natriumchlorit plus 40 Tropfen Aktivator). Ebenso können die Füße zunächst mit reichlich MMS-Lösung eingesprüht werden und kurz darauf pinselt man das DMSO dazu. Machen Sie es ruhig so, wie es Ihnen am angenehmsten ist.

Aufmerksamkeitsstörungen vgl. Entwicklungsverzögerungen bei Kindern

Augenerkrankungen vgl. auch Altersbedingte Makuladegeneration

Mit DMSO alleine oder in Kombination mit anderen Wirkstoffen wurden und werden von Augenärzten verschiedenste krankhafte Augenveränderungen erfolgreich behandelt. Dazu gehören zum Beispiel die Makula-Degeneration, Makula-Ödeme, traumatisch bedingte Uveitis (Entzündung der mittleren Augenhaut), die Katarakt („Grauer Star"), das Glaukom („Grüner Star") oder verschiedene Netzhauterkrankungen. Linsentrübungen können behandelt werden, indem man 1-3%ige DMSO-Lösung (sterile isotonische Salzlösung verwenden! Dosieranleitung siehe unten oder auf Seite 73, 158 im Abschnitt „AMD" oder Seite 279) direkt ins Auge tropft. Sehr gute Erfahrungen wurden auch mit der lokalen Verabreichung einer speziellen Mischung aus DMSO und Superoxid-Dismutase (SOD) zur Therapie des Glaukoms gemacht. Die Funktion des Enzyms SOD, ein Biokatalysator, der auch von Natur aus im Organismus aller aeroben Lebewesen verfügbar ist, wurde schon im Kapitel 2.5.1 erläutert.

Weiterhin wurde auch die erstaunliche Beobachtung gemacht, dass Menschen, die etwa wegen Problemen am Bewegungsapparat mit DMSO behandelt wurden, gleichzeitig eine deutliche Verbesserung ihrer jeweiligen Augenerkrankungen schilderten. Nachdem ein Patient mit fortschreitender Netzhautzerstörung (Retinitis pigmentosa) von einer spektakulären Wiedererlangung seines Sehvermögens berichtete, während er anderweitig mit DMSO behandelt wurde, begann man im Rahmen einer klinischen Studie an der Universität von Oregon dieser Sache auf den Grund zu gehen. Weitere 50 Patienten mit Netzhauterkrankungen wurden so von Dr. Robert Hill in den frühen 1970er-Jahren behandelt, und die gesammelten Ergebnisse waren sehr ermutigend. Sehschärfe, Gesichtsfeld und Nachtsicht der Patienten verbesserten oder stabilisierten sich. Ich selbst behandelte kürzlich eine Patientin „ganz nebenbei" wegen Muskelschmerzen im Nackenbereich mit einer DMSO-Lösung und sie berichtete einige Tage später erstaunt davon, dass sie am folgenden Morgen plötzlich auch ohne die gewohnte Brille scharf sehen konnte. Vermutlich ist hier neben regenerativen Eigenschaften auch die muskelentspannende Wirkung von DMSO von Bedeutung.

Will man die Augen direkt mit Hilfe einer Tropfenlösung behandeln, so muss erstens auf möglichst sterile Zutaten geachtet und zweitens stark verdünnt werden. Im Anwendungskapitel wird dafür eine Rezeptur vorgeschlagen, für die man 5 - 15 ml reines DMSO in eine handelsübliche 500 ml Flasche Kochsalzinfusion oder 500 ml sterilfiltriertes Meerwasser mischt. Daraus können dann Teilmengen, für die Anwendung am Auge, in gereinigte Braunglaspipettenfläschchen abgefüllt werden.

Baker-Zyste

Zysten ganz allgemein sind neu hinzukommende flüssigkeitsgefüllte Hohlräume im Gewebe, die sich durch ganz unterschiedliche Ursachen bilden können. Häufig stecken Entzündungen, Infektionen oder Parasitenbefall dahinter. Im Fall der Baker-Zyste, die auch Poplitealzyste genannt wird, handelt es sich um eine Ausstülpung der Kniegelenkkapsel im Bereich der Kniekehle. Hier sind die Ursachen meist vorhergehende Gelenkschäden (z. B. Sportverletzungen) oder degenerative sowie entzündliche Prozesse im Zusammenhang mit Arthrose oder Rheuma. Die dadurch vermehrt gebildete Gelenkflüssigkeit sucht sich einen Weg und führt zur besagten Auskopplung einer flexiblen „Wasserblase“. Eine chirurgische Entfernung führt oft nicht zur Heilung, weil die krankhaften Prozesse im Gelenk dadurch nicht geheilt werden und es zur erneuten Bildung einer Ausstülpung kommt.

Eine Behandlung des gesamten Kniegelenks durch äußerliches Auftragen von DMSO-Lösungen hat dabei eine duale Wirkung. Erstens werden die genannten ursächlichen Gelenkerkrankungen, die zum vermehrten Flüssigkeitseinstrom führen, kuriert. Zweitens werden Diffusions- und Osmose-Vorgänge an der Zyste selbst gefördert, was zu ihrer Rückbildung beiträgt.

Man kann dafür eine 75%ige wässrige DMSO-Zubereitung mit einem Pinsel großzügig auf das gesamte Kniegelenk auftragen, wie es im Kapitel 2 beschrieben ist. Diese Prozedur sollte täglich einmal durchgeführt werden, bis es zur anhaltenden Besserung kommt.

Bänderriss vgl. auch Sportverletzungen

Dr. Walker[19] beschreibt folgenden Fall: Die pensionierte Lehrerin Gertie Brown, damals 62 Jahre alt, hatte sich im Januar 1980 am Knie verletzt und infolgedessen höllische Schmerzen und teilweise Bewegungsunfähigkeit. Der Orthopäde stellte einen Bänderriss fest und sagte ihr, dass eine Operation nötig sei. Dies lehnte sie ab. Sechs Monate später hörte sie von den ausgezeichneten Heilerfolgen durch DMSO und begann eine Therapie in der Klinik von Dr. Douglass. Sie wendete das DMSO äußerlich auf dem Knie an und bekam auch acht relativ niedrig dosierte Infusionen. Gertie Brown ging dazu über, auch andere Gelenke damit zu behandeln, die über die Jahre hin schmerzhafte Veränderungen zeigten. Alle Schmerzen verschwanden. Das Knie fühlte sich noch weich an und war nach wie vor nicht vollständig kräftig, was nach einem Bänderriss zu erwarten ist. Seitdem wendet sie auf dem Knie abends vor dem Schlafengehen eine kleine Menge DMSO an und kann dann das folgende Tagesprogramm absolvieren. Damit ist sie sehr zufrieden und froh, keine Operation über sich ergehen lassen zu müssen.

Bandscheibenprobleme

Die Zwischenwirbelscheiben, so die richtige Bezeichnung, bestehen aus einem Faserring und dem sogenannten wässrigen Gallertkern. Dieser hat die Funktion eines Wasserkissens, das Stöße abfängt. Nach Abschluss des Körperlängenwachstums mit etwa 20 Jahren werden die Zwischenwirbelscheiben nicht mehr direkt durch Blutgefäße versorgt, sondern nur noch indirekt durch passive Diffusionsvorgänge. Ganz wichtig für die Ernährung und Entsorgung dieser Wirbelsäulenelemente ist deshalb der Wechsel zwischen Wachen und Schlafen. Tagsüber, im Stehen und Sitzen, sorgt die Schwerkraft für einen Druck auf den Gallertkern, der dadurch Wasser und darin gelöste Stoffe abgibt. Dies führt zu dem bekannten Effekt des „Schrumpfens“ von ca. 1 bis 3 cm bis zum Abend. In der Nacht, liegend, kann sich die Bandscheibe wieder füllen, das heißt regenerieren. Über diesen Wasser-Wechsel müssen, beim Erwachsenen, auch Nährstoffe und Abfälle transportiert werden – ein sensibler Vorgang. Schäden an den Zwischenwirbelscheiben treten bekanntermaßen durch langfristige Über- oder Fehlbelastungen auf, kommen aber auch spontan, etwa nach einer „Grippe“ oder in der Schwangerschaft, vor. Sie führen durch Schwellungen oder Einreißen zur Vorwölbung oder zum Austritt des Gallertkerns. Dies wiederum ruft Reizungen von Rückenmarksstrukturen hervor, die sich in den bekannten Symptomen wie Schmerzen, Taubheit oder Inkontinenz äußern können. Inzwischen, so höre ich von Osteopathen, Physiotherapeuten, aber auch ganzheitlich arbeitenden Ärzten, hat sich die Ansicht gefestigt, dass Bandscheibenvorfälle, bis auf wenige Ausnahmen, grundsätzlich spontan abheilen können. Eine Operation, welcher Art auch immer, ist dann vollkommen unnötig. Für eine spontane Abheilung ist entscheidend, dass die Bandscheiben durch passive, manuelle und gymnastische Maßnahmen entlastet werden, damit ihre Regenerationsfähigkeit sichergestellt ist. Die Regeneration erfolgt, das wissen Sie schon, nur durch Diffusionsvorgänge mit der wässrigen Umgebung. Dabei werden gelöste Nährstoffe/Elektrolyte hineintransportiert und überflüssige wieder heraus. Welcher Wirkstoff fördert den Transport durch biologische Membranen ganz ausgezeichnet? Richtig: DMSO ist in der Lage, die hoch wasserhaltige Struktur des Gallertkerns durch den Faserring hindurch zu erreichen und dabei die Clusterstruktur zu modulieren und gelöste Teilchen zu transportieren.

Falls Sie sich doch, voreilig oder nicht, zu einer Operation begeben haben, dürfen Sie DMSO ebenfalls als Regenerationsmittel nutzen. Die Rehabilitationszeit kann verkürzt werden und die Narbenstruktur wird sich wesentlich verbessern.

Behandlung mit DMSO: Bandscheibenvorfälle können gleichzeitig äußerlich und innerlich mit DMSO behandelt werden. Dazu wird der betroffene Bereich täglich großflächig mit einer ca. 70%igen DMSO-Lösung benetzt. Um noch mehr DMSO in den Körper zu bringen, kann auf die Einnahme oder die Infusion zurückgegriffen werden. In der Tiermedizin ist die DMSO-Infusion bei Pferden mit Wirbelsäulenproblemen ein geläufiges Verfahren. Ein aktueller Fall eines Patienten kann die Behandlung veranschaulichen.

Fall: Herr M. F., männlich, 31 Jahre alt, hatte direkt nach einem „großen Lebensereignis" (ein eigentlich erfreuliches!) eine Bandscheibenproblematik im Lendenwirbelbereich entwickelt. Er führte dies auf die überwiegend sitzende Schreibtischtätigkeit und den Bewegungsmangel zurück. Die Sache spitzte sich rasch zu, und er zeigte das symptomatische Vollbild des Einklemmungsvorgangs mit entsprechenden Ängsten. Der behandelnde Arzt riet zur sofortigen Operation. Diese wurde innerhalb einer Woche durchgeführt und verlief wie geplant. Die anschließende Rehabilitationsphase gestaltete sich wechselhaft und schleppend. In dieser Situation riet ich dem Betroffenen zur äußerlichen Anwendung von DMSO und gleichzeitiger Einnahme. Nach ca. 2 Wochen täglicher Einnahme von 5 bis 10 ml DMSO und der Benetzung am Operationsort zeigten sich äußerst positive Fortschritte in der Heilung. Der junge Mann beschrieb die regenerativen Vorgänge mit den Worten: „Ich stelle überrascht fest, dass ich wieder zu meinen natürlichen Bewegungsabläufen und einem angstfreien Gangbild gefunden habe. Auch die Narbe ist jetzt viel weicher."

Bauchspeicheldrüsen-Entzündung

Die Bauchspeicheldrüse hat gleich zwei enorm wichtige Aufgaben als sekretorisches Organ zu erfüllen. Zum einen produziert sie entscheidende Stoffwechselhormone (Insulin u.a.), die sie in die Blutbahn entlässt (endokrine Funktion). Zum anderen stellt sie für die Nahrungsverdauung unverzichtbare Enzyme her, die sie über einen zentralen Gang in den Anfangsteil des Dünndarms befördert (exokrine Funktion). Dabei handelt es sich unter anderem um Hilfsstoffe für die Fett- und Eiweißaufspaltung. Genau der letztgenannte Punkt ist entscheidend für die Gefährlichkeit einer Entzündung in diesem Organ. Kurz gefasst ist das grundsätzliche Problem eines entzündlichen Prozesses im Pankreasgewebe die damit einhergehende Veränderung der Durchlässigkeit der Ausführungsgänge für die Enzyme. In der Folge können diese zu früh aktiviert werden und greifen dann das körpereigene Organ im Sinne einer Verdauungsleistung von innen an. Zerstörung der Drüsenzellen sowie Perforation und enzymatischer „Angriff" auf weitere benachbarte Bauchorgane können die Folge sein. Diese sogenannte Pankreatitis kann akut oder chronisch verlaufen. Die bekannten Ursachen für einen Entzündungsvorgang in der Bauchspeicheldrüse sind vielfältig. Zu den häufigsten gehören Gallensteine (Gallen- und Pankreasgang münden meistens an der gleichen Stelle gemeinsam in den Zwölffingerdarm), übermäßiger Alkoholkonsum und Infektionskrankheiten wie Mumps oder Hepatitis. Die Betroffenen entwickeln neben heftigsten Oberbauchschmerzen meist Übelkeit, Verstopfung und Fieber. Als antientzündlicher Wirkstoff kann DMSO bei dieser Erkrankung nutzbringend eingesetzt werden. Die Mechanismen, die dadurch zur Linderung und/oder Heilung führen, sind vermutlich vielfältig und haben etwa auch mit den Permeabilitätseigenschaften (Durchdringung, Durchlässigkeit) von DMSO zu tun. Auch die direkte „Entschärfung" von Enzymen kann man sich gut vorstellen.

Achtung: Die Bauchspeicheldrüsenentzündung ist eine schwere Erkrankung, die häufig zu ernsthaften Komplikationen führen kann! Absolute Nahrungskarenz, frühzeitige großzügige Flüssigkeitszufuhr durch Infusionen und die Gabe von Schmerzmitteln (DMSO ist auch ein Schmerzmittel) ist erforderlich. Je nach Symptomatik oder Ursache (z. B. Infektion) sollten weitere Therapiebausteine hinzukommen, wie etwa MMS per Infusion. Das hat gegenüber den geläufigen Antibiotika und Magensäurehemmern den Vorteil, dass der Organismus in dieser Notsituation weniger belastet wird. Eine orale Einnahme der üblichen aktivierten MMS-Lösung würde ich wegen des Säuregehaltes im Falle einer Bauchspeicheldrüsenentzündung nicht anwenden. Man kann ja auf die oralen CDL-Fertigprodukte zurückgreifen oder meine im Kapitel 2.5.1 beschriebene Prozedur für das Herrichten einer pyrogenfreien Infusion berücksichtigen. Wenn Sie das DMSO als antientzündlichen und schmerzlindernden Wirkstoff zur Behandlung der Bauchspeicheldrüsenentzündung einsetzen wollen, darf es nicht zusammen mit MMS in ein und derselben Infusion verabreicht werden, sondern nacheinander. Dabei sollte man beachten, dass die DMSO-Infusion relativ schnell laufen darf, die oxidativ wirkende MMS-Infusion jedoch sehr langsam laufen sollte, damit die roten Blutkörperchen gleichmäßig mit ClO_2 beladen werden können.

Blasenentzündung vgl. Harnwegsinfektionen

Borreliose

Für diese chronische bakterielle Infektion gibt es inzwischen viele alternative Therapievorschläge. Tatsache ist, dass die Borrelien in verschiedenster Hinsicht sehr hartnäckig sind und eine systemische Antibiotika-Therapie in der Regel sehr langwierig, wenig erfolgreich und reich an Nebenwirkungen ist. Deshalb halte ich eine Kombination aus einem oder mehreren oxidativen Bakterienkillern, die von Natur aus keine Resistenzen erlauben (Wasserstoffperoxid, Ozon, Chlordioxid [MMS], Rizol ...) und DMSO als Schlepper und Kanalöffner für hilfreich. Auch Körpergewebe, das wenig oder nur durch Diffusion ernährt wird (sog. bradytrophes Gewebe) und in dem sich die verschiedenen Entwicklungsstadien und Formvarianten der Borrelien gerne verstecken, wird auf diese Weise mit den Oxidationswirkstoffen geflutet. Es kommt noch dazu, dass Borrelien zu den gram-negativen Bakterien gehören und durch ihre Zerstörung sogenannte Endotoxine frei werden. Diese können entzündliche oder allergische Reaktionen hervorrufen und müssen möglichst „geordnet" vom Körper ausgeschieden werden. Auch diesen Entgiftungsprozess unterstützt das DMSO bekanntermaßen. Zusätzlich empfehle ich stets die parallele Einnahme von oberflächenaktiven Pulvern wie Zeolith, Heilerde oder Algen. Dadurch werden die besagten Toxine, die von der Leber über die Gallenflüssigkeit in den Darm fluten, dort gebunden und können so keine Darmschleimhautreizungen verursachen und auch keinem Recycling durch eine poröse Darmwand unterliegen.

Karin Heller, einer Heilpraktikerkollegin aus Radolfzell, die sich unter anderem intensiv mit der Dunkelfeldmikroskopie beschäftigt, sind kürzlich erstaunliche Bildaufnahmen gelungen. Diese zeigen, dass Borrelien die Blutzellen verlassen, nachdem DMSO angewendet wurde! Dadurch werden diese pathogenen Bakterien wesentlich besser angreifbar. DMSO muss demnach als Kanalöffner in jede Richtung begriffen werden, als Ermöglicher eines verbesserten Stoff- und Partikelaustausches zwischen Funktionszellen, zwischenzelligem Gewebe und Flüssigkeitsräumen. Karin Heller will diese Ergebnisse selbst veröffentlichen und wir gehen davon aus, dass DMSO den Effekt des „aus dem Versteck locken" auch in anderen Körpergeweben ermöglicht. So ist es nicht verwunderlich, dass eine Mischung aus DMSO und Oxidantien offensichtlich wesentlich effektiver ist, wenn es um die Behandlung chronischer Infektionen geht. Dies zeigt eindrücklich folgender **Fall**:

Herr B. H., Berchtesgaden, 58 Jahre, litt über 18 Monate an fortschreitenden schweren Symptomen wie wandernde starke Gelenkschmerzen, versagende Gelenke, intensive Gedächtnisverluste, starke Leistungsverminderung und Müdigkeit. Die Diagnose auf chronische Borreliose wurde im Januar 2011 gestellt und Therapieversuche mit Antibiotikum, Kardenwurzel, Rizol und anderen blieben zunächst ohne Erfolg. Nachdem sich sein Zustand derart verschlimmert hatte, dass er sogar arbeitsunfähig wurde, weil sich die Infektion als Neuroborreliose weiter entwickelte, wendete er auf Empfehlung des bekannten Wissenschaftlers Dr. Steidl (Uni Erlangen) folgende Mischung an, die als Trinklösung zubereitet wird: 350 ml Wasser, 25 ml DMSO, 8 Tropfen Wasserstoffperoxyd 3%, 15 Tropfen Rizol "Zeta" und Saft von 2 Biozitronen. Das Ganze dreimal täglich für 7 Tage. Nach 3 Tagen konnte er die ersten Verbesserungen verzeichnen und nach 7 Tagen waren alle Symptome abgeklungen.

Boreout/Burnout

Man muss, wie es gegenwärtig in der Fachwelt geschieht, gar nicht darüber diskutieren, ob diese beiden Syndrome nun ein eigenständiges Krankheitsbild darstellen oder ein modisches „Hirngespinst" sind. Wie bei allen menschlichen Schieflagen, die offensichtlich eine starke psychogene Komponente haben, sollte man meiner Meinung nach nie voreilig darüber urteilen, welche Ursachen im Vordergrund stehen. Gerade an dieser Stelle muss nämlich die Frage erlaubt sein, ob zunächst „das Ei oder die Henne" vorhanden war. Anders formuliert: ob tatsächlich psychische/neurologische Vorgänge die Ursache sind oder vielleicht doch andere Dinge, wie zum Beispiel Stoffwechselprobleme, Mangelerscheinungen, Immundefizite, ... Wenn Sie ein ganz normales Lehrbuch über die Erkrankungen der Organsysteme hernehmen, also sich über Pathologie informieren, dann werden Sie staunen, bei wie vielen zunächst rein körperlichen Prozessen Symptome ausgelöst werden, die absolut der Psyche zuzuordnen sind. So ist allgemein bekannt, dass etwa Patienten, die, aus verschiedensten Gründen, eine Schilddrüsenunterfunktion (Hypothyreose) entwickeln, die Symptome einer Depression zeigen. Da jeder Mensch sehr unterschiedlich reagiert, kann es sogar sein, dass die sonstigen üblicherweise erwarteten Beschwerden durch diesen Hormonmangel nur gering ausgeprägt sind. Dann wird ein solcher Mensch fälschlicherweise mit gefährlichen Antidepressiva behandelt, obwohl man ihm auf ganz einfache Art und Weise ursächlich helfen könnte, indem man die Schilddrüsenunterfunktion behandelt. Genauso geht es Patienten, die eine Vitamin-B_{12}-Mangel-Anämie haben, das heißt aufgrund der langfristig fehlenden Blutbildung zu wenige rote Blutkörperchen besitzen. Auch sie zeigen stark depressive Symptome. Was meinen Sie, wie viele Altersheimbewohner in diesem Sinne neurologisch falsch behandelt werden?

Nun gibt es aber selbstverständlich eine ganze Reihe von weniger spektakulären körperlichen Entgleisungen, die oft auch gar nicht bei einer Blutuntersuchung oder üblichen Anamnese auffallen würden. Trotzdem führen solche Vorgänge über einen bestimmten Zeitraum zu chronifizierten Symptomen und Krankheiten, die wir dann etwa als die benannten Burn- und Boreout-Syndrome kennen. Im Großen und Ganzen handelt es sich ja aus Sicht der Patienten um eine Leistungsminderung. Wenn man sich dann auf die Suche nach den Ursachen macht, werden schnell die beruflichen und familiären Umstände als „schuldig" herangezogen. Erlauben Sie die Frage: Was ist, wenn wir uns damit auf völlig falscher Fährte befinden? Was ist, wenn wir mit Hilfe einer umfassenden Anamnese herausfinden, dass der/die Betroffene im Vorfeld seiner/ihrer Beschwerden eine kleine Routineoperation hatte und die chirurgische Narbe immer noch „Wetterfühligkeit" zeigt oder einen wichtigen Meridian (Nervenleitbahn) unterbricht? Was ist, wenn er/sie sich plötzlich erinnert, dass lange vor den psychischen Symptomen wegen eines Infektes sieben Tage lang ein Antibiotikum eingenommen und eine anschließende Darmsanierung versäumt wurde? Was ist, wenn wir feststellen, dass am Arbeitsplatz Mobiltelefon-Sendeanlagen einen starken Elektrosmog verursachen oder die neue Einrichtung synthetisch-chemische Emissionen abgibt? Was ist, wenn aufgrund des angebotenen Kantinenessens die Betroffenen über lange Zeit hin Fehl- und Mangelernährung erleiden? Was ist, wenn ein halbes Jahr vor dem Leistungseinbruch eine quecksilberhaltige Zahnfüllung entfernt wurde? Diese Frageliste, das ahnen Sie, lässt sich beliebig fortsetzen. Entscheidend ist, dass all diese Ursachen, die für nachgeschaltete Beschwerde-Syndrome im hauptsächlich psychischen Bereich bekannt sind, auf der körperlichen Ebene entstehen und auch genau dort behandelt werden können. Meist sogar mit sehr einfachen Maßnahmen. Es ist doch naheliegend, dass ein Organismus, der chronisch übersäuert ist oder Vitaminmangel erleidet oder mangelnde Verdauung erbringt oder, oder, ... irgendwann nicht mehr die (vorher) gewohnte Leistung erbringen kann. Im ganzheitlichen Kontext betrachtet, reißen selbstverständlich körperliche Dysfunktionen dann Geist und Seele mit – ein Burnout-Geschehen bahnt sich den Weg. Natürlich gibt es auch den umgekehrten Vorgang, das, was wir mit Psychosomatik und somatoformen Störungen bezeichnen. Trotzdem sollte beachtet werden, dass man Patienten generell und insbesondere die „Ausgebrannten“ und die „Unterforderten“ nicht voreilig in die Psycho-Schublade stecken darf.

Was kann DMSO hier leisten? Dieses Mittel haben Sie als regenerierend kennengelernt. Regeneration heißt, dass körperliche Funktionen zurück zu ihrer natürlichen Ausgangslage finden. Dies geschieht auf vielfältige Art und beinhaltet beispielsweise Entgiftungsvorgänge, Regulation und Modulation von Enzymen u.a. Wirkungen mehr. Deshalb kann DMSO gerade in der Anfangsphase von Bore- und Burnout-Therapien wichtige Anstöße leisten, die auch die weiteren Maßnahmen unterstützen und verstärken. Solche Maßnahmen ergeben sich aus möglichst detaillierten Anamnesen und Diagnosen und beinhalten auch die Bereiche Ernährung, Bewegungsapparat und Schlaf.

Behandlung mit DMSO: Mit Anfangsdosen von einmal täglich 0,05 bis 0,1 Gramm DMSO pro Kilogramm Körpergewicht können Sie die Therapie starten. Das DMSO kann als 75%ige Lösung über die Haut (vorzugsweise Beine) aufgenommen werden oder als Getränk in einem großen Glas Flüssigkeit. Ebenso eignen sich Infusionen. Entsprechend der Verträglichkeit können Sie dann die tägliche Menge auf vielleicht 0,3 bis 0,5 g pro kg Körpergewicht steigern. Sie sollten auch Pausentage einlegen und den Einnahmezeitraum jeweils auf zwei Wochen begrenzen.

Bronchitis vgl. Atemwegsinfektionen

Chemotherapie Nebenwirkungen vgl. auch Chronische Erschöpfung

Chemotherapeutika wirken oft zytostatisch, das heißt Zellwachstum und Zellteilung hemmend, sowie immunsuppressiv. Die zytostatischen Schäden bilden sich am deutlichsten an Zellen mit (natürlicher) hoher Teilungs- oder Stoffwechselrate ab. Dies sind neben den Tumorzellen selbst beispielsweise Magen-Darm-Epithelzellen oder aber die Knochenmarkzellen, die für die Neubildung von roten und weißen Blutkörperchen zuständig sind. Deshalb leiden Menschen während/nach der Chemotherapie etwa unter heftigen Magen-Darm-Symptomen und Anämie, also dem landläufig als Blutarmut bezeichneten Blutzellenmangel. Diese wiederum führt zu chronischer Müdigkeit, Abgeschlagenheit und vor allem Sauerstoffmangel – damit ist der „Teufelskreis“ geschlossen. Weil auch ein Mangel an weißen Blutkörperchen auftritt, die ja bekanntermaßen die Gruppe der Abwehrzellen stellen, ist eine begleitende Immunschwäche vorprogrammiert. Sie kann zu gehäuften Infekten, Pilzerkrankungen u.a. führen. All diese und weitere Symptome werden unter dem Begriff Fatigue-Syndrom zusammengefasst. Hier kann DMSO hilfreich eingesetzt werden. Genauso wie wir damit andere Regenerationsphasen positiv unterstützen bzw. die dafür erforderlichen Zeiten verkürzen, zum Beispiel nach Operationen oder Infekten. Wer sich also entschlossen hat, eine schulmedizinische Krebs-Therapie in Form von Medikamenten oder Bestrahlung über sich ergehen zu lassen, kann durch die vorherige und anschließende Anwendung von DMSO seinen Zustand stabilisieren. Dafür wird die in Kapitel 2 vorgeschlagene Menge in Form von wässrigen Lösungen über die Haut oder als Getränk oder als Infusion eingenommen. Die jeweils günstigste Verabreichungsform hängt auch von den individuellen Umständen ab. Beispielsweise kann es sinnvoll sein, im Falle schwerer Magen-Darm-Probleme zuerst einmal über die Haut oder per Infusion zu behandeln, bevor man dann zu einer Trinklösung mit langsam ansteigender Dosierung übergeht.

Chronische Erschöpfung/Fatigue-Syndrom

Über die genaue Bedeutung dieser beiden Bezeichnungen wird, nebenbei bemerkt, dauerhaft diskutiert. Erschöpfungszustände können im Zusammenhang einer Grunderkrankung auftreten oder für sich alleine stehen. Allgemein bekannt sind chronische Erschöpfungen, die sich neben den subjektiv empfundenen Symptomen zum Beispiel auch durch eine nachweisbare Anämie (Blutarmut) oder andere Mangelerscheinungen im Rahmen folgender Erkrankungen zeigen: Krebs, Multiple Sklerose, chronische Infektionen, chronische Herz- und Lungenerkrankungen, Rheuma, AIDS, Morbus Crohn, Morbus Bechterew, Fibromyalgie, … Auch ohne solche Vorerkrankungen kann ein chronisches Erschöpfungssyndrom auftreten, das dann unter anderem durch ständig gereizte Lymphknoten mit Halsschmerzen, Gelenk- und Muskelschmerzen, Konzentrationsstörungen und Kopfschmerzen sowie Leistungsminderung und Schlafstörungen in Erscheinung tritt. Auch wenn in diesen Fällen keine eindeutigen Ursachen auszumachen sind, geht die Alternativmedizin davon aus, dass es sich bei vielen Patienten um dauerhaft vorhandene Infektionen mit Viren, Bakterien oder Parasiten handelt. Ebenso kommen eine chronisch gestörte Darmflora oder Toxinbelastungen in Betracht sowie weitere Stoffwechselverschiebungen und Störfelder.

Chronische Erschöpfung ist in jedem Fall ein sehr ernst zu nehmender Prozess, der einer möglichst genauen Anamnese und Diagnose bedarf. DMSO kann in der Therapie dieser Erkrankung äußerst nutzbringend eingesetzt werden, weil die vielfältigen, sich gegenseitig ergänzenden Wirkeigenschaften auf verschiedenen Ebenen im Organismus regulatorisch eingreifen. Aufgrund des meist fortgeschrittenen Leidensdrucks, der die Betroffenen zum Therapeuten führt, eignet sich in diesen Fällen besonders die DMSO-Infusion als schnell wirksame „Erste-Hilfe-Maßnahme". Weitere Bausteine können etwa spezielle Reinigungs- und Entgiftungsmethoden, effektive Entsäuerung, u.a. sein.

Eine Patientin (38 Jahre alt), die nicht genannt werden will, hatte lange Zeit mit subjektiv empfundener Leistungsminderung, ständig gereizten/geschwollenen Lymphknoten und Schlaflosigkeit zu kämpfen. Dazu kamen viele weitere Beschwerden, die sie einschränkten, wie etwa massive Verdauungsprobleme, Frieren/Schwitzen, Muskelschmerzen. Die Frau war inzwischen so weit unten angekommen, dass sie selbst von einer psychischen Ursache für ihr Leiden ausging. Eine umfangreiche klinische Untersuchung ergab schließlich den Verdacht auf eine reaktivierte chronische EBV-Infektion (Epstein-Barr-Virus = Pfeiffersches Drüsenfieber). Das ist zunächst noch nichts Ungewöhnliches, weil fast 100% der über Vierzigjährigen damit infiziert sind. Dieses auch als Humanes-Herpes-Virus 4 bezeichnete Teilchen verbleibt, nach dem Erstkontakt im Kindes- oder Jugendalter („kissing-desease" oder „Studentenkrankheit"), lebenslang im Körper. Nur in wenigen Fällen kommt es zur Reaktivierung mit entsprechenden Symptomen. Dies kann etwa in (vorübergehenden) Immunschwäche-Phasen passieren. Wikipedia gibt dazu folgende Aussage (20.04.2012, Suchwort: Epstein-Barr-Virus): „In jüngster Vergangenheit erhärtete sich darüber hinaus der Verdacht, dass EBV mit einer Vielzahl von Autoimmunerkrankungen, wie z. B. Multipler Sklerose, systemischem Lupus erythematodes und der rheumatoiden Arthritis in Zusammenhang steht. … Auch das Chronische Erschöpfungssyndrom (insbesondere in Forschungen an der Charité) sowie die Encephalitis lethargica werden mit dem Virus in Verbindung gebracht."

Auf meine Empfehlung hin nahm die Patientin aufsteigende Dosen DMSO und MMS ein und berichtete schon nach wenigen Tagen von einem ganz neuen Lebensmut. Mit weiteren kleinen unterstützenden Maßnahmen verschwanden die Symptome nach und nach oder waren stark abgeschwächt. Sie konnte wieder erholsam schlafen, fühlte sich privat und beruflich leistungsfähig, und die Lymphknotenschwellungen nahmen deutlich ab. Als ich sie nach zwei Wochen wieder sah, kam sie mir deutlich „verjüngt" vor.

Colitis vgl. Darmerkrankungen

Cortisontherapie

Es handelt sich hierbei natürlich nicht um eine Erkrankung selbst, sondern um eine häufig angewendete Therapie bei vielen (chronischen) Leiden. Kortisone werden vor allem äußerlich (Salben, Cremes, …) und innerlich in Form von Tabletten verabreicht. Auch die Applikation von Sprays bzw. Verneblern für Erkrankungen der Atemwege kann gewissermaßen als topische Anwendung („innere Oberfläche") gesehen werden. Wie schon erläutert, verstärkt DMSO die Wirkung vieler anderer Arzneimittel erheblich. Insbesondere Kortisone können in Kombination mit DMSO, aufgrund des verbesserten Transports durch biologische Membranen, in ihren Effekten um das 10- bis 1000-fache geboostet werden.

In der Tiermedizin ist dieses Prinzip weitverbreitet. Das Präparat *Dexamethason in DMSO®* von CP-Pharma ist entsprechend beliebt bei Tierärzten und wird beispielsweise äußerlich bei Gelenkerkrankungen, Verletzungen, entzündeten Sehnen u.a. eingesetzt. Der eigentliche Vorteil einer Mischung von Kortison und DMSO ist aber die Möglichkeit, die benötigte Menge an Kortison zu reduzieren, weil seine Wirkung ja verstärkt wird. Dies ist von großer Bedeutung. Sie wissen sicherlich, dass die Nebenwirkungen von Kortison, nicht nur bei dauerhafter Gabe, gefürchtet sind. Ab einer Dosis von mehr als ca. 20 mg Cortisol-

Äquivalent für mehr als 7 Tage steigt das Risiko für die Unterdrückung der körpereigenen Nebennierenrinden-Hormone stark an (sog. Cushing-Schwelle).

Durch gleichzeitige Anwendung von DMSO kann in vielen Fällen die Kortison-Dosis nach unten korrigiert werden, was eine deutliche Entlastung der Betroffenen bedeutet. Achtung: Systemisch verabreichte Kortisone dürfen nicht abrupt abgesetzt werden! Für Dosisanpassungen oder Dosisfindungen braucht es Erfahrung und Fingerspitzengefühl. Wenden Sie sich also mit Fragen zur Dosisveränderung von innerlich angewendetem Kortison durch die parallele Verwendung von DMSO an eine Fachfrau/einen Fachmann.

Generell ist vom Einsatz aller pharmazeutischen Cortisone abzuraten. Egal, was man Ihnen über die angeblich nebenwirkungsfreien, lokal anwendbaren Cremes, Sprays oder Tinkturen erzählt, von der Tablettenform ganz zu schweigen. Erfahrungsgemäß, das werden Ihnen wirklich anerkannte Alternativmediziner jederzeit bestätigen, können selbst einmalige Cortison-Anwendungen langfristige strukturelle und vegetative Schäden hervorrufen, die nur schwer beherrschbar sind.

Darmerkrankungen, chronisch entzündliche

Die beiden häufigsten chronisch verlaufenden Darmerkrankungen mit nachweisbaren entzündlichen Veränderungen der Darmwand sind Colitis ulcerosa und Morbus Crohn. Sie werden nach den histologischen Merkmalen, die im Rahmen von Darmuntersuchungen diagnostiziert werden, und nach den Symptomen unterschieden. Nachdem inzwischen einige mit diesen Erkrankungen häufig Hand in Hand gehende Gendefekte bzw. Mutationen nachgewiesen wurden, hat sich leider die Auffassung gefestigt, dass es sich dabei um unabänderliche Schicksale handelt. Dabei sind in der Entstehungsgeschichte bei vielen Patienten Zusammenhänge mit psychischen Belastungen, Ernährungsgewohnheiten, Medikamenteneinnahme oder vorausgehenden Infektionen immer wieder deutlich geworden. Auch das häufigste Ersterkrankungsalter zwischen dem 20. und 40. Lebensjahr ist hinweisend, da in diese Zeit oft die größten beruflichen und privaten Anforderungen und Anstrengungen fallen. Außerdem korreliert die statistische Häufigkeit dieser Erkrankungen mit dem Fortschreiten von demwas wir allgemein, vielleicht zu Unrecht, als Zivilisation bezeichnen. Solche epochalen Veränderungen gehen immer mit stark veränderten Belastungen der Menschen durch moderne Nahrungsmittel(zusätze), Umweltgifte, Hygienemaßnahmen u.v.a. einher. Letztlich handelt es sich auch hierbei wieder um eine Dysfunktion der Abwehr-Steuerung, also Autoimmun- oder Hyperimmun-Vorgänge. Schulmedizinisch werden diese Erkrankungen deshalb dauerhaft hauptsächlich mit immunsuppressiv wirkenden (Cortison) und Entzündung-hemmenden Wirkstoffen (Salicylsäure-Abkömmlinge) therapiert.

Für die Behandlung der chronisch entzündlichen Darmerkrankungen mit DMSO sprechen seine vielfältigen pharmakologischen Eigenschaften. Allen voran die antientzündliche, schmerzlindernde und regenerative. Seine Immunmodulation trägt eventuell dazu bei, dass weitere Schübe oder Verschlechterungen ausbleiben. Eine ganzheitliche Betrachtung mit Hilfe von genauer Anamnese und daraus abgeleitetem individuellen Therapieplan kann für die Betroffen zur Wende führen.

Demenz vgl. neurodegenerative Erkrankungen

Down-Syndrom vgl. auch Entwicklungsverzögerungen

Die auch Trisomie 21 genannte Genomveränderung kommt bei Neugeborenen mit einer durchschnittlichen Häufigkeit von ca. 1:600, bezogen auf alle Lebendgeburten, vor. Das Entwicklungstempo für motorische (Bewegung) und kognitive (z. B. Sprache, Reizverarbeitung) Fähigkeiten ist bei diesen Kindern in den ersten Lebensjahren etwa halbiert. Auffällige äußerliche Merkmale sind beispielsweise die mandelförmigen Augen, die Sandalenlücke oder die hervorstehende Zunge. Da die Betroffenen also ganz allgemein betrachtet unter einer Entwicklungsverzögerung leiden, können wir erwarten, dass DMSO sich sowohl auf körperliche (z. B. Muskelschwäche) als auch geistige „Behinderungen" äußerst positiv auswirkt. Deshalb sind die hier gemachten Aussagen, genauso wie diejenigen unter dem Begriff *Entwicklungsverzögerungen bei Kindern,* durchaus auf andere Leistungsminderungen im Zusammenhang mit der kindlichen Entwicklung übertragbar. Dazu gehören auch die isolierte Muskelschwäche (Muskel-Dystrophien, floppy infant), geistige Behinderungen, Hyperkinesie/Hyperaktivität, Aufmerksamkeitsstörungen, Dyslexie und Dyskalkulie, Psychosen und Ängste im Kindesalter u. a. mehr. In vielen dieser Fälle bietet sich die Anwendung von DMSO zusammen mit essentiellen Aminosäuren an. Ebenso Galactose, ein Bestandteil des Milchzuckers in der Muttermilch, welcher insbesondere die rasche Gehirnentwicklung des Säuglings unterstützt. Es lohnt sich durchaus diese Mischungen für die Unterstützung der geistigen und körperlichen Entwicklung von betroffenen Kindern einzusetzen. Lesen Sie selbst den folgenden Fall, den Dr. Walker schildert:[19]

Das Ehepaar Clark erhielt die endgültige Diagnose für ihre Tochter Melody, als diese sechs Monate alt war – Down-Syndrom. Man sagte ihnen, dass Melody aller Voraussicht nach niemals die geistigen Fähigkeiten eines sechsjährigen Kindes überschreiten würde. Als ihre Tochter 11 Monate alt war, begann sie eine DMSO Therapie unter der Leitung von Dr. Jacob. Sie konnte sich damals noch nicht vom Rücken auf den Bauch drehen, und ihre Beine waren noch so schlaff wie die einer Stoffpuppe. Auch ihre Augen waren überhaupt noch nicht fokussiert und sie konnte fast nicht sehen. Melody bekam von da an stetig ihre Dosis DMSO und mit acht Jahren hatte sie sich, ehemals ein schwerbehindertes Kind, höchst ungewöhnlich entwickelt. Sie rannte, machte Purzelbäume und hüpfte auf einem Trampolin. Sie war in der Schule auf dem zweiten Level und brillierte in Mathematik. Melody erfasste mathematische Probleme hervorragend und war eine gute Leserin und Sprecherin. Sie besuchte die Sonntagsschule mit normalen Kindern und konnte 1980 gemeinsam mit ihnen ein Sommer-Camp genießen. Ebenfalls wichtig ist die Tatsache, dass sie unter ihren Klassenkameraden sehr beliebt war. Sie besaß sehr soziale Fähigkeiten. Nicht nur die mentalen Veränderungen waren bemerkenswert, sondern auch die körperlichen. Ihre Gesichtszüge veränderten sich. Der langjährig behandelnde Zahnarzt Dr. Priebe bestätigte, dass das Gaumendach, die Zungengröße und die Zahnabstände sich nun innerhalb des normalen Bereichs befanden. Außerdem bemerkte er, dass Melody den Stress von Zahnbehandlungen genauso ertragen konnte wie Kinder ohne Trisomie 21. Das Mädchen wurde von Gleichaltrigen wegen ihrer persönlichen Verdienste geschätzt, und die Lehrer waren sich einig darüber, dass Melody bemerkenswert große Schritte in allen Bereichen der akademischen, sozialen und körperlichen Entwicklung gemacht hatte. Melodys Mutter wünscht sich eine Verfügbarkeit von DMSO für alle betroffenen Menschen, die Eltern wie ihnen große Hoffnung geben würde. Die Wissenschaftler haben zwar noch nicht verstanden, wie DMSO die Veränderungen bei Melody und anderen Kindern mit Down-Syndrom herbeiführt. Unbestreitbar ist, dass es funktioniert. Dr. Jacob hat hunderte Trisomie-Kinder mit DMSO behandelt. Eine weitere Forschungsarbeit von spanischen Ärzten aus dem Jahr 1982 bestätigt, dass Kinder mit Down-Syndrom erfreuliche soziale Veränderungen zeigen, wenn sie mit DMSO behandelt werden.

Drogenabhängigkeit vgl. auch Entzugssyndrome

Durchblutungsstörungen

haben weitreichende Auswirkungen, die zur Entstehung vieler chronischer Prozesse beitragen. Übergeordnet liegt all den dazugehörigen spezifischen Erkrankungen ein Sauerstoff- und Nährstoffmangel sowie eine Anhäufung von „Schlacken“ (Stoffwechselendprodukte) in den betroffenen Körperregionen zugrunde. So sprechen wir von Angina pectoris, wenn die Herzkranzgefäße nicht genügend Blut für die Eigenver- und entsorgung des Herzmuskels durchlassen. Oder wir sprechen von Schaufensterkrankheit (periphere arterielle Verschlusskrankheit PAVK), wenn die Beinarterien nicht genügend Blut für die dortige Muskulatur durchlassen. Das zwingt die Betroffenen nach einer kurzen Gehstrecke, am nächsten Schaufenster stehenzubleiben, damit sich die Muskeln erholen können und die Schmerzen nachlassen. In erster Linie gehen wir also von der möglichst uneingeschränkten Versorgung aller Gewebe im Organismus mit sauerstoffreichem, arteriellem Blut aus, wenn wir dazugehörige Störungen betrachten. Dabei kann es sich natürlich auch um äußerst schleichende Prozesse handeln, die nicht so einschneidend wirken wie starke Schmerzen im Brustkorb oder die massive Einschränkung unserer naturgegebenen Fortbewegungsart. Viele ganzheitlich arbeitende Ärzte und Heilpraktiker haben in unzähligen Büchern immer wieder darauf hingewiesen, dass viele schwere chronische Erkrankungen, inklusive Krebs, letztlich ihre Ursache in Sauerstoff- und/oder Nährstoffmangel sowie der Anreicherung von Abfall, also Giftstoffen, die langfristig ungenügend abtransportiert und ausgeschieden werden, haben. Hauptgrund dafür sind und bleiben Durchblutungsstörungen. Besonders empfindlich reagieren schon auf geringste Ver- und Entsorgungsstörungen diejenigen Körpergewebe, die besonders viel von dieser „Zuwendung“ des Blutkreislaufs benötigen. Dazu gehören beispielsweise die Nieren, das Zentralnervensystem (Gehirn und Rückenmark), die Leber, das Herz oder die Lunge.

Gleiches gilt für Regionen, die schon von Natur aus wenig oder nur durch Diffusionsvorgänge ernährt werden. Dazu gehören die Gelenke mit ihren Knorpelschichten. Entsprechend können sich die uns wohl bekannten Beschwerden wie Nierenschwäche, Gedächtnisstörungen/Schwindel, Leberschwäche mit Verdauungsstörungen, Angina pectoris, Atemnot oder Arthrose entwickeln. Die größte Bedeutung für diese krankhaften Prozesse hat die Situation im sogenannten Kapillar-Bett, also dem Bereich der allerkleinsten Blutgefäße (Kapillaren). Hier findet der komplette Stoffaustausch statt, und diese Vorgänge sind auf die Durchlässigkeit der Kapillaren „in jede Richtung“ angewiesen. Damit meine ich die freie Bahn in Fließrichtung und die „seitlich“ ablaufende Diffusion durch die Wände dieser Haargefäße. Nur dadurch können Nährstoffe ins Gewebe und Abfälle heraustransportiert werden. Ebenso wird hier der Lymphfluss passiv gesteuert, der maßgeblichen Anteil an der Entgiftung hat.

Was sind nun die Ursachen für Durchblutungsstörungen? Dazu müssen wir die beiden beteiligten Organe, nämlich die „Rohrleitung“ selbst, also die Blutgefäße sowie das darin fließende „flüssige Organ“, nämlich unser Blut, betrachten. Die Blutgefäße lassen weniger Flüssigkeit passieren, wenn ihr Durchmesser sich verringert. Das kann etwa durch einen erhöhten Tonus (Spannung) der Gefäßwandmuskulatur oder durch Ablagerungen („Rohrverkalkung“) begründet sein. Diagnostisch stellen wir in beiden Fällen beispielsweise einen erhöhten Blutdruck fest, weil eine Leitungsverengung zur Druckerhöhung führt. Das kennen Sie von der Bedienung Ihrer Gartenschlauch-Düse. Was das in der Leitung fließende Medium betrifft, ist es logisch, dass eine Viskositätserhöhung, also eine Verdickung dieser Flüssigkeit, zu einem geringeren Durchsatz führt. Blut besteht aus einer flüssigen Lösung (Wasser mit Elektrolyten, Proteinen, Traubenzucker, Gase u.v.a.) und darin schwimmenden festen Bestandteilen. Bei den festen Stoffen handelt es sich in erster Linie um die Blutzellen (rote und weiße Blutkörperchen). Wenn nun der Anteil der wässrigen Lösung abnimmt und dadurch gleichzeitig der Einfluss der Blutzellen auf die Fließeigenschaften zunimmt, kommt es zur Verlangsamung der Strömung. Die Fließgeschwindigkeit nimmt ab. Ein Grund dafür kann Wassermangel sein. Ebenso führen Blutbildungsstörungen (vom Knochenmark ausgehend) oder Gerinnungsstörungen zu solchen Viskositätsveränderungen.

Wenn Sie nun einmal all die erläuterten Ursachen für Durchblutungsstörungen Revue passieren lassen und mit den pharmakologischen Eigenschaften von DMSO vor Ihrem geistigen Auge verbinden, dann ist klar, dass diese Substanz umfassend zur Durchblutungs-Verbesserung beiträgt. DMSO hemmt die Blutgerinnung, erweitert die Gefäße, senkt die Muskelspannung, verhindert/vermindert Ablagerungen und schwemmt Flüssigkeitsansammlungen aus dem Gewebe, die die Austauschvorgänge im Kapillar-Bett einschränken. Wunderbar – oder? Das alles erreicht man meist schon mit der regel- oder intervallmäßigen Einnahme von 0,05 bis

0,2 Gramm DMSO pro Kilogramm Körpergewicht einmal täglich. Dafür wird die entsprechende Menge einer DMSO-Lösung über die Haut resorbiert, das DMSO stark verdünnt getrunken oder als Infusionslösung verabreicht. Alle drei Vorgehensweisen sind im Kapitel 2 ausführlich beschrieben.

Dyslexie/Dyskalkulie/Legasthenie und andere Werkzeugstörungen

vgl. Entwicklungsstörungen bei Kindern

Dystrophie/Morbus Sudeck vgl. Komplexes regionales Schmerzsyndrom

Embolie vgl. Infarkte

Entwicklungsstörungen/-verzögerungen bei Kindern

DMSO kann bei praktisch allen Problemen in der kindlichen Entwicklung hilfreich eingesetzt werden. Es gibt Hinweise darauf, dass sich diese Erkenntnisse durchaus auch auf Erwachsene übertragen lassen. Morton Walker[19] hat dieses übergeordnete Thema beispielsweise in dem Kapitel „DMSO-Therapie bei geistiger Behinderung“ zusammengefasst, betont aber wiederholt, dass ebenso Defizite im Bereich von Bewegungskompetenz, Lernschwierigkeiten oder psychische Auffälligkeiten (im Kindesalter) dazu gehören. Hierbei tritt die universelle „Ausgleichswirkung“ von DMSO in den Vordergrund, die eine beobachtbare Normalisierung vieler physiologischer Vorgänge im Organismus bewirkt. Diese zeigt sich sogar bei der Behandlung von faktisch unveränderlichen Einschränkungen wie beispielsweise Trisomie 21 (vgl. Down-Syndrom). Kleine (und „Große“) Patienten mit Lernstörungen, Intelligenzminderung, ADHS, Angststörungen, Epilepsie, Nervosität, Dyskalkulie, Lega-sthenie, Erschöpfung oder Konzentrationsmangel profitieren offenbar, neben DMSO, auch von einer zusätzlichen Gabe verschiedener Aminosäuren, die den Neurotransmitterhaushalt im Gehirn unterstützen. Dies geht aus Forschungsarbeiten in Südamerika hervor, die sogar in die Entwicklung von Fertigpräparaten für diese Indikation mündeten. Am einfachsten ist es, dafür DMSO und essentielle Aminosäuren zu mischen. Die gleichzeitige Verabreichung dieser Eiweißbausteine zusammen mit DMSO ermöglicht die Entfaltung und Aktivierung der Gehirnfunktionen, weil sie in das zentrale Nervensystem transportiert werden.

Ein Forschungsprojekt in Chile unter der Leitung von Dr. Carlos Nassar beinhaltete die Behandlung von 44 Schulkindern mit Lern- und Entwicklungsproblemen, die geringe geistige Fähigkeiten aufwiesen. In den Lebensläufen der Kinder fanden sich viele Hinweise auf verzögertes Lernen des Laufens, Sprechens, der Psychomotorik und anderer Fähigkeiten. Sie zeigten unmotivierte Aggressionen, waren rebellisch und reizbar oder hatten epileptische Erkrankungen. Ihre IQ's wurden vor Therapiebeginn sowie nach drei, sechs und zehn Monaten der DMSO-Gabe kontrolliert. Die von Dr. Nassar festgestellten Fortschritte der geistigen Kapazität waren außergewöhnlich. Obwohl viele andere Therapiemethoden bisher, wenn überhaupt, nur äußerst geringe Erfolge zeigten, wurden nun bei mehr als 70% der Schüler positive Reaktionen festgestellt und erhöhte Lernfähigkeiten in relativ kurzer Zeit erreicht. Sie erreichten höhere IQ-Werte, deutlich schnellere Fortschritte in grundlegenden Fähigkeiten, einen insgesamt verbesserten Intellekt, offensichtliche Entwicklungsschritte beim Lesen, Schreiben und Rechnen, bessere Bewegungskoordination und Fingerfertigkeit sowie weniger Verhaltensprobleme.

Diese erstaunlichen Behandlungserfolge wurden auch von anderen forschenden Ärzten bestätigt, beispielsweise in einer Untersuchung mit fünfzig Kindern zwischen 5 und 15 Jahren, die alle Sprachstörungen und Lernschwierigkeiten hatten. Nach einer Therapiedauer von sechs Monaten mit DMSO/Aminosäuren-Kombinationen wurden durchweg bemerkenswerte Entwicklungsschritte bei den Schülern festgestellt. Der Neurologe Dr. Azael Paz führt dies auf eine Stimulierung des oxidativen Energiestoffwechsels im Gehirn zurück. Die Ergebnisse wurden von den Forschern folgendermaßen zusammengefasst:

- Kontinuierliche Entwicklung der Fähigkeit zu höherem Bewusstsein;
- Änderungen und Fortschritte in der moralischen Haltung;
- Persönlichkeitsentfaltung;
- Erstes Auftreten von Selbstkritik;
- Erfüllung in der Schaffung einer eigenen persönlichen Identität.

Bezogen auf die vorherigen Symptome der Kinder beurteilten sie die Verbesserungen als:

- Verschwinden der geistigen Lethargie;
- Auftreten sensorischer Reaktionen;
- Verschwinden von Gewohnheitsbewegungen (Zuckungen, Ticks);
- Verschwinden von Trägheit, Passivität und Pessimismus;
- Wachsendes Interesse und Initiative für Aufgaben und Aktivitäten;

- Verbesserungen der Gestik und Mimik sowie des Sprechens;
- Klares Vorgehen und Gruppenkontakt ohne grundlose Aggressivität;
- Ablegen von Schüchternheit und Entwicklung der Selbstachtung;
- Erfolgreiches Üben zur Erledigung von Aufgaben und Einkäufen;
- Lesen und Schreiben lernen sowie die Hausaufgaben ausführen.

Die erwähnten Fertigpräparate mit DMSO/Aminosäuren-Gemisch sind in Europa nicht erhältlich. Man kann jedoch stattdessen mit DMSO und Aminosäure reichen Nahrungs- und Nahrungsergänzungsmitteln arbeiten, wie zum Beispiel Getreidegräser oder Getreidegras-Pulver. Bewährt hat sich vor allem die Anwendung einer pulvrigen Mischung aus den reinen essentiellen Aminosäuren. Man kann diese entweder direkt zusammen mit dem DMSO als Trinklösung mischen/anwenden oder das DMSO äußerlich anwenden und die Aminosäuremischung zwischen den anderen Mahlzeiten einnehmen. Die Erfahrung zeigt, dass die zusätzliche Beimischung von Galactose diese Therapie gut ergänzt.

Galactose ist ein in der Muttermilch enthaltenes Kohlenhydrat, das insbesondere die rasante Gehirnentwicklung in den ersten Lebensmonaten von Natur aus unterstützt.

Entzugssyndrome

treten infolge einer Dosisreduktion oder eines völligen Verzichtes nach Abhängigkeit von Drogen auf. Süchte entwickeln sich insbesondere durch den Konsum von Alkohol, Nikotin, Tranquilizern (z. B. Valium® [Diazepam]) oder Opiaten (z. B. Heroin, Morphin). Der Begriff „Droge“ wird stark unterschiedlich verwendet und bezeichnet im naturwissenschaftlichen und pharmazeutischen Bereich ganz allgemein (Pflanzen-) Wirkstoffe. Dieses Wort ist also historisch gesehen überhaupt nicht negativ besetzt. Es hat im allgemeinen Sprachgebrauch nur deshalb für Stoffe mit Abhängigkeitspotenzial Einzug gehalten, weil es sich dabei ursprünglich eben um reine Pflanzenstoffe (z. B. aus Schlafmohn) handelte. Diskussionen über die stark unterschiedliche (politische, juristische) Einstufung der oben genannten „Suchtmittel“ sind an dieser Stelle nicht angebracht. Tatsache ist aber, dass Alkohol und Nikotin, die ja legal sind, weit schlimmere Auswirkungen auf die Volksgesundheit haben als andere. Ich persönlich bin der Meinung, dass wir die Liste der abhängig machenden, also gefährlichen Stoffe, ruhig noch viel weiter fassen können. Wie sieht es zum Beispiel mit den Geschmacksverstärkern und vielen anderen erlaubten Zusätzen im bereits überwiegenden Teil unserer heutigen (Fertig-)Nahrung aus? Was ist mit Koffein? Ob die Evolution wohl vorgesehen hat, dass sich Hominiden jeden Morgen damit auf Trab bringen müssen? Unangenehme und manchmal unerträgliche Symptome entwickeln sich auch durch den täglichen „Verbrauch" von nicht-stofflichen Drogen. Fernsehen, Computerspiele, Wetten und Informationen können dazu gehören, ebenso wie Sport oder eine Beziehung. Mit praktisch allen süchtig machenden Gewohnheiten verhält es sich so, dass die Betroffenen lange Zeit keinerlei Einsicht zeigen. Sie kennen bestimmt auch den Spruch der Raucher: „Ich kann jederzeit aufhören!" Diese allgemeine Fehleinschätzung, die süchtiges Verhalten kennzeichnet, trägt dazu bei, dass eine Umkehr oft erst sehr spät erfolgt, wenn überhaupt.

Ist der Entschluss gefasst, auf täglich zwanghaft ausgeführte Verhaltensweisen oder Einnahmen zu verzichten, stehen den Betroffenen mehr oder weniger lange anhaltende Entzugssyndrome bevor. Die dabei gleichzeitig oder nacheinander auftretenden Symptome sind stark unterschiedlich. Dazu können Herz-Kreislauf-Schwankungen, vegetative Störungen (z. B. Schwitzen, Zittern), Hormon- und Stoffwechselentgleisungen, Schmerzen sowie die am meisten gefürchteten subjektiven Symptome Angst, Nervosität, Aggressivität, Konzentrations- und Schlafstörungen gehören. Dies alles sind Anzeichen dafür, dass Süchte massiv in den Botenstoff-Haushalt des zentralen Nervensystems und die zirkadiane Rhythmik eingreifen. Entzugs- und Entwöhnungsphasen müssen je nach Ausgangssituation professionell begleitet werden, ebenso wie die eventuell anstehende anschließende Resozialisierung. DMSO stellt für die Zeit von Reduktion oder Absetzen der Suchtmittel eine hilfreiche Basismaßnahme dar, weil es schmerzlindernd, entgiftend und regenerierend wirkt. Dabei kann man auf die Einnahme durch Trinken oder Infusionen zurückgreifen. Auch die großflächige Benetzung der Haut für die DMSO-Aufnahme kann im einen oder anderen Fall angezeigt sein. Kribbeln oder Juckreiz durch diese Anwendung lenkt die Aufmerksamkeit des Patienten auf diese Maßnahme, die gleichzeitig als emotionale Zuwendung wirken kann. Entwöhnungs-Symptome treten dann vielleicht etwas in den Hintergrund. Die Konzentration wird auf den Gesundungsweg verlagert.

Die eingesetzte Dosierung sollte sich für alle drei Anwendungsarten an den im Kapitel 2 vorgeschlagenen Untergrenzen bewegen. Zwar wird die Ausschleusung von Suchtmitteln und ihren Metaboliten sowie anderen Giftstoffen durch DMSO beschleunigt, gleichzeitig kann ihre (Rest-) Wirkung jedoch verstärkt sein. Auch im Falle nichtstofflicher Süchte muss dem Körper Gelegenheit gegeben werden, aus dem Gleichgewicht geratene Konzentrationen von Neurotransmittern, Hormonen oder Stoffwechselprodukten langsam zu korrigieren. Die ganze „Befreiungsprozedur“ sollte ganzheitlich begleitet werden. Dazu gehören Maßnahmen zur Stabilisierung des Säure-Basen-Haushalts ebenso wie Stressreduktion oder Gespräche. Es lohnt sich! Sie erreichen neben dem Abschütteln einer chronischen Krankheit zusätzlich eine große Portion persönlicher Freiheit, ganz so, als ob Sie Ihren ganz persönlichen Bürgerkrieg gewinnen.

Epilepsie vgl. Entwicklungsstörungen bei Kindern

Frostbeulen

DMSO, so hatte es Dr. Jakob ursprünglich entdeckt, schützt Zellen vor Frost. Das hat im (winterlichen) Alltag keine praktische Bedeutung, weil wir wohl nicht permanent DMSO einnehmen würden, um eventuellen Frostschäden vorzubeugen. Hat Kälte erst einmal dazu geführt, dass Gewebe an exponierten Körperstellen, wie etwa Fingern, Ohren, Kinn, Wangen, Zehen, geschädigt wurde, zeigen die betroffenen Hautareale eine starke Rötung, verbunden mit Schwellung, Verhärtung und Juckreiz bis hin zu Schmerzen. Glücklicherweise kann DMSO aber auch im Nachhinein als regenerierende Substanz diese entzündliche Reaktion beschleunigt heilen. Dafür wird es an den Frostbeulen als wässrige Lösung großzügig äußerlich aufgetragen. Je nach Körperregion verwendet man 50 bis 75%ige DMSO-Zubereitungen. Im Gesichtsbereich wählt man niedrigere Dosierungen als an den Fingern oder Zehen. Im letzten Winter konnte ich dadurch unangenehme Frostbeulen an Wange und Kinn unserer Tochter schnell „beheben“, die sich eigentlich beim Schlittenfahren gar nicht kalt fühlte. Trotzdem hatte sich der eiskalte Fahrtwind in die freien Kopfbereiche gegraben. Begibt man sich in Frost-gefährdende Situationen wie zum Beispiel bei Wintersportaktivitäten, kann man eventuell an die vorzeitige Behandlung der häufig betroffenen Körperstellen denken.

Fersensporn

Wir verstehen darunter allgemein eine Verknöcherung des Sehnenansatzes am Fersenbein im Bereich der Fußsohle. Damit ist noch nichts darüber ausgesagt, ob diese Gewebeveränderung eine (chronische) Entzündung nach sich zieht und dann zu Beschwerden bzw. Schmerzen führt. Unglücklicherweise ist dies aber bei vielen Menschen der Fall, und so hat sich der Fersensporn seinen Platz unter den häufigen orthopädischen Erkrankungen erobert. Bei manchen Betroffenen verschwinden die Symptome irgendwann wieder, bei anderen verschlimmern sie sich bis zur Geh-Unfähigkeit. Eine Diskussion über die möglichen Ursachen, wie etwa die ständige Bewegung des modernen Menschen auf harten Böden oder das Tragen von Schuhen (beides von der Evolution sicher nicht vorgesehen), ist unnötig, weil wir diese Tatsachen kaum verändern können. Trotzdem empfehle ich bei solchen und anderen Fußproblemen immer wieder das Barfußgehen, so weit es möglich ist. Nach eventuell auftretender anfänglicher Verschlimmerung in den ersten Tagen der Umgewöhnung führt diese einfache und völlig kostenfreie Maßnahme recht schnell zur Linderung von Bewegungsschmerzen und zu einem völlig neuen Körper- und Statikgefühl.

Als schmerzlinderndes und antientzündlich wirkendes Mittel wird DMSO sehr erfolgreich beim schmerzhaften Fersensporn eingesetzt. Es ist eine der vielen Erkrankungen des Bewegungsapparats, die in der Regel sehr schnell auf diese Behandlung ansprechen und die Patienten zur Begeisterung veranlassen. Das birgt die Gefahr, dass die wieder erlangte Schmerzfreiheit beim Laufen dazu führt, dass man sich zu schnell wieder zu viel zumutet. Denken Sie also daran, dass neben der raschen Schmerzlinderung dem Gewebe auch Zeit gegeben werden muss, sich zu regenerieren. Dafür müssen Entzündungs- und Giftstoffe abgebaut und ausgeschleust werden, die sich dort eventuell schon lange angereichert haben. Auch die durch das DMSO herbeigeführte verbesserte Ernährungslage von Sehne und Knochen muss für verschiedene Reparaturleistungen erst genutzt werden. Das DMSO wird als 70 bis 80%ige Lösung am hinteren Sohlenbereich und rundum am Knöchel großzügig aufgetragen. Wenn es nach der Erstbehandlung eingezogen ist, kann man direkt ein zweites und drittes Mal den Fuß auf diese Art und Weise benetzen. Danach sollte man die Therapie über einige Wochen hin täglich ein- bis zweimal fortsetzen, um die Beschwerden langfristig zu beheben. Für ganz hartnäckige Fälle kann man auf die hochwirksame Mischung von Diclofenac (z. B. Voltaren® Gel) in DMSO zurückgreifen. Diclofenac sollte jedoch generell sehr zurückhaltend verwendet werden. Gegenanzeigen (z. B. chronisch entzündliche Darmerkrankungen, Asthma, ...), Neben-/Wechselwirkungen und die für Diclofenac besonders dere „Wasserkreislaufproblematik“ sollten einen sehr verantwortungsvollen Umgang mit diesem Wirkstoff voraussetzen. Dazu kann man unter Wikipedia (http://de.wikipedia.org/wiki/Diclofenac) nachlesen: „Im Fall von Diclofenac verlassen 70 Prozent den menschlichen Körper unverändert. Etwa 90 Tonnen des Wirkstoffes werden im Jahr in Deutschland verbraucht, wodurch etwa 63 Tonnen Diclofenac über den Urin in den Wasserkreislauf gespült werden. Da die Kläranlagen darauf nicht ausgelegt sind, gelangen Medikamente und ihre Rückstände fast ungehindert über die Oberflächengewässer auch wieder ins Trinkwasser. Die Behandlung von Rindern mit Diclofenac hat unter anderem in Indien in den 1990er-Jahren unerwartet zu einem drastischen Rückgang der Geier-Populationen geführt und Schutzmaßnahmen erforderlich gemacht. Die Vögel nahmen den Wirkstoff über die Haustierkadaver auf. Die betroffenen Geier zeigten erst gichtähnliche Symptome, bis sie dann an Nierenversagen starben. Die Anwendung in der Tiermedizin in Indien ist seit März 2005 verboten.“

Leider hat die Lockerung der Verordnungspflicht für Diclofenac den ohnehin schon von den Ärzten inflationär ausgedehnten Einsatz dieses Arzneimittels noch beschleunigt (was aus Sicht der Pharmafirmen ja der Sinn einer Lockerung der Verordnungspflicht ist).

Zurück zum hartnäckigen Fersensporn: Man besorgt sich also in der Apotheke ein günstiges Diclofenac-haltiges Schmerzgel und verrührt die gewünschte Menge in einem Gläschen mit DMSO, so dass man ein dünnflüssiges 1 zu 1 Gemisch dieser beiden Zutaten erhält. Dieses trägt man dann zunächst **einmal** auf den schmerzenden Fußbereich auf und lässt es möglichst lange einziehen. Diese Anwendung darf höchstens alle drei bis vier Tage wiederholt werden! Es können sich bei häufigerer Applikation sonst ernsthafte Hautschäden entwickeln!

Fall: Frau E. S., 51 Jahre alt, litt seit vier Jahren an einem sich chronisch verschlimmernden Fersensporn. Ihr Gangbild war inzwischen extrem ungleichmäßig und sie hatte selbstverständlich schon viele schulmedizinische Stationen und Behandlungsversuche hinter sich. Ich empfahl ihr die oben beschriebene Vorgehensweise, wofür sie sich eine Sprühflasche mit 75%igem DMSO in Wasser besorgte. Schon die ersten zwei Anwendungen, bei denen sie ihren Fuß rundum eingesprüht hatte, brachten einen starken Rückgang der Schmerzen und einen wiedererlangten Aktionsradius, den sie lange vermisst hatte. In den folgenden Wochen führte sie täglich einmal diese DMSO-Behandlung durch. Weil es kontinuierliche Fortschritte gab, nahm sie sich weiterhin die Zeit für diese Selbstbehandlung und blieb motiviert.

Fußprobleme

Morton Walker[19], selbst Podologe, zählt eine ganze Reihe von Erkrankungen der Füße auf, die von einer Behandlung mit DMSO, alleine oder ergänzend, profitieren. Er nennt es allgemein Fußpflege-Medizin. Dazu gehören Großzehenballenentzündung, Hammerzehe, Hühneraugen, Schwielen, Warzen, eingewachsene Nägel, Nagelpilz, athletischer Fuß (vgl. dort), Fußgeruch, Tänzer-Fuß, Metatarsalgie (schmerzende Mittelfußknochen), Senkfuß, Fersensporn (vgl. dort) und Knöchelverstauchung. Eventuell bedürfen einige dieser Beschwerden in chronischen Fällen auch einer chirurgischen Behandlung. Akute Schmerzen, Entzündungen, Verhärtungen, Schwellungen u.s.w. lassen sich aber mit DMSO sehr gut lindern. Dafür wird es großzügig auf den betroffenen Bereich aufgetragen. Nagelpilz kann mit einem Gemisch aus DMSO und MMS behandelt werden (vgl. Athletischer Fuß). Dieses wird mit Hilfe von DMSO besser in das Gewebe transportiert und seine Wirkung dadurch verstärkt.

Gehirndruckerhöhung vgl. Rückenmarksverletzungen

Geistige Behinderung vgl. Entwicklungsstörungen bei Kindern

Gelenkentzündungen

können viele verschiedene Ursachen haben. Sie treten beispielsweise als Komplikation nach chirurgischen oder therapeutischen (Gelenkinjektionen) Eingriffen ebenso auf wie durch Überlastungen, Rheuma oder Ablagerungen. Entzündete Gelenke sind ein Schwerpunkt für die DMSO-Anwendung. Gerade hier ist die einzigartige Durchwanderungsfähigkeit des Wirkstoffes durch biologische Membrane von herausragender Bedeutung. Innerhalb der Gelenkkapsel befinden sich keine Blutgefäße. Dadurch sind Nährstoffzufuhr und „Abfallentsorgung", also die Ausschleusung von Stoffwechselprodukten oder Entzündungsgiften, längst nicht so effektiv wie in anderen Körperregionen. Reparaturprozesse verlaufen erschwert und müssen durch (langsame) Diffusionsvorgänge geleistet werden. Diese wiederum sind stark abhängig von der Temperatur, der Stoffkonzentration und permanenten Bewegungsreizen. Gerade wenn aufgrund von Gelenkschmerzen Schonhaltungen eingenommen werden, ist dadurch der Teufelskreis geschlossen, weil die unbeabsichtigte Ruhigstellung ihrerseits die Diffusion einschränkt. DMSO kann bei solchen Erkrankungen praktisch alle seine Trümpfe ausspielen. Das heißt, seine vielen pharmakologischen Eigenschaften, die im Kapitel 1.2.3 genannt wurden, tragen zur heilenden Behandlung von Gelenkentzündungen bei, weil DMSO mit Leichtigkeit durch Haut, Muskulatur und Gelenkkapsel bis zum Ort des entzündlichen Geschehens vordringen kann.

Morton Walker beschreibt in seinem Buch[19] den Fall eines Patienten, der wegen einer rheumatoiden Knochenentzündung in beiden Knien nur noch mit zwei Krücken (Gehhilfen) die Praxis seines behandelnden Arztes aufsuchen konnte. Mehr als zehn Jahre litt Lucas Sheinholtz, damals 52 Jahre alt, an dieser massiven Arthritis. Viele Behandlungsversuche mit injiziertem Kortison brachten keinerlei Besserung. Ein in seiner Klinik arbeitender Professor hatte eine „Ladung" DMSO bekommen und entschieden, es zum Vorteil einiger Patienten einzusetzen, bei denen nichts anderes geholfen hatte. Er schlug dem behandelnden Arzt vor, es bei Lucas Sheinholtz auf beide Knie zu pinseln. Dieser hatte keine Erfahrung mit der Anwendung von DMSO und wiederholte das Auftragen der Lösung mehrere Male, sobald die vorhergehende Menge eingezogen war. Innerhalb der nächsten 15 bis 20 Minuten verspürte der Patient keine Schmerzen mehr und konnte ohne Gehhilfen laufen. Als er nach einer Woche wiederkam, berichtete er, dass das linke Knie völlig schmerzfrei geblieben war. Das rechte Knie, das eine Woche zuvor stark geschwollen und überwärmt war, zeigte noch leichte Schmerzen. Der Arzt wiederholte die DMSO-Anwendung an diesem Knie und hat den Patienten seitdem nicht mehr gesehen.

Gicht

Akute Gichtanfälle gehen auf vorher erhöhte Harnsäurewerte im Blut zurück. Die Normwerte betragen für Frauen ca. 3 bis 6 mg/dl und für Männer ca. 4 bis 7 mg/dl. Dass überhaupt Harnsäure in solchem Ausmaß im Blut festgestellt wird, ist eine Besonderheit der Hominiden (Menschen, Menschenaffen). Im Vergleich zu allen anderen Säugetieren sind bei ihnen/uns die Werte bis zu zehnmal höher. Harnsäure wird hauptsächlich über die Nieren ausgeschieden, aber auch über die Haut und den Darm. Da für Harnsäure eine Blutdruck-steigernde Wirkung nachgewiesen wurde, wird darüber spekuliert, ob das teilweise Zurückhalten dieses Stoffes (bis zu den Normwerten) den höher entwickelten Säugetieren, also uns und den Schimpansen, Gorillas und Orang-Utans, den aufrechten Gang ermöglichte. Dafür muss schließlich eine ausreichende Durchblutung des Gehirns gegen die Schwerkraft sichergestellt sein.

Ein Anstieg der Harnsäure im Blut über 7 mg/dl kann in Kombination mit anderen Faktoren (Kälte, Flüssigkeitsmangel, Nikotin, Alkohol …) dazu führen, dass sie an eher schlecht versorgten Körperstellen ausfällt, also aus der Lösung (Blut) kristallisiert. Sie kennen das vielleicht noch von Ihren Kristall-Züchtungs-Experimenten aus Kindertagen. Dies findet im menschlichen Körper vorzugsweise an den Zehen, insbesondere am rechten Großzehengrundgelenk statt, und führt zu den bekannten Gichtanfällen mit starken Schmerzen, Rötung und Schwellung. Kurz gesagt, die Harnsäurekristalle lösen als „Fremdkörper" eine heftige Entzündungsreaktion aus.

Behandlung mit DMSO: Die antientzündliche, schmerzlindernde und regenerierende Fähigkeit von DMSO führt schon nach kürzester Zeit zur Entlastung der Gichtzehe. Dafür wird eine 75 bis 80%ige Lösung auf das betroffene Areal gepinselt oder gesprüht. Die Anwendung wird nach Bedarf wiederholt. Neben dieser Sofortmaßnahme sollte man nicht vergessen, dass es sich im Grunde um eine Stoffwechselerkrankung handelt! **Ernährung**, Herz-Kreislauf und Bewegungsverhalten **müssen** auf den Prüfstand, um weitere Gichtanfälle zu vermeiden und langfristig die Harnsäurewerte zu senken.

Golferellbogen vgl. Sehnenentzündung

Grauer Star vgl. Augenerkrankungen

Gürtelrose/Herpes zoster

Die Gürtelrose ist eigentlich die Reaktivierung von Varizella-Zoster-Viren, die nach einer Erstinfektion (Windpocken) lebenslang in den Ganglien von Rückenmarks- und/oder Hirnnerven verweilen. Fast 100% der Bevölkerung tragen das Virus in sich, auch wenn bei vielen die Erstinfektion stumm verlaufen ist. Zu einer erneut starken Vermehrung kann es dann beispielsweise in Immunschwäche-Phasen kommen, die etwa durch Stress, Chemotherapie u.a. Faktoren herbeigeführt werden. Das Risiko für die Gürtelrose steigt auch mit dem Lebensalter, weil die Immunkompetenz dabei abnimmt. Die Leitsymptome sind starke Schmerzen und Bildung entzündlicher Bläschen entlang des von den betroffenen Nerven versorgten Hautareals. Auch wenn dieser Prozess sehr quälend ist, so sind das eigentlich Gefährliche an dieser Erkrankung doch die möglichen nachfolgenden Komplikationen. Bis zu einem Viertel der Erkrankten entwickeln solche Symptome, die oftmals bis lange Zeit nach der Abheilung der Hauterscheinungen bestehen bleiben. Am bekanntesten davon sind die sogenannte Post-Zoster-Neuralgie, also starke chronische Nervenschmerzen sowie Lähmungserscheinungen.

Dr. Walker beschreibt in seinem Buch[19] den Fall einer 66-jährigen Frau, die unter einer Herpes-zoster-Erkrankung in der Mundhöhle litt. So etwas kann vorkommen, wenn Hirnnerven von der Infektion betroffen sind. Die Patientin erhielt diese Diagnose vom Zahnarzt, den sie wegen der starken Schmerzen in der Mundhöhle aufgesucht hatte. Sie wollte sich in der Folge nicht damit zufriedengeben, dass man ihr keine medizinische Hilfe anbieten konnte, und therapierte sich auf eigene Faust mit einer DMSO-Lösung. Sie hatte DMSO immer als Erste-Hilfe-Mittel bei sich und bereitete nun eine 50%ige Lösung zu, mit der sie am ersten Tag 3 Mal Mund- und Rachenspülungen durchführte. Auch am zweiten Tag wendete sie die Mundspülung mit DMSO an, die sie nun wegen der Schleimhautreizung mit Aloe vera kombinierte. Nach diesen zwei Tagen waren alle Bläschen verschwunden und kamen nie mehr zurück.

Weiterhin erläutert Morton Walker eine klinische Studie, die 1971 von Dr. Douglas mit der äußerlichen Behandlung von 46 Gürtelrose-Patienten durchgeführt wurde. Die 50 bis 90%igen DMSO-Lösungen wurden direkt auf die befallenen Hautareale gebracht. Es zeigte sich, dass bei sehr frühzeitigem Einsatz von DMSO die Erkrankungsdauer und das Risiko für Komplikationen deutlich gesenkt werden konnten.

Auch eine Mischung aus DMSO und Vitamin C wurde nach Walker von forschenden Ärzten erfolgreich für die Behandlung von Herpes zoster, aber auch Herpes simplex, eingesetzt.

Halsentzündung vgl. Atemwegsinfektionen

Hämatom/Bluterguss vgl. Sportverletzungen

Harnwegsinfektionen

Eine offizielle US-Zulassung gibt es für DMSO als Reinstoff nur für eine nichtbakterielle Form der Blasenentzündung, die sogenannte Interstitielle Zystitis. Allgemeine Erfahrungen zeigen jedoch, dass sich auch viele „normale“ Harnwegsinfektionen gut mit DMSO behandeln lassen. Aufgrund der Ausscheidungsdynamik nach innerlicher Gabe von DMSO gelangt der Wirkstoff sehr rasch über die Nieren in die ableitenden Harnwege und kann deshalb Entzündungen in den beiden Harnleitern, der Blase und der Harnröhre gut erreichen. Von Ärzten und Heilpraktikern wird hierfür die Infusionstherapie bevorzugt.

In einer der vielen klinischen Studien, die in den USA im Zusammenhang mit der Therapie von Harnwegs- bzw. Blasenerkrankungen durch DMSO durchgeführt wurden, behandelte man 213 Patienten, bei denen alle bisherigen Therapieversuche nicht geholfen hatten. Bei allen besserte sich die Erkrankung deutlich, und die gesundheitlichen Probleme verschwanden ohne die sonst erforderlichen Operationen.

Hautalterung vgl. Aging

Hauterkrankungen

Die sogenannten Effloreszenzen, also im Vergleich zu gesunden Hautarealen optisch auffälligen Bereiche oder „Hautblüten“, können eigenständig oder in Folge anderer Grunderkrankungen auftreten. Dazu gehören etwa Neurodermitis, Schuppenflechte, Pilzinfektionen, Kinderkrankheiten u.v.a. Hauterkrankungen können weiterhin entzündlich, schmerzhaft, juckend usw. sein. DMSO als antientzündlicher, antiallergischer, schmerzstillender Wirkstoff kann durch äußerliches Auftragen einer geeigneten Lösung sehr wirkungsvoll genutzt werden. Die Behandlung erfolgt vorzugsweise durch Tupfen oder Sprühen. Die Anzahl der Wiederholungen orientiert sich am individuellen Beschwerdeverlauf. DMSO baut bei einer Vielzahl von Hauterkrankungen innerhalb von einer Stunde den Juckreiz, die Schmerzen, die Entzündung oder das Spannungsgefühl ab. Dadurch wird auch die Gefahr von bakteriellen oder mykotischen Sekundärinfektionen gemindert.

Fall: Frau C. O., 55 Jahre alt, entwickelte innerhalb kürzester Zeit überall am Körperstamm und an den Armen viele entzündlich gerötete, aufbrechende Läsionen mit starkem Juckreiz und Schmerzen, die sie nachts nicht schlafen ließen. Die Sache gab dem behandelnden Arzt zunächst Rätsel auf. Nach umfangreicher Diagnostik bekam die Patientin die Auskunft, es würde sich um eine Erscheinung im Rahmen eines Weichteilrheumas (reaktive perforierende Kollagenose) handeln. Zu einer solchen massiven „Ausscheidungsreaktion“, die als Entgiftungsweg eines

Toxin-belasteten Organismus verstanden werden kann, neigen PatientInnen mit diabetischer Stoffwechsellage und erhöhten Harnsäurewerten. Weil sie mit der Wirkung der verschiedenen verordneten Salben nicht zufrieden war, fragte sie mich um Rat. Wir begannen sofort damit, die vielen Pusteln mit einer 70%igen DMSO-Lösung zu betupfen. Schon am nächsten Tag berichtete sie mir davon, dass sie in der Nacht endlich schlafen konnte. Sie wendet das DMSO jetzt seit drei Monaten sporadisch an, weil sie damit immer noch Fortschritte in der Regeneration dieser tiefgehenden Hautschädigungen beobachtet und eine narbige Abheilung damit vermieden wird. Weiterhin hat die Patientin meine Anregungen zur Ernährungsumstellung schrittweise umgesetzt und eine Entgiftungsbehandlung durchgeführt, um weitere Eskalationen dieser Art hoffentlich zu vermeiden.

Fall: L. S., 8 Jahre alt, hatte im Bereich der Unterschenkel mehr als Handteller große Mykosen. Die Mutter versuchte sich zuerst mit Cremes gegen Pilzinfektionen, konnte damit diese Hautinfektionen jedoch nicht dauerhaft in Schach halten. Außerdem wollte sie diese Mittel nicht täglich und über einen längeren Zeitraum einsetzen. Sie machte einen Versuch mit DMSO und pinselte eine 75%ige Lösung auf die Beine des Jungen. Die anfängliche Hautrötung als Sofortreaktion brachte sie zwar zunächst ins Grübeln, ob das wohl richtig gewesen sei. Aber sie vertraute ihrem Bauchgefühl und wiederholte diese Behandlung noch zwei Mal. Der Hautpilz verschwand komplett und spurlos.

Hautgeschwüre vgl. Wunden

Herpes/Herpes zoster vgl. Gürtelrose

Hirnleistungsstörungen vgl. auch Arteriosklerose, Infarkte

Hundebiss

Dieser Abschnitt lässt sich sicher auch auf ähnliche Verletzungen durch andere Tiere übertragen. Ich selbst konnte speziell für den Hundebiss eine sehr eindrucksvolle Erfahrung machen. Unsere zehnjährige Tochter wurde beim Spielen von einem fremden Hund am Handgelenk gebissen, der sie eigentlich nur weiter für sich „vereinnahmen" wollte. Die Aufregung beim Hundebesitzer und der Schreck bei ihr waren sehr groß. Zum Glück war ein Fläschchen 75%ige DMSO-Lösung zur Hand, weil der

Hundebesitzer ein Patient von mir ist, der uns an diesem Tag zu einem Essen mit seiner Familie eingeladen hatte. Deshalb fragte ich also nach dem DMSO und tupfte etwas davon auf die Bissstelle, die vorher schnell geschwollen und gerötet war. Neben der für alle Beteiligten erfolgten „Beruhigungswirkung“ verschwanden Schwellung und Schmerzen innerhalb weniger Minuten und die Wunden heilten bis zum nächsten Tag vollkommen ab.

Hyperaktivität/Hyperkinesie vgl. Entwicklungsstörungen bei Kindern

Hypertonie/erhöhter Blutdruck vgl. Arteriosklerose

Infarkte

stellen immer Notfälle dar, weil bleibende Gewebezerstörung bzw. deren Ausweitung drohen. Ursache ist eine lokale Unterversorgung mit Sauerstoff aufgrund eines Durchblutungsmangels. Dafür können Gerinnsel (Embolie), Ablagerungen (Plaques, Harnsäurekristalle, ...) oder Verletzungen verantwortlich sein. Wichtigste intensivmedizinische Maßnahmen sind daher die Sauerstoffgabe, eine Verbesserung der rheologischen Bluteigenschaften (Fließfähigkeit) und/oder die chirurgische oder medikamentöse Entfernung der Stauungs-Thromben (Thrombektomie, Thrombolyse). Zu den lebensbedrohlichen Infarkten gehören unter anderem der Herzinfarkt, der Gehirninfarkt (Schlaganfall), der Niereninfarkt, der Mesenterialinfarkt (Bauchorgane), der Lungeninfarkt (meist Lungenembolie) oder der Leberinfarkt. Es gibt zahlreiche Anwendungsfälle, bei denen gezeigt wurde, dass durch Sauerstoffmangel geschädigtes Gewebe von einer Behandlung mit DMSO stark profitiert. So wurde nach Schlaganfällen eine stark beschleunigte Rehabilitation von kognitiven Fähigkeiten, wie beispielsweise der Geh- oder Sprachfähigkeit, beobachtet. Dies ist auch nicht verwunderlich, wissen wir doch inzwischen, dass DMSO die Sauerstoffdiffusion sowie überhaupt den Transport in und aus Körperzellen verbessert. Dies wirkt sich dann natürlich auch positiv auf Reparaturleistungen rund um das Infarktgebiet aus. Obwohl bekannt ist, dass eine möglichst rasche DMSO-Gabe natürlich die besten Ergebnisse zeigt, sind die inzwischen etablierten Stroke-Units, die für die spezialisierte Behandlung von frischen Schlaganfällen geschaffen wurden, meines Wissens nach leider nicht mit DMSO-Infusionen ausgestattet.

Morton Walker[19] zählt verschiedenste Ursachen für Gehirninfarkte auf. Die häufigste ist der akute Schlaganfall, der meist durch Arteriosklerose, hohen Blutdruck oder beides hervorgerufen wird. Außerdem kommen ursächlich in Frage: Embolien durch Fettablagerungen, Lufteinschlüsse (der gefürchtete Dekompressionseffekt beim Tauchen) oder Bruchstücke von Thromben, die durch Herzkammerschäden (links) entstehen können. Diese wiederum resultieren aus Sklerose-Plaques, Herzklappenablagerungen, bakteriellen Herzinnenhaut-Entzündungen, rheumatischen Herzwandkrankheiten, Herzinfarkten oder nach Herzoperationen. DMSO kann in all diesen Fällen die schädliche Reaktionskette verhindern oder aufheben, die durch die verminderte Gewebedurchblutung entsteht, und letztlich zur Zerstörung der betroffenen Nervenzellen führt. DMSO verringert das Verklumpen von Blutplättchen (Thrombozytenaggregation) und verhindert so weitere Thrombenbildung. DMSO fördert die Freisetzung des spezifischen Prostaglandins (ein Gewebshormon), das die lokal benachbarten Blutgefäße erweitert und so den Sauerstoffmangel stoppen oder umkehren kann. Ebenso besitzt DMSO eine eigene gefäßerweiternde Wirksamkeit. DMSO unterstützt durch seine zellschützende und regenerative Wirkung die Energiegewinnung in dem Areal, das von dem Versorgungsmangel betroffen ist. Dadurch haben die Zellen genug Zeit, einen stabilen Zustand zu erreichen und weitere Schäden abzuwenden. In zahllosen Tierexperimenten und klinischen Untersuchungen an Menschen hat sich gezeigt, dass die Verabreichung von DMSO bei Infarkten erstens möglichst rasch und zweitens in genügend hoher Dosierung erfolgen sollte, um gute Heilungserfolge zu erzielen.

Bei allen akuten Gefäßverschlüssen wird die Anwendung von DMSO als Infusion empfohlen. Möglichst zeitnah werden dabei von erfahrenen Therapeuten bis zu 1 Gramm DMSO pro kg Körpergewicht als wässrige Lösung in isotonischen Elektrolytlösungen infundiert. Damit die Konzentrationen nicht zu hoch werden, muss dafür eine entsprechende Menge an Infusionslösung vorgesehen werden. Es eignen sich, je nach Körpergewicht und Erkrankung, 500 ml oder 1000 ml Infusionen. Im Falle von solch schweren Erkrankungen wie Infarkten wird also nicht mit langsam ansteigenden Mengen DMSO behandelt, sondern man gibt sofort die hohe Gesamtmenge. Bei ersten Verbesserungen kann dann mit der täglichen Dosierung zurückgegangen werden.

Infektion(en)

Die Bedeutung des Wortes Infektion wird im Brockhaus wie folgt wiedergegeben: „Die Infektion, Ansteckung: Eindringen von Krankheitserregern (Bakterien, Viren, Pilze, Parasiten) in einen Organismus."

Das heißt, wir haben es hier zunächst einmal „nur" mit der Besiedelung des (physischen) Körpers durch Mikroorganismen zu tun – das ist offiziell noch keine Krankheit, weil dieser Vorgang nicht zwingend zu spür- oder messbaren Symptomen führt. Ergibt sich aus solchen stummen, also symptomlosen Infektionsverläufen eine zeitweise oder lebenslange Immunität, spricht man von stiller Feiung.

Eine (echte) Infektionskrankheit und die dabei ablaufenden Reaktionen bzw. Antworten unseres Immunsystems auf fremde Eindringlinge zeigt sich dagegen durch Allgemeinsymptome wie Fieber, Nachtschweiß, Leistungsminderung, Sekretvermehrung oder Entzündungszeichen. Heute weiß man, dass außer den symptomatischen auch die stummen Infektionsverläufe nicht zwingend erfolgreich verlaufen müssen. Es können sich demnach, direkt beobachtbar oder zunächst versteckt, chronische Prozesse entwickeln, die durch eine unvollständige Vernichtung der Mikroorganismen resultieren. Dies kommt etwa vor, wenn sich die „Biester" gut verstecken und tarnen können oder wenn sie verschiedene Entwicklungsstadien durchlaufen oder wenn unser Immunsystem durch Medikamente oder andere Krankheiten geschwächt ist. Ebenso ist es möglich, dass es zwar zu einer Abtötung aller Viren, Bakterien usw. kommt, die dabei entstehenden Mischpartikel aus „verklebten" Feindestrümmern und körpereigenen Abwehrstrukturen (sog. Antigen-Antikörper-Komplexe) aber nicht gänzlich ausgeschleust werden (können). All diese suboptimal ablaufenden Immunreaktionen werden inzwischen, einfach betrachtet, für sehr viele chronische Folgeerkrankungen verantwortlich gemacht, die auch schwere Verläufe und „unheilbare" Fälle (nach schulmedizinischer Betrachtungsweise) einschließen. Dazu gehören Allergien, Autoimmunerkrankungen, wiederkehrende Infektionskrankheiten und Krebs. Deshalb sind für uns Menschen und unsere Haustiere zwei Dinge wichtig:

Erstens sollten wir zu jeder Zeit darauf achten, dass unser Immunsystem, unsere Abwehrzellen, gut aufgestellt ist/sind. Zentrale Bedeutung dafür hat eine gesunde Darmflora, die sich langfristig nur durch eine Ernährung aufrechterhalten lässt, die von der Natur für den jeweiligen Organismus vorgesehen ist. Die Evolution kann nicht nach Hunderttausenden von Dekaden der Menschheits- oder Säugetierentwicklung durch ein paar Jahre der industriellen Essensfertigung verbogen werden, ist das klar!? Wir reden hier von vielleicht sechzig Jahren, seit denen es üblich ist, den Kühlschrank und die Speisekammer mit Fertigkost, die maschinell verarbeitet und vermehrt mit Chemikalien versetzt ist, zu füllen.

Was meinen Sie? „Es könnten achtzig Jahre sein." Das ist völlig belanglos. Auch wenn es hundert oder zweihundert wären, ist das nicht einmal ein Wimpernschlag, bezogen auf genetische Verschiebungsraten innerhalb einer Spezies. Unser Körper, und insbesondere das Verdauungssystem mit seinen zugehörigen Drüsen, verfügt nicht über die Ausrüstung, industrielle Nahrungsmittel zu entgiften sowie gleichzeitig nährend und heilend zu nutzen. Sie können zu diesem Thema auch in den Leitlinien für ein gesundes Leben im „MMS-Handbuch" von Frau Dr. Antje Oswald nachschlagen. Sie schrieb mir einmal, dass es durchaus bedauernswerte Mitmenschen gibt, die nicht einmal wissen, dass Pflücksalat nicht in Plastiktüten wächst und welche Form eine Möhre hat …

Zweitens muss im Falle einer Infektion(skrankheit) die Funktion dieses Immunsystems unterstützt werden. Unterstützen heißt, seine natürliche Funktion zu imitieren und/oder es zu entlasten. Entlastung geschieht durch allseits geläufige Vorgehensweisen, wie die vermehrte Flüssigkeitszufuhr durch Verabreichung von geeigneten (Entgiftungs-) Tees, viel Ruhe oder angepasste Diät. Die Imitation, also die Nachahmung der Abwehrzellenfunktion, erfolgt beispielsweise durch oxidativ wirkende Mittel, wie es ausführlich im Kapitel „DMSO und MMS" dargelegt wurde. Dabei, ich wiederhole mich gerne, ist es unerheblich, ob es sich um eingedrungene Mikroorganismen handelt oder um intern entstandene Feinde in Form von (mutierten) Krebszellen. Antibiotika, Zytosstatika, Chemotherapeutika, … können diese Imitation nicht leisten. Obendrein schädigen sie in unterschiedlichem Ausmaß körpereigene Zellen und die Darmflora und führen so langfristig zu einer Schwächung der Abwehrlage.

DMSO, selbst antientzündlich und immunmodulierend wirksam, führt nicht nur zu einer Wachstumshemmung von Bakterien, Viren, Pilzen, sondern verhilft vor allem einem parallel verabreichten Oxidans, wie MMS oder Wasserstoffperoxid, zu verbessertem Gewebeeinstrom. Auch die anstehenden Regenerationsvorgänge nach durchgemachten Infektionen können mit DMSO natürlich unterstützt und verkürzt werden. Dazu eignet sich die im Kapitel 2 beschriebene zeitversetzte Einnahme mit MMS genauso wie etwa die Verabreichung über die Haut oder per Infusion. Von einer Grunddosierung ausgehend (0,05 g pro kg Körpergewicht) steigert man die täglich zugeführte DMSO Menge, je nach Bedarf.

Insektenstiche

Neben der Tatsache, dass viele Menschen nach dem Stich von Wespen, Bienen oder Mücken zu einer entzündlichen Überreaktion im Sinne einer Allergie neigen, ist ein solches Ereignis mindestens mit unangenehmen Schmerzen und/oder Juckreiz verbunden. Ebenso kann es nach Insektenstichen aufgrund der Hautverletzung zu (Zweit-)Infektionen mit Bakterienbeteiligung kommen. Allergische Reaktionen wurden unter ihrem eigenen Stichwort behandelt. Auch die anderen Begleiterscheinungen stacheliger Angriffe lassen sich ebenso hilfreich mit DMSO behandeln. Dafür eignet sich das Besprühen mit geeigneten Verdünnungen. Der DMSO-Gehalt in diesen Zubereitungen richtet sich nach dem betroffenen Körperareal. Im Kopfbereich wählt man zunächst niedrige (30 bis 50%ig), im Rumpfbereich mittlere (50 bis 65%ig) und unterhalb der Gürtellinie hohe Konzentrationen (60 bis 80%ig).

Was kann DMSO hier leisten? Die antientzündliche und schmerzlindernde Wirkung lässt Juckreiz, Schwellung und Schmerzen rasch nachlassen. Je schneller die DMSO-Lösung nach dem Stich angewendet wird, um so weniger ausgeprägt entwickeln sich die typischen Symptome. Eventuell eingeschleuste Giftstoffe der Insekten werden außerdem mit Hilfe von DMSO sehr viel rascher abgebaut. Diesen Effekt kann man auf mindestens zweierlei Art verstehen. Erstens kennen wir ja schon den Transporter-Effekt, der dazu führt, dass die Toxin-Moleküle „umhüllt" werden und dadurch leichter die Biomembranen, wie zum Beispiel Zell- und Gefäßwände, überwinden. Zweitens führt das Einströmen des bipolaren und antioxidativ wirkenden DMSO zu einer sofortigen Verdünnung der lokalen Konzentration von Giftstoffen, deren schädliche Wirkung dadurch gelöscht wird. Eine Kombination mit oxidativ abbauenden Stoffen, wie MMS/CDL und Wasserstoffperoxid, ist ebenfalls sinnvoll und kann Insektenstiche noch schneller verschwinden lassen. Dafür kann man zuerst die MMS- oder H_2O_2-Lösung aufsprühen und danach das entsprechend verdünnte DMSO (vgl. Kapitel 2.5.1).

Ischiassyndrom vgl. auch Bandscheibenprobleme

Unter dem landläufig verwendeten Begriff „Ischias" werden verschiedene Beschwerden bzw. deren Ursachen vermischt. Eine echte Reizung oder Schädigung des Nervus ischiadicus im Wurzelbereich geht normalerweise mit Ausfallerscheinungen und/oder Schmerzen einher, die in die Beine ausstrahlen. Der Hexenschuss, Wirbelkörperschäden, Osteporose, (Knochen-)Tumoren oder sogar eine tief liegende Gürtelrose führen ebenfalls zu starken Rückenschmerzen, die dann häufig von Betroffenen als „Ischias“ eingestuft werden. Das Auftreten von Schmerzen im Bereich von Lendenwirbelsäule und Kreuzbein muss deshalb genau untersucht werden. Entsprechend der resultierenden Diagnose sollte vorrangig an den Ursachen gearbeitet werden. DMSO kann dabei durchaus eine Basistherapie leisten. Lokal und großflächig, als 60 bis 75%ige Lösung aufgetragen, kommt es meist rasch zur Verbesserung der Beschwerden. Die innerliche Anwendung per Trinklösung oder Infusion kann die Wirkung nochmals verstärken. Intramuskuläre Injektionen mit einem Gemisch aus DMSO (20%ig) und einem Lokalanästhetikum müssen ausgebildeten und erfahrenen Heilpraktikern und Ärzten vorbehalten bleiben. Solche „Spritzen“ in die beteiligten Muskelregionen können beispielsweise als Behandlungsreihe über 3 bis 5 Tage verabreicht werden.

ITP/Morbus Werlhof

Die Immun-Thrombozytopenie, also eine verminderte Anzahl von Blutplättchen aufgrund einer Autoimmun-Reaktion, tritt als akute (meist Kinder) oder chronische Form (> 6 Monate, meist Erwachsene) in Erscheinung. Es wird häufig beobachtet, dass dieser massenhaften Zerstörung von Thrombozyten eine virale (z. B. Pfeiffersches Drüsenfieber, Cytomegalie-Virus, Ringelröteln) oder bakterielle Infektion (Helicobacter pylori „Magenbakterium“) vorausgeht. Ein zeitlicher Zusammenhang zwischen (viralen) Infektionen und nachgeschalteten Autoimmun-Reaktionen wird bei vielen dieser „Selbstzerstörungs“-Erkrankungen beobachtet und als Komplikation während der Abheilungsphase des Infektes verstanden. Im Falle der ITP führt dies teilweise zu Thrombozyten-Zahlen von weniger als 15.000 Blutplättchen pro µl (Mikroliter) Blut. Der Normwert liegt bei 150.000 bis 450.000 pro µl! Dadurch ist die Blutgerinnung massiv eingeschränkt. Es kommt zu Spontanblutungen in der Haut (Petechien), an Schleimhäuten (Nasen-, Zahnfleischbluten, Magen-Darm-Blutungen), in Gelenken oder sonstigen Körperregionen, wie Nieren oder Gehirn. Schulmedizinisch wird diese Erkrankung mit hochdosierter Kortisongabe, durch Immunglobulin-Therapie, eventuell kombiniert mit Antikörpergabe oder als letzten Ausweg durch eine Entfernung der Milz behandelt.

Ganzheitlich betrachtet haben wir es zunächst mit einer Fehlfunktion des Immunsystems zu tun. Eine solche wird alternativ-medizinisch beispielsweise durch Unterstützung oder Aufbau einer gesunden Darmflora korrigiert. Sie ist Voraussetzung für ein hocheffektives „Training" immunkompetenter Abwehrzellen im ganzen Organismus. Weiterhin kommen alle immunmodulatorischen Maßnahmen in Frage. Eine Behandlung mit DMSO, vielleicht zu Anfang in Kombination mit der Entgiftungs- und Killersubstanz MMS, bietet sich hier, vorzugsweise als orale Einnahme oder per Infusion, an. Der manchmal langwierige Verlauf der ITP verlangt den Betroffenen ein gewisses Durchhaltevermögen ab, gerade wenn es um eine längerfristige DMSO-Einnahme geht.

Fall: Herr J. M., 38 Jahre alt, erkrankte im Frühjahr 2011 an chronischer ITP. Wie so häufig, blieb der massive Abfall der Thrombozyten längere Zeit unerkannt. Man geht schließlich normalerweise nicht alle zwei Wochen zu einer Blutbildkontrolle. Teilweise fielen die Thrombozyten unter 20.000 pro µl ab. Eine initial durchgeführte Hochdosis-Kortison-Therapie führte zu vorübergehender Stabilisierung um 70.000/µl. Danach bauten sich die Thrombozyten wieder stufenweise ab. Da dem Patienten inzwischen die Milzentfernung „angedroht" wurde, nahm er alternative Behandlungsratschläge an. Ich empfahl ihm die Einnahme von DMSO. Wieder kam es zu einem raschen Erfolg und der Wert stieg binnen einer Woche auf 87.000/µl. Da es sich um ein Immungeschehen handelt, riet ich ihm zur parallelen Einnahme von MMS, 2 bis 3 Mal täglich in aufsteigender Dosierung mit anfänglich 2 Tropfen. Er führte dies gewissenhaft bis zu einer Dosierung von 3 x 6 Tropfen über mehrere Wochen durch. Die DMSO-Einnahme beendete er indes nach zwei Wochen, weil der Geruch „problematisch" war. Es folgte eine Zeit mit stark schwankenden Werten, die ärztlicherseits alle 1 bis 2 Wochen überprüft wurden. Schließlich unterstütze ich ihn in der Entscheidung, eine vorgeschlagene Antikörper-Therapie anzuwenden, weil ich spürte, dass ihm das mehr Sicherheit geben würde. Der Patient bestand aber selbst darauf, parallel dazu weiterhin ununterbrochen MMS einzunehmen. Zu einer weiteren DMSO-Einnahme war er zu diesem Zeitpunkt nicht bereit. Der Fall ist gerade jetzt aktuell, und die letzte Information vor dem Druck lautet, dass sich seine Thrombozytenzahl auf 184.000/µl gesteigert hat. Obwohl es sich hierbei allem Anschein nach nicht um einen Erfolg handelt, der alleine dem DMSO zugeschrieben werden kann, sehen wir doch sehr deutlich, dass es sich lohnt, auch nach langwierigen chronischen Vorgängen alternative Behandlungsmaßnahmen auszuschöpfen.

Karzinome vgl. Krebs

Kindliche Psychosen vgl. Entwicklungsverzögerungen bei Kindern

Knochenentzündung

Die im Fachjargon als Osteitis bezeichnete Erkrankung bezeichnet eine Entzündung, die alle Knochenteile betreffen kann. Dazu gehören das Knochenmark, das Knochengewebe selbst oder die Knochenhaut. Ursachen sind meist bakterielle, seltener virale oder durch Pilze verursachte Infektionen nach Verletzungen oder Operationen. Schulmedizinisch wird oft ein früher chirurgischer Eingriff bevorzugt, weil die Erreichbarkeit des Infektionsherdes mit einer Antibiotikagabe kaum gewährleistet ist. Leider sind auch diese Eingriffe, obwohl in ihrer Spezialisierung ständig weiterentwickelt, häufig nicht so wirksam wie gewünscht. Ein langwieriger Krankheitsverlauf ist damit vorprogrammiert. Alternativ bietet sich daher eine (Misch-)Therapie mit DMSO an. Entweder werden schulmedizinische antimikrobielle Wirkstoffe und/oder Kortison dazu kombiniert, oder man verabreicht DMSO parallel mit einem bewährten Oxidans, wie MMS. Auch bei schmerzhaften, sogenannten aseptischen Knochenentzündungen, also ohne Beteiligung von Mikroorganismen, ist letzteres Vorgehen zu empfehlen. DMSO ist in der Lage, bis in alle Gewebebereiche vorzudringen und dabei seine eigenen antientzündlichen Eigenschaften auszuspielen. Zusätzlich werden die anderen Wirkstoffe eingeschleust. Auch die Schmerzlinderung durch das DMSO und eine damit einhergehende verbesserte Beweglichkeit oder verminderte Schonhaltung wird von den Betroffenen freudig registriert werden.

Je nachdem, welcher Körperteil betroffen ist, entscheidet man, ob das Areal durch äußerliches Auftragen oder innerliche Einnahme besser zu erreichen ist. Selbstverständlich dürfen äußerliche und innerliche (Trinken/Infusion) Anwendung auch gemeinsam durchgeführt werden. Da viele Knochen relativ oberflächennah zu tasten sind, kann häufig die topische Anwendung praktiziert werden. Dafür benetzt man den Bereich großflächig mit einer DMSO-Lösung durch Bepinseln oder Besprühen. An den Extremitäten (Arme und Beine) können höhere Konzentrationen gewählt werden als am Rumpf oder Kopf. Entscheidet man sich für eine Kombination mit einem geeigneten Antibiotikum, so kann dieses, in DMSO gelöst, ebenfalls äußerlich angewendet werden. Falls das Antibiotikum oral eingenommen werden soll, wird dessen

Wirksamkeit bzw. Gewebegängigkeit durch die parallele innerliche Anwendung von DMSO verbessert. Das gleiche gilt für die alternativen Bakterienkiller, wie MMS. Dabei sollte die nacheinander folgende Einnahme der beiden Stoffe (DMSO und MMS) in einem relativ engen zeitlichen Rahmen stehen.

Knochenbruch vgl. Sportverletzungen

Komplexes regionales Schmerzsyndrom

Die etwas ungewöhnlich oder kompliziert klingende Krankheit kommt häufiger vor, als Sie vielleicht denken. Unter dieser Bezeichnung werden die auch noch gebräuchlichen Namen sympathische Reflexdystrophie, Morbus Sudeck oder Sudeck-Dystrophie zusammengefasst. Wobei der Name Dystrophie sehr hilfreich ist, bezeichnet er doch übersetzt eine Fehlernährung oder ein Fehlwachstum von Gewebestrukturen. Die Erkrankung entwickelt sich nach äußeren Einwirkungen wie Sturz (z. B. Knochenbruch), Operation (z. B. Karpaltunnel, Sprunggelenk) oder Infektion (z. B. bakterielle Entzündungen durch offene Wunden). Es kommt zu Schmerzen, Wasseransammlungen, Hautveränderungen und Funktionsstörungen sowie Durchblutungsmangel an Armen oder Beinen. Statistisch am häufigsten ist das komplexe regionale Schmerzsyndrom nach einem Bruch des großen Unterarmknochens anzutreffen, beispielsweise durch einen Sturz vom Fahrrad verursacht. Nach anfänglich gutem Heilungsverlauf solcher Verletzungen entwickeln sich dann bei manchen Menschen die beschriebenen Symptome – es kommt zu einem meist langen Leidensweg ohne Heilung. Häufig hört man von betroffenen Patienten Sätze wie: „Niemand kann mir sagen, was das ist." oder „Außer Schmerzmittel machen die gar nichts und es wird immer schlimmer." oder „Hätte ich doch niemals in diese Operation eingewilligt." usw. In der Tat sind die genauen Ursachen bzw. die pathologischen Zusammenhänge bei der Entstehung dieser schwerwiegenden Komplikationen noch nicht gänzlich verstanden. Trotzdem haben alternative Methoden wie die Neuraltherapie, die Akupunktur oder eben der Einsatz von DMSO hier wesentlich bessere Erfolge vorzuweisen als die rein symptomatische Behandlung mit herkömmlichen Schmerzmitteln oder Kortison. DMSO wirkt umfassend im Sinne einer Versorgungsverbesserung und Entgiftung des geschädigten Areals. Die Auflösung der Entzündungsreaktion, die Schmerzlinderung sowie die Durchblutungsverbesserung sind daran maßgeblich beteiligt.

DMSO wird beim komplexen regionalen Schmerzsyndrom vorrangig örtlich, äußerlich, angewandt. Das heißt, die betroffene Körperpartie wird großzügig mit einer wässrigen Lösung des Wirkstoffes benetzt. Da es sich um (Unter-)Arme oder Beine handelt und die Schmerzen meist sehr stark sind, sollte man höhere Konzentrationen wählen. Die 65 bis 80%ige DMSO-Lösung wird dann am besten mit einem Pinsel intensiv rundum aufgetragen. Verbesserungen in der Symptomatik sind schon nach der ersten Anwendung zu erwarten. Trotzdem sollte man die Behandlung längerfristig durchführen. Wahrscheinlich ist es notwendig, die betroffenen Hautpartien, die durch die Erkrankung ja schon vorgeschädigt sind, nach den DMSO-Anwendungen mit möglichst reinen Aloe-vera-Präparaten zu beruhigen und zu pflegen. In schweren Fällen kann man gerade in der Anfangsphase eine gleichzeitige orale oder intravenöse Verabreichung von DMSO erwägen. Die Dosierung richtet sich dann wieder nach dem Körpergewicht, wie in Kapitel 2 beschrieben.

Konzentrationsmangel vgl. Entwicklungsstörungen

Kopfschmerzen/Migräne vgl. Schmerzen

Krampfadern

Dieser auch als Varikosis bezeichnete Prozess führt zu knotig erweiterten Segmenten der oberflächlichen Beinvenen im Stehen und Sitzen aufgrund der Schwerkraft, die das Blut auf die zu schwachen Venenwände ausübt. Am häufigsten ist dieser langfristig fortschreitende Vorgang durch eine Gewebeschwäche, also individuell genetisch, bedingt. Es gibt aber auch andere Ursachen für Krampfadern, wie zum Beispiel vorhergehende Thrombosen, Tumoren oder (Unfall-)Verletzungen mit Vernarbungen. Die Beinvenen erweitern sich, und ihre innen liegenden Klappen, die normalerweise als Anti-Rückstromventile funktionieren, können nicht mehr dicht schließen. DMSO ist offensichtlich in der Lage, den Gewebetonus und damit die Gefäßwandfunktion zu verbessern. Vielleicht hängt dies ursächlich mit einer Versorgungsverbesserung der Wandschichten in den großen Venen zusammen. Sowohl die Kapillarerweiterung als auch die Diffusionsverbesserung könnten dazu beitragen. Neben dem rein äußerlichen Benetzen der betroffenen Beinregionen oder des ganzen Beins mit wässrigen DMSO-Lösungen bietet sich hierbei vor allem die Infusion an, weil dann das Gefäß- bzw. Venensystem hoch konzentriert mit dem Wirkstoff geflutet wird. Auch hierbei kann man, nach vorheriger Verträglichkeitsprüfung, mit einer Menge von 0,1 Gramm DMSO pro Kilogramm Körpergewicht in einer 250 oder 500 ml Infusion beginnen.

Fall: Mann, 71 Jahre alt, hatte erhebliche Krampfaderbildung im Unterschenkelbereich mit Druckschmerzen. Aus reiner „Experimentierfreude" bepinselte er diese Areale regelmäßig mit einer 70%igen DMSO-Lösung und stellte nach einigen Wochen erfreut fest, dass sich die Varizen deutlich zurückbildeten. Ebenso verschwanden die Schmerzen und das Schweregefühl in den Beinen.

Fall: Frau K. F., 47 Jahre alt, leidet unter vermehrter Krampfaderbildung, die auch schon von venösen Thrombosen begleitet war. Vorwiegend an den Unterschenkeln bilden sich aufgrund der chronischen Blutstase in den Venen oberflächliche Läsionen, die schlecht heilen. Entsprechend meiner Empfehlung wendete sie bisher zwei DMSO-Infusionen in der Anfangsdosierung an und berichtete kurz darauf schon von deutlichen Verbesserungen der Stauungssymptome. Sie will diese Art der Behandlung auf jeden Fall fortsetzen.

Krebs

Auf Internetseiten, wie zum Beispiel www.alternative-krebsberatung.de und vielen anderen kann sich jeder ein Bild davon machen, wie schlecht die statistisch erhobenen Heilungsraten von Krebserkrankungen durch Chemotherapie, Operation und Bestrahlung tatsächlich auch heute noch sind. Wohlgemerkt, solche Daten werden nicht von Amateuren oder „Berufskritikern" zusammen getragen, sondern sind Teil wissenschaftlicher und ärztlicher statistischer Erhebungen und hochoffiziell dokumentiert. Das Märchen von den angeblichen Fortschritten, die bei den Behandlungen mit immer neuer Strahlentechnik oder chemisch variierten Arzneimittelmolekülen erzielt werden (wollen), wird uns seit mindestens fünfundzwanzig Jahren erzählt. Diese Bemühungen, die unglaubliche Summen von staatlichen und privaten Forschungsgeldern verschlingen (also auch unser Geld), dienen allzu oft nur dem Renommee einzelner Forschungseinrichtungen und ihrer Professoren, die internationale Anerkennung suchen. Dafür müssen Heerscharen von Nachwuchswissenschaftlern in den Labors „dienen", denen wohl meist schon völlig entgangen ist, dass ihre Arbeit, von weitem betrachtet, an die vergeblichen Kämpfe des armen Don Quichote erinnert. Das grundlegende Verständnis für die Reparatur eines entgleisten Zellstoffwechsels und dadurch veränderte Wachstumsfunktionen ist längst vorhanden, so dass man viel gezielter mit den entsprechenden (Natur-) Stoffen forschen könnte. Dies verheißt natürlich keine satten Gewinne auf patentierbare Neuentwicklungen, die von mächtigen Konzernen „steuernd" über die Ärzteschaft in den „Gesundheitsmarkt" gedrückt werden (vielleicht sollte man an dieser Stelle besser „Krankheitsmarkt" sagen). Wir dürfen deshalb wohl auch weiterhin nur sehnsüchtig und verlangend von einer Welt träumen, in der zum Wohle **aller** Kranken eine Mentalität der „offenen Quelle" (open source) angestrebt wird. Oder wir nehmen die Sache selbst in die Hand!

Öffentlich forschende Mediziner selbst haben mit Hilfe sogenannter Metaanalysen wiederholt nachgewiesen, dass die sogenannten Fünfjahres-Überlebensraten, nach rein schulmedizinischer Behandlung, im Durchschnitt noch immer im unteren einstelligen Bereich rangieren! Dennoch führt die fest in unserem Unterbewusstsein verankerte „Weißkittelgläubigkeit" immer noch zu einer ganz anderen und grotesken Realität: Nach einer erhaltenen Krebsdiagnose sehen die meisten Betroffenen nach wie vor ihre einzige Chance in dem, was ihnen direkt in der Klinik als fortschrittlich-hoffnungsvoll angeboten wird. Ein gutes Geschäft – ohne Zweifel ... Doch selbst die allseits beliebte *Apotheken Umschau* berichtete kürzlich kritisch über die folgenschweren Langzeitwirkungen der schulmedizinischen Krebstherapien und hinterfragte die Sinnhaftigkeit der etablierten Vorgehensweisen.

Entartete Zellen, und darum handelt es sich ja bei Krebs, tun nicht mehr das, was sie normalerweise aufgrund der Genetik zu tun haben. Ich will an dieser Stelle auch gar keine Partei für die ein oder andere Theorie zur Ursache solcher Zellveränderungen ergreifen. Festzuhalten ist aber, dass Krebs nicht „vom Himmel fällt". Zwar plappern wir unentwegt auch von natürlicher Radioaktivität oder kosmischer Strahlung (die vom Himmel „fällt"), die zu Zellmutationen führen können. Dennoch hat die Evolution auch diese irdischen Bedingungen natürlich berücksichtigt und uns (alle Lebewesen) mit entsprechenden Gegenmitteln ausgestattet. Solche Zellveränderungen passieren statistisch gesehen, so hört man, in jedem von uns mehrmals pro Woche. Trotzdem erkrankt nicht jeder an Krebs – oder? Normalerweise erkennen unsere Zellen selbst, oder aber zuständige Abwehrzellen, wenn es zu einer strahlenbedingten Zellschädigung gekommen ist. Dann läuft entweder ein von den Mitochondrien ausgehendes Selbstzerstörungsprogramm ab oder aber die herbeigeeilten Fress- und/oder Killerzellen erledigen das. Viel häufiger als solche physikalischen Ursachen scheinen jedoch ungünstige Stoffwechselprozesse oder (Virus-)Infektionen für die Entstehung von Krebszellen verantwortlich zu sein. Im ersten Fall wären Karzinome also als eine Folge der Zivilisationskrankheiten einzuordnen (Überernährung, Übersäuerung, ...), im zweiten Fall als eine Minderleistung des Immunsystems. Da auch ein intaktes Immunsystem vornehmlich auf artgerechte Ernährung, Bewegung, Sonnenlicht, gute Emotionen etc. angewiesen ist, darf man getrost annehmen, dass Krebs die chronifizierte Steigerung von Gewebe-Dysbalancen ist. Derart allgemein definiert, passt es in ganz viele alternative und schulmedizinische Entstehungstheorien zu bösartigen Erkrankungen. Schon alleine der Begriff „bösartig" vermittelt leider den Eindruck, dass sich diese wuchernden Zellen mutwillig ausgedacht hätten, uns zu ärgern. Dagegen darf man, im Sinne der bekannten Warburg-Hypothese (Otto Warburg, Arzt/Biochemiker, Medizin-Nobelpreis 1931), davon ausgehen, dass einzelne Bioeinheiten (Zellen), die ihren Stoffwechsel auf anaerobe Energiegewinnung umstellen, lediglich einem Selbsterhaltungstrieb nachgehen. Gewissermaßen kann man sagen, dass diese (Krebs-)Zellen anscheinend ihrerseits „denken", dass die Umgebung (Matrix) „bösartig" (z. B. übersäuert oder sauerstoffarm) ist und nicht sie selbst.

Diese Thematik soll hier nicht weiter vertieft werden. Es geht nur darum, ansatzweise zu vermitteln, dass Krebs wohl häufig (oder immer) eine Entstehungsgeschichte hat, die direkt in unserem (Ernährungs-)Verhalten, unserer Giftstoffbelastung oder anderen ungünstigen Lebensumständen begründet ist. Deshalb ist die völlig logische Konsequenz, dass im Falle einer solchen Erkrankung ausschließlich Maßnahmen angezeigt sind, die zur **Ent**lastung und Immunstärkung beitragen. Fällt Ihnen an dieser Stelle ein Argument für den Einsatz **be**lastender, immunsuppressiver (das Immunsystem schwächender) Chemo- oder Strahlentherapien ein?

Das Drama ist, wie gesagt, dass viele Betroffene zwar auch alternative Wege der Krebstherapie beschreiten wollen, gleichzeitig aber die schulmedizinischen Angebote nicht endgültig ablehnen. Ein Grund dafür ist sicher auch die „Angstmacherei“, mit der konsequent versucht wird, die Patienten in ihrer hilflosen Lage „gefügig“ zu machen. Ein Blasenkrebspatient zitierte in meiner Praxis den vorher behandelnden Arzt mit den Worten: „Wenn Sie sich nicht sofort operieren und bestrahlen lassen, werden Sie bis Weihnachten krepieren wie ein Hund!“. Der Patient erzählte mir dies mit lächelnder Genugtuung im darauf folgenden Februar, nachdem er jede weitere Behandlung durch diesen Arzt abgebrochen hatte …

Während also immer höhere Beträge in die „anerkannte“ Krebsforschung gepumpt werden, ohne dass ihre Erfolge sichtbar wachsen würden, stellen wir fest, dass in unzähligen glaubhaften Berichten von geheilten Krebs-Betroffenen völlig simple, in der Regel extrem kostengünstige „Medikamente“ verwendet wurden. Unter diesen Erfolgsberichten finden wir geheilten Brustkrebs, Dickdarmkrebs, Bauchspeicheldrüsenkrebs, Magenkrebs, Lungenkrebs, Knochenkrebs, Lymphdrüsenkrebs, Hautkrebs u.a. mehr. Die dabei durchgeführten (Selbst-)Behandlungen schließen immer mehrere Maßnahmen ein. Neben dem Einsatz direkt hochwirksamer Stoffe wie DMSO, MMS, Milchsäure, Oxidantien, Fruchtkernen, Basen, Vitaminen u.v.m. berichten viele von parallel durchgeführten Ernährungsumstellungen, Änderungen der Lebensgewohnheiten, Berufs- oder Wohnortwechsel und vielen anderen klaren Richtungsentscheidungen. Auch hier, sehr schön erkennbar, geht es also um ganzheitliche Gesundung.

DMSO kann für die Behandlung von Krebs alleine eingesetzt und auch bestens mit anderen Stoffen kombiniert werden. Die regenerierende und zellschützende Wirkung zeigt sich vor allem in der raschen Stabilisierung des Allgemeinzustandes und der Besserung von Fatigue-Symptomen bei Krebspatienten. Das Immunsystem wird gestärkt und die Entgiftung vorangebracht. Die Einschleusung von selektiven Oxidantien (MMS …) oder „Zellreparierern“ (RMS, Procain, …) wird zusammen mit DMSO optimiert. Dosierungen und Anwendungsformen können je nach individueller Situation und Verlauf, nach den Vorschlägen in Kapitel 2, variiert werden. Gerade die Begleitung von Krebskranken macht uns immer wieder deutlich, wie sehr wir den weiteren Verlauf als schicksalhaften Weg deuten müssen und wie sehr die unterschiedlichen Einflüsse an den Betroffenen zerren und ihre Therapieentscheidungen erschweren.

Dazu folgendes Patientenbeispiel: Der junge Mann (37 Jahre alt) suchte mich Ende November 2011 in Begleitung seiner Eltern auf, nachdem er seit einigen Monaten wegen eines Bauchspeicheldrüsentumors schulmedizinisch behandelt wurde. Er hatte diverse Chemotherapien bekommen und war zum zweiten Mal aufgeschnitten worden, wobei festgestellt wurde, dass die wuchernde Tumormasse nicht entfernt werden könne. Er betrachtete seinen Besuch in meiner Praxis als letztes Aufbäumen, weil man ihm gesagt hatte, dass er keine Chance auf Heilung hat. Die Operation war erst vor drei Tagen gewesen. Dementsprechend labil und extrem geschwächt war sein Zustand, zumal er schon im Vorfeld unter einem Fatigue-Syndrom litt und eine ausgeprägte Tumoranämie zeigte. Da sein Wohnort mehr als 300 km von uns entfernt liegt, vereinbarten wir, dass er in der Nähe übernachten und eine Woche lang zweimal täglich in der Praxis erscheinen würde. Er sollte rasch an die Kombinationstherapie mit DMSO und MMS herangeführt werden. Die ersten beiden Dosen dieser Stoffe bekam er sofort als Trinklösung. Außerdem stabilisierten wir ihn durch Akupunktur von allgemeinen Energiepunkten, schickten eine Blutprobe ins Labor und ich entstörte seine frischen Narben am Bauch mit einer DMSO/Procain-Mischung. Schon eine halbe Stunde später berichtete er, dass die gesamte Schmerzsymptomatik stark nachließ und er endlich nicht mehr frieren würde. Die Spannung der Bauchdecke war ebenfalls verschwunden und er hatte wieder etwas Farbe im Gesicht. Am nächsten Morgen erzählte der Patient von fürchterlichen Hotelbetten und ersten MMS-Entgiftungswirkungen, die sich als Durchfall zeigten. Der Schlaf sei nicht erholsam gewesen und die Bauchdecke schmerzte wieder. Die Blutwerte waren zu denjenigen, die er aus der Klinik mitgebracht hatte, unverändert. Wir gingen dazu über, neben der, nun höher dosierten, oralen Einnahme von DMSO und MMS den oxidativen Wirkstoff auch als Infusion zu verabreichen. Der Patient konnte sich inzwischen seine Rationen selbst ansetzen und berichtete von Tag zu Tag über erfreuliche Fortschritte. Die Zeit in der Praxis nutzte ich für ausgiebige Gespräche, um ihn emotional zu stabilisieren. Schon damals klang immer wieder an, dass er sich, obwohl er doch insgesamt schlechte Erfahrungen gemacht hatte, nicht gänzlich von Chemo & Co verabschieden wolle. Seine Gedanken konnten nicht zu klarer Rationalität finden, obwohl die bisherigen Fakten eindeutig waren. Ein nicht nachvollziehbarer Vorgang, eine Eigenschaft, die uns Menschen aus frühester Entwicklungsgeschichte anhaftet. Ganz typisch auch, brachte er jede Menge „gute Argumente" für seine Denkweise hervor: Der betreuende Onkologe in der Heimat wäre ein guter Bekannter der Familie. Die Krebsklinik hätte ihm in Aussicht gestellt, er könne an der Studie für die Erforschung einer „ganz neuen, hochspezifischen“ Therapie teilnehmen. Dafür wäre allerdings die Bedingung, dass er weiterhin regelmäßig die bisherige Chemo-Behandlung fortsetzt. Wenn er dies tun würde, dann käme er in den „Genuss“ spezieller und viel ausführlicherer Diagnosemethoden als bisher. Und so weiter. Und so weiter.

Ich legte ihm meine Sicht der Dinge sachlich dar, und er kehrte nach einer Woche mit besseren Blutwerten, körperlichen Fortschritten und viel Zuversicht nach Hause zurück. Wir praktizierten im weiteren Verlauf wöchentlichen Telefonkontakt, und er setzte die eingeleiteten Therapiemaßnahmen selbstständig fort, da er stetige Verbesserungen an sich verspürte. Das DMSO wollte er (leider) recht bald wegen des Geruchs absetzen, den er seiner Familie nicht weiter zumuten wollte. Gleichzeitig berichtete er jeweils von den „Fortschritten“ in Bezug auf seine Aufnahme in das Studienprogramm der Krebsklinik, der er zunehmend entgegenfieberte. Obwohl er, und auch sein Vater, mir eindeutig schilderten, dass jede neue Gabe des Chemie-Cocktails seines Onkologen zu tagelangen niederschmetternden Wirkungen führte, konnte er dieser „Verheißung“ nicht widerstehen und nahm die tatsächlich auftretenden Rückschritte in Kauf. Sie kennen ja bestimmt diesen Spruch: Zwei Schritte vor, drei zurück … Als es dann mit der klinischen Versuchsreihe soweit war, musste er, das war oberste Bedingung, alle anderen Einnahmen beenden. Auch unser Telefonkontakt versiegte dann zunehmend. Meine damalige Interpretation war, dass ihn die Alternativmedizin nun verloren hatte – oder umgekehrt! Zwischenzeitlich erzählte er ein oder zwei Mal von den, mir persönlich fragwürdigen, Vorgehensweisen während dieser Klinikexperimente. Einige Wochen nach der Anwendung der neuen Stoffklasse (oder des Placebos !? – schließlich handelte es sich ja um eine Doppelblindstudie) wünschte er einen Termin in meiner Praxis. Sein Bericht von der Studienteilnahme klang nun sehr ernüchtert und er konnte dabei so recht keinen Vorteil mehr aus seinem Mitmachen erkennen. Erste Nachrichten von Todesfällen seiner Weggefährten während der klinischen Versuchsreihe, die ihrem Bauchspeicheldrüsentumor nun erlagen, trafen ein. Wieder hatte er die Auskunft bekommen, dass man nichts mehr für ihn tun könne. Die umfangreichen diagnostischen Maßnahmen hätten keine Verbesserungen durch die Behandlungswochen in der Krebsklinik gezeigt. Der erneut extrem geschwächte und psychisch destabilisierte Patient fragte mich auch an diesem Tag wieder, ob er die Chemotherapie denn fortsetzen solle …! Wenige Wochen später rief er mich mit äußerst schwacher Stimme an, entschuldigte sich, dass er sich so lange nicht gemeldet hätte, und wollte wissen, ob er zusammen mit mir einen neuen Therapieversuch unternehmen könnte. Da er sich für nicht mehr transportfähig hielt, versprach ich ihm eine/n Therapeutin/en in seiner Nähe zu suchen, die/der die entsprechenden Methoden beherrscht. Als ich ihm diese Adresse zwei Tage später durchgeben wollte, berichtete mir seine Frau, dass er tags zuvor gestorben war. Sie bedankte sich herzlich für die zusätzlichen Monate voller Fortschritte und Zuversicht, die ihr Mann durch meine Behandlung geschenkt bekommen habe.

Die Kombinationsmöglichkeiten von DMSO und weiteren sinnvollen Anti-Krebs-Wirkstoffen sind vielfältig. Eine spezielle davon soll hier noch einmal herausgegriffen werden. Morton Walker[19] beschreibt diese sehr ausführlich anhand eines Patientenbeispiels: Joe Floyd, damals 56 Jahre alt und ein Manager der Firma Exxon Oil, erkrankte im April 1974 an einem blutenden Rektumkarzinom. Diese Form des Adenokarzinoms ist höchst bösartig, schnell wachsend und akut lebensbedrohlich. Es kam zu Verstopfungen, starken Schmerzen, Blutungen, Fieber, Nachtschweiß, Entkräftung und raschem Gewichtsverlust. Joe Floyd hatte zum Diagnosezeitpunkt schon Metastasen in den benachbarten Lymphknoten und in der Leber. Der Betriebsarzt schickte ihn zu einem Kolon-Chirurgen nach Houston, der 33 cm seines Dickdarms entfernte, sowie die assoziierten Lymphknoten. Der Arzt wies Joe Floyd an, die vorgesehene Chemotherapie zu beginnen, und offenbarte ihm, dass seine Frau zu der Zeit genau die gleiche Krankheit ereilt hatte. Sie würde sich ebenfalls nach der Operation in das Therapieprogramm begeben. Der Patient verweigerte jedoch diese Art der Behandlung und ging nach Hause, weil er sich an einen Fernsehbericht erinnerte, den er zwei Jahre zuvor gesehen hatte. Darin wurde die alternative Krebstherapie des ebenfalls in Houston praktizierenden Arztes Dr. Elliot Tucker vorgestellt. Tucker benutzte die von ihm entdeckte Mischung aus DMSO und Hämatoxylin (ein natürlicher Holzfarbstoff, vgl. Kapitel 2.5.3) als hochwirksames Krebsmittel. Joe Floyd war nun daran interessiert, diese Methode kennenzulernen. Nach harter Überzeugungsarbeit willigte Dr. Tucker ein, den Patienten auf eigene Verantwortung zu behandeln. Sechs Wochen später war die Frau des Chirurgen, die sich für die übliche Chemotherapie entschieden hatte, gestorben. Joe Floyd jedoch war zurück an seiner Arbeitsstelle im Exxon Gebäude und bekam weiterhin jeden zweiten Tag eine Infusion in Tuckers Praxis. Er hatte keinerlei Übelkeit oder sonstige der üblichen Erscheinungen von Chemotherapien. Nach 18 Monaten entließ ihn Tucker endgültig als völlig geheilt. Sein CEA-Marker war unterhalb des Normalwertes. Im Mai 1989 sprach Morton Walker mit dem inzwischen 71-jährigen Joe Floyd, der sich nach wie vor bester Gesundheit erfreute und sich im Ruhestand ein Ladengeschäft für gesunde Ernährung aufgebaut hatte, das ihm viel Freude machte.

Weitere Behandlungserfahrungen von Dr. Tucker zeigten, dass die DMSO-Hämatoxylin-Mischung vor allem auch für die Therapie von großzelligem Lymphdrüsenkrebs erfolgreich eingesetzt werden kann. Bei Menschen und Tieren. Entsprechende Anwendungsbeispiele sind im Buch von Walker zu finden.

Diese Patientengeschichten zeigen, dass DMSO in der alternativen Therapie von Krebserkrankungen einen wichtigen Stellenwert einnehmen sollte. Zusammen mit anderen Substanzen (RMS, DCA, Liponsäure, MMS, ...) und Maßnahmen, die Ernährung und Lebensführung betreffen, geben sie wesentlich mehr Hoffnung zu Heilerfolgen als das, was unser allgemeines Gesundheitssystem zu bieten hat. An erster Stelle stehen dabei möglichst klare Patientenentscheidungen zugunsten eines Behandlungsweges, der sich an der organischen Natur orientiert und Selbstheilungskräfte stärkt – nicht schwächt! DMSO ist dafür bestens geeignet, das können Sie an Hand des Kanons seiner pharmakologischen Eigenschaften nachvollziehen. Je nach Erkrankungsbild kann es durch Hautresorption, als Trinklösung oder per Infusion verabreicht werden. Die Dosierungen richten sich nach individuellen Gegebenheiten und dem Krankheitsverlauf (vgl. auch Kapitel 2).

Lebererkrankungen

Bei diesem sehr weit gefassten Überbegriff sprechen wir vor allem von den häufigen Leberentzündungen (Hepatitis), Fettleber und Leberzirrhose sowie der Stauungsleber. Sie alle führen ganz allgemein dazu, dass die Leber als Super-Multifunktionsorgan ihre Stoffwechselleistungen nicht mehr vollständig erbringen kann und Leberzellen zerstört werden. Dies wiederum sehen wir in der Labordiagnostik als Erhöhung von „Leberwerten“. Dabei handelt es sich um relativ spezifische Enzyme, die man als Beurteilungskriterium für den Zustand der Leber zugrunde legt. Bei den virusbedingten, akuten Leberentzündungen handelt es sich um meldepflichtige Infektionskrankheiten. Eine Hepatitis kann aber auch autoimmun bedingt sein. Die häufigsten Ursachen für eine Fettleber sind chronischer Alkoholmissbrauch und Überernährung. Beides kann, genauso wie die Stauungsleber, die meist durch Herzinsuffizienz entsteht, zur irreversiblen Leberzirrhose führen. Obwohl das Leberfunktionsgewebe eine außerordentliche Regenerationsfähigkeit zu bieten hat, ist es also wichtig, recht- und frühzeitig auslösende Faktoren zu meiden (z. B. Alkohol) und/oder die verantwortlichen Grundkrankheiten zu behandeln.

Als regenerativ wirkende Substanz kann DMSO hierbei durchaus seinen Platz als Basismedikation haben. Es empfiehlt sich im Falle von Lebererkrankungen, das DMSO entweder über die Haut oder als Infusion aufzunehmen. Dadurch umgeht man den Pfortader-Weg, der bei Anwendung als Trinklösung zu einer vorübergehend höheren Arbeitsbelastung der Leber führt. Man beginnt die Behandlung beispielsweise mit 0,1 Gramm DMSO pro kg Körpergewicht und steigert dann nach Befinden in kleinen Schritten.

Lernschwierigkeiten vgl. Entwicklungsverzögerung

Migräne vgl. Schmerzen

Mittelohrentzündung vgl. Ohrentzündungen

Morbus Alzheimer vgl. neurodegenerative Erkrankungen

Morbus Crohn vgl. Darmerkrankungen

Morbus Parkinson vgl. neurodegenerative Erkrankungen

Multiple Sklerose vgl. auch Ausführungen zum Chronischen Erschöpfungssyndrom

Bei der MS finden sich diagnostisch, im Gegensatz zu den anderen häufigen Erkrankungen des zentralen Nervensystems wie Demenz, M. Parkinson u.a., entzündliche Vorgänge an den Neuronen. Daher auch der Name Encephalomyelitis disseminata, der darauf hinweist, dass es sich um viele verstreut auftretende Entzündungsherde im Gehirn und Rückenmark handelt. Diese Prozesse führen, meist schubweise auftretend, zu einer sogenannten Entmarkung der Nervenzellfortsätze (weiße Substanz), die damit ihre Impulsleitungsfähigkeit mehr oder weniger einbüßen. Entsprechend vielfältig und individuell können die

Symptome sein, die von leichten Dysfunktionen bis zur Geh- oder Bewegungsunfähigkeit reichen können. Ursachen und Entstehung der MS blieben bisher, trotz immensen Forschungsaufwands, immer noch unklar. Die Entzündungen sind offensichtlich immunologisch bedingt, das heißt, körpereigene Abwehrzellen greifen die Umhüllung der Zellfortsätze an. Die wissenschaftlich erarbeitete Sachlage weist eventuell auf Zusammenhänge mit früheren Virus- oder Bakterien-Infektionen hin, die die Betroffenen beispielsweise in der Kindheit durchlebt haben. Der Hauptverdächtige hierfür ist das Epstein-Barr-Virus (Pfeiffersches Drüsenfieber), wobei die ehemalige Erstinfektion durchaus auch stumm, also ohne die typischen Symptome, verlaufen sein kann. Das macht es natürlich um so schwieriger, einen Zusammenhang herzustellen. Jedenfalls wird angenommen, dass solche Infektionen, ganz allgemein ausgedrückt, zu Fehlfunktionen der Abwehrzellen führen können. Auch die Entstehung anderer Erkrankungen erklärt man sich heute zunehmend so. Daneben gibt es aber auch noch ganz andere Hypothesen zur MS-Entstehung, wie etwa Impfreaktionen, Vitamin-D-Haushalt oder die Belastung mit Umwelt- und Genussgiften. Ganzheitlich betrachtet drängt sich nach vielen Patienten-Geschichten auch ein starker Zusammenhang mit psychischen Belastungen auf. Dies ist nicht verwunderlich, kennen wir doch ähnliche Wechselwirkungen bei sehr vielen Vorgängen, die mit Dysfunktionen unserer Immun-Abteilungen einhergehen.

Wir haben schon gelernt, dass DMSO antientzündlich und immunmodulierend wirkt. Tatsächlich gibt es für die Anwendung bei der Multiplen Sklerose positive Erfahrungen. Das ganzheitlich regenerativ wirkende Prinzip von DMSO, seine heilende Kraft, kommt hierbei sehr schön zum Ausdruck. Zur Anwendung kommt die innerliche Aufnahme ausreichender Mengen DMSO durch großflächige Hautbenetzung, Trinken einer verdünnten Lösung oder Infusion.

Die Ergebnisse der Verwendung von DMSO für die Behandlung von 34 MS-Patienten wurde 1984 von russischen Ärzten veröffentlicht.[68] Die Autoren kamen zu dem Schluss, dass DMSO für die MS-Therapie wünschenswert ist, weil es positive Effekte auf die Immunlage zeigt und antiallergische sowie reparierende Wirkung auf das verletzte Gewebe hat. Die Behandlung erwies sich als besonders effektiv bei Patienten mit schubförmig verlaufender MS. Bei Patienten, deren MS-Symptome einen rasch progredienten Verlauf zeigten, waren die Fortschritte unbeständig. Nebenwirkungen ließen sich nicht feststellen. Der beobachtete heilsame

Effekt von DMSO wurde auf die Remyelinisierung (Neubildung der Myelinscheide von Nervenfasern), den Rückgang von Ödemen und die Verbesserung der neurodynamischen Impulsweiterleitung zurückgeführt.

Muskelschmerzen vgl. Schmerzen

Muskelschwäche/Muskeldystrophien bei Kindern: vgl. Entwicklungsstörungen

Myasthenia gravis vgl. auch Neurodegenerative Erkrankungen

Es handelt sich um eine Autoimmunkrankheit, in deren Verlauf es zur Blockierung und zum Abbau von Nervenzell-Rezeptoren kommt. Dadurch ist die Impulsweiterleitung, also die Signalübertragung zwischen Nervenzellen und (Skelett-)Muskulatur, erschwert. Es kommt zu sehr schneller Ermüdbarkeit der Muskulatur, die sich erst nach ausreichenden Ruhepausen wieder regeneriert. Daher rührt auch der Name Myasthenia gravis, den man etwa mit „schwere Muskelschwäche“ übersetzen kann. Da diese Muskelschwäche also durch Belastung eintritt, nehmen die Beschwerden typischerweise über den Tag hin stark zu. Bei weiterem Fortschreiten kann es zu regelrechten Lähmungen kommen, die im schlimmsten Fall auch die Atmung sowie den Schluckvorgang beeinträchtigen können. Anfangs sind typischerweise die Augenlider-Muskeln sowie mimische und orale Muskeln betroffen. Die Ursachen dieser Krankheit sind völlig ungeklärt. Betroffen sind am häufigsten Frauen zwischen 20 und 40. In manchen Fällen lässt sich ein Zusammenhang mit vorherigen Infekten oder Thymusveränderungen feststellen. Im letzteren Fall besteht die Therapie zunächst aus der chirurgischen Entfernung des Thymus, wodurch manche Patienten wieder gesund werden. Ansonsten wird wie bei anderen Autoimmunerkrankungen versucht, die Fehlleistung des Abwehrsystems mit Kortison oder anderen immunsuppressiven Mitteln zu unterdrücken. Auch die Entfernung der Autoantikörper durch den Austausch des Blutplasmas oder die Immunglobulingabe sind Standardverfahren bei Myasthenia gravis. Eine spezifische medikamentöse Behandlung kann durch den Einsatz von synthetischen Enzym-Hemmern (Cholinesterasehemmer) erfolgen. Dadurch wird die lokal verfügbare Menge des Botenstoffes erhöht, der für die Signalübertragung des Nervenbefehls an die Muskeln zuständig ist (Acetylcholin). Diese Medikamente haben jedoch viele unerwünschte Wirkungen, wie zum Beispiel Magen-Darm-Probleme mit Krämpfen oder Erbrechen, starken Speichelfluss, niedrige Herzfrequenz, Verengung der

Bronchien, Augenmuskelstörungen. In Schwangerschaft und Stillzeit sollten sie sowieso nicht angewendet werden.

Wie bei anderen Autoimmunvorgängen schon mehrfach erläutert, dürfen wir wohl annehmen, dass solche Fehl- oder Überreaktionen unserer Abwehrzellen eine ganzheitliche, also multifaktorielle Entstehungsgeschichte haben. Dies erkennen wir schon alleine daran, dass es zur Verschlimmerungen von Symptomen kommt, wenn sich negative Umwelteinflüsse, Stress/Kummer oder Infekte dazugesellen. Wenn es also einen Weg **in** die Krankheit gibt, der eine gewisse Zeit beansprucht hat, so darf auch der Weg **aus** der Krankheit mindestens so lange dauern. Dabei sollten Entlastung und Reinigung langfristig zu einem neuen Gleichgewicht, also zu echter Heilung verhelfen. Dies betrifft auch die Balance bezüglich der normalen Abwehrvorgänge. DMSO, so haben wir es in den vorherigen Kapitel kennengelernt, kann hierbei ein wichtiger Grundstein sein. Es wirkt immunmodulierend und unterstützt die Ausleitung von Giftstoffen. Ebenso werden Zellmembranen stabilisiert (auch an Nerven- und Muskelzellen) und der Neurotransmitter-Abbau gehemmt. Das Ganze, wie gehabt, bei ausgezeichneter Verträglichkeit.

DMSO wird für die Behandlung von Myasthenia gravis innerlich und äußerlich verabreicht. Es können also einzelne betroffene Gliedmaßen oder Muskelgruppen durch örtliches Benetzen dieser Region mit DMSO, in Form von wässrigen Lösungen mit 60 bis 75% Gehalt, versorgt werden. Ebenso oder parallel kann dann die Einnahme als Trinklösung oder per Infusion erfolgen, beginnend mit ca. 3,5 Gramm DMSO pro Tag. Je nach Verlauf wird dann die Dosierung individuell angepasst und durch andere angezeigte Maßnahmen unterstützt. Falls eine Kortisonbehandlung stattfinden soll, ist daran zu denken, dass DMSO dessen Wirkung deutlich verstärkt.

Nagelbettentzündungen

sind meist sehr schmerzhaft und führen häufig zu eitrigen Vorgängen. Ursachen können beispielsweise Einwachsungen und Verletzungen durch Nagelwerkzeuge oder zu kleine Schuhe sein. Lokal aufgetragene DMSO-Lösungen führen sehr rasch zur „Entschärfung" der Schwellung und der Schmerzen. Die Entzündung verschwindet nach mehrmaliger Anwendung einer 75%igen Zubereitung, die man mit einem Wattestäbchen in das Nagelbett tropfen lässt, oft schon bis zum nächsten Tag. Trotzdem sollten Sie falsches Hantieren mit Nagelscheren oder sonstige Schädigungen dieses Bereiches in Zukunft vermeiden.

Narben

Narben, das ist vielen Menschen nicht bewusst, sind beileibe nicht nur ein kosmetisches Problem. Neben der Tatsache, dass sie oberflächliche Nervenleitbahnen unterbrechen, führen sie oft durch Verwachsungen/Einziehungen verschiedenste Veränderungen in der gesamten Statik oder den Bewegungsabläufen herbei. Jeder aufmerksame orthopädische Schuhmacher und jeder Physiotherapeut kann Ihnen davon berichten, dass simple Blinddarm- oder Kaiserschnittnarben langfristig als „Ungleichgewichtsfaktoren" zu statischen Störungen und damit zu Gelenkschäden an Füßen, Knien oder Hüften führen können. Das sind fassbare Resultate dessen, was wir allgemein als Störfeld bezeichnen. Dafür muss man noch nicht einmal akupunkturgläubig sein, so sehr drängen sich diese negativen Effekte auf, die von chirurgischen Narben ausgehen. Weiterhin gehen von den ehemaligen Verletzungen systemische Wirkungen aus, die die soeben genannten rein mechanischen Körpervorgänge in ihrer Komplexität noch weit übertreffen. Gerade die erwähnten Narben im Unterbauchbereich unterbrechen wichtige Meridiane und können so zusätzlich als chronisch vorhandenes Störfeld wirken. Indem solche Störfelder erfolgreich „geheilt" wurden, wissen wir heute aus unzähligen veröffentlichten Patientenberichten, dass sie vorher zu schweren Leiden führten. Dazu gehören auch Rheuma, Stoffwechselerkrankungen, Fibromyalgie oder Burnout-Syndrome. Ganz zu schweigen von „einfachen" Beschwerden, wie Schlafstörungen, Leistungsminderung oder Nervosität.

Wie kann man nun Narben verbessern? Dafür werden die verschiedensten Verfahren wie Laser-, Strom- oder Spritzen-Anwendungen angeboten. Die Unterspritzungen erfolgen beispielsweise im Sinne einer Neuralbehandlung mit einem Lokalanästhetikum, wie Procain oder Lidocain. Dafür wird die Haut intra- und subkutan mit einer 1 bis 2%igen basischen Lösung der genannten Wirkstoffe geflutet – es entstehen ineinander fließende Quaddeln. Da es sich um Narbengewebe handelt, ist dieses Vorgehen meist schmerzlos. Damit können in der Regel sehr rasche Erfolge erzielt werden. Die Betroffenen berichten meist sofort oder am nächsten Tag von spürbaren Veränderungen, vor allem wenn es sich vorher um „aktive" Narben handelte, die etwa zu Juckreiz, Wetterfühligkeit oder Missempfindungen neigen. Die Methode lässt sich jedoch optimieren, wenn man DMSO dazu nimmt. Entweder als Mischung oder zeitversetzt durch vorheriges Benetzen mit einer wässrigen DMSO-Lösung und anschließender Injektion. Die Gründe dafür wurden im Kapitel 2.5.2 ausführlich erläutert.

Neben dieser Standard-Narbenbehandlung zur Entstörung, die in der Regel einmalig oder höchstens zweimal durchgeführt wird, ist die weitere wiederholte Anwendung von DMSO für Narbengewebe langfristig sehr wirkungsvoll. Im Kapitel „Pharmakologische Eigenschaften" wurden die enzymatischen Wirkungen der Flüssigkeit im Sinne einer Gewebeverbesserung beschrieben. Minderwertiges Narbengewebe durch geduldige äußerliche DMSO-Anwendung wieder in höherwertiges zu verwandeln, ist eine erstaunliche Möglichkeit für die Wiederherstellung von Funktion und Aussehen der betroffenen Hautareale. Dafür muss man nichts weiter tun, als die Narben regelmäßig, beispielsweise einmal täglich mit einer 60 bis 75%igen DMSO-Lösung, zu benetzen und diese möglichst vollständig einziehen zu lassen. Handelt es sich um kleine Stellen, nimmt man einen Wattetupfer. Bei größeren Bezirken eignet sich ein Backpinsel oder eine Sprühflasche. Durch weitere einfach durchzuführende Maßnahmen können Narben teilweise vollständig zum „Verschwinden" gebracht werden.

Fall: S. H., weiblich, 14 Jahre alt, war mit einem fehlenden Wadenbein geboren worden. Dieser Entwicklungsdefekt ist unter dem Namen Fibula-Aplasie bekannt und geht meist zusätzlich mit einer Verkürzung von Unter- und/oder Oberschenkel einher. Die Konsequenz daraus ist, dass die Betroffenen, wenn sie annähernd normal laufen können wollen, im Kindes- und Jugendalter verschiedene Operationen über sich ergehen lassen müssen, welche ausgedehnte Narben hinterlassen. Neben den geläufigen Störmechanismen, die chirurgisch versorgte Narben schon alleine wegen der Spuren von Talkum aus den Handschuhen hinterlassen, ist dies für die Betroffenen sehr wohl auch ein kosmetisches Problem. Wir lernten das Mädchen, seine Schwester und seine Mutter in Italien kennen und es entwickelte sich eine Freundschaft, die uns übers Jahr hin immer wieder einmal zusammenführt. Ihre weitläufigen Operationsnarben am rechten Bein waren verhärtet und machten einen störenden Eindruck. Weil S. eine tiefe Angst vor „Spritzen" entwickelt hatte, lehnte sie meinen Ratschlag einer Narben-Quaddelung vehement ab. Einer Benetzung mit 75%igem DMSO stimmte sie zu und gewöhnte sich rasch an das vom DMSO erzeugte anfängliche Kribbeln und den Juckreiz. Inzwischen wendet sie das Mittel seit einem halben Jahr „regelmäßig-unregelmäßig" an und berichtet von stetigen Aufwertungen des Narbengewebes. Da ihr auch noch eine hoffentlich letzte Operation bevorsteht, hat sie die Möglichkeit, die Haut in diesem Bereich optimal vor- und nachzubereiten.

Fall: Herr H. F., 45 Jahre alt, hatte 1982 einen Motorradunfall, bei dem er eine offene Oberschenkelfraktur erlitt. Die Versorgung des Knochenbruchs mit einer Metallplatte und neun Schrauben machte zusätzlich eine Folgeoperation zur Entfernung dieses Materials notwendig. Dies hinterließ eine 28 cm lange Narbe an der Außenseite des linken Oberschenkels, die verschiedene Verwachsungen gebildet hatte. Nach nun beinahe dreißig Jahren führte die bisher nur dreimalig durchgeführte äußerliche DMSO-Anwendung zu spür- und sichtbaren Gewebeverbesserungen. Durch diese Behandlungserfolge ermuntert, will Herr F. weitere Anwendungen durchführen, eventuell kombiniert mit Procain/Lidocain und Wasserstoffperoxid.

Nasennebenhöhlenentzündungen

sind anscheinend zu einer „Volkskrankheit" avanciert. Es handelt sich um akute oder chronische Entzündungsprozesse in den symmetrisch angelegten Kieferhöhlen, Stirnhöhlen, Keilbeinhöhlen oder Siebbeinzellen. Meist gibt es virale, bakterielle oder allergische Krankheitsauslöser, die zu einer Schwellung der Nebenhöhlenschleimhaut führen. Behinderter Sekret-Abfluss aus diesen Hohlräumen kann dann wiederum zu eitrigen Herden führen. Mit DMSO können Ursachen und Symptome gleichzeitig bekämpft werden. Es wirkt antibakteriell und antiallergisch. Es lässt die Schleimhaut abschwellen und fördert die Regeneration des entzündeten Gewebes. Dazu wird es als ca. 25 bis 40%ige wässrige Lösung direkt in die Nasenlöcher getropft (2 bis 3 Tr. je Seite). Im ersten Moment ist die gefäßerweiternde Wirkung teilweise sehr heftig und wird für Sekunden bis Minuten als starkes Jucken oder Brennen wahrgenommen. Das liegt aber oft nur daran, dass die Tropfen zu weit bis in den Rachen laufen. Wenn dem so ist, kann man durch einen Schluck Wasser sofort Abhilfe schaffen. Innerhalb weniger Minuten wird dann die wohltuende Öffnung der Nebenhöhlen und das Abklingen der Schmerzen registriert. Die Häufigkeit dieser Anwendung richtet sich nach dem Verlauf. Die DMSO Nasen- und auch Ohrentropfen setze ich inzwischen bei allen entzündlichen Erkrankungen in diesem Bereich ein. Die schnellen Verbesserungen sind immer wieder eindrucksvoll.

Fall: Ich selbst litt im Juniwoche 2012 an einer Sinusitis. Die verstopfte Nase, die Schluckbeschwerden, die Gesichtsschmerzen, die heiße Stirn, das Frösteln und die Abgeschlagenheit kamen, wie es so schön heißt, von jetzt auf gleich, so dass man von einer Virusinfektion ausgehen kann. Tags zuvor war Siebenschläfer und das Wetter war nicht gerade sommerlich. Ich verpasste mir eine hochdosierte Ascorbinsäure-Infusion und trank einen „spontan-alchemistischen" Cocktail mit Rechtsmilchsäure, Gerstengraspulver, Basensalzen und anderen Sachen. Die Infusion brachte die Wärme und die Leistungsfähigkeit in meinen Körper zurück. Aber die Gesichts- und Kieferschmerzen sowie die Schluckbeschwerden ließen mich nicht einschlafen. Endlich kam ich auf die Idee, mit meinen schon so oft empfohlenen DMSO-Tropfen und ich ließ etwas einer 40%igen Lösung mit überstrecktem Kopf in jedes Nasenloch laufen. Durch Zudrücken der Nase mit Daumen und Zeigefinger und Druckaufbau verteilte ich die Flüssigkeit im Inneren. Sogleich kommt es zu einem warmen Brennen, das nach wenigen Minuten wieder verschwindet. Danach war die Nase wieder frei und die Schmerzen nahmen rasch ab. Am nächsten Morgen wiederholte ich diese Anwendung noch einmal und konnte einen normalen Arbeitstag absolvieren.

Warum ich in dieser Situation nicht auf MMS zurückgegriffen habe? Ich hatte zuvor gehört, dass sehr hochdosierte Ascorbinsäure auch prooxidativ wirkt. Das wollte ich nun einmal ausprobieren. Die Behandlungskosten beider Methoden liegen jedoch weit auseinander. Für ein paar Tropfen MMS liegt der Betrag im Cent-Bereich. Ascorbinsäure-Infusionslösungen mit 15 Gramm und mehr haben dagegen schon einen reinen Materialpreis von ca. 28 Euro. Letztere hat jedoch zusätzlich auch viele positive Regenerationswirkungen, und das wollte ich mir eben einmal gönnen …

Nervosität bei Kindern vgl. Entwicklungsstörungen

Neuralgien

sind Nervenschmerzen. Sie werden durch Reizung oder Schädigung der Nerven(-fortsätze) in der Peripherie verursacht. Als Peripherie wird allgemein der gesamte Bereich außerhalb des zentralen Nervensystem, bestehend aus Gehirn und Rückenmark, bezeichnet. Periphere Nerven, das heißt solche, die Organe, Muskeln und Haut direkt ansprechen oder abfragen, können, da sie nicht von Knochen geschützt werden, durch mechanischen Druck leicht angegriffen werden (z. B. Karpaltunnelsyndrom). Ebenso können Infektionen (Gürtelrose), Entzündungen (Neuritis), Versorgungsstörungen (Polyneuropathie) oder Bestrahlungen zu Schäden und nachfolgenden starken Schmerzen an Nerven in den Außenbezirken führen. Neuralgien treten oft als Komplikationen während oder nach der Abheilungsphase anderer Grunderkrankungen auf. Typisches Beispiel hierfür ist die Trigeminusneuralgie (Tic douloureux), die nach einer Mittelohrentzündung auftritt und zu schmerzhaften Gesichtsmuskelspasmen führt. Neuralgien können vorübergehend sein oder chronisch verlaufen und führen in vielen Fällen zu einem starken Leidensdruck bei den Betroffenen. Auslöser der Schmerzattacken und deren Zeitdauer sind sehr unterschiedlich und resultieren in einer quälenden Unsicherheit und in manchmal unsinnigem Vermeidungsverhalten der Betroffenen.

Falls möglich wird die Grunderkrankung symptomatisch oder kurativ behandelt. Ansonsten kennt die Schulmedizin ein Stufenschema der Schmerzbehandlung, das den Einsatz von immer stärkeren Schmerzmitteln vorsieht. Je nach Fortschreiten oder Ansprechverhalten des Schmerzsyndroms werden dabei Wirkstoffe aus der Opium-Familie oder solche, die auch bei Depressionen und Epilepsie eingesetzt werden, verwendet. Ist die Sache damit nicht beherrschbar, kann in manchen Fällen operativ behandelt werden. Wenn sich der Patient darauf einlässt … Viele tun dies, weil sie keinen anderen Ausweg aus der Schmerzhölle sehen. Dies führt immer wieder auch zu Suiziden.

Sie haben in der Einleitung gelernt, dass DMSO schon in den 1960er-Jahren von vielen Tausend Amerikanern eingesetzt wurde – hauptsächlich gegen Schmerzen. Dies war auch das bevorzugte Einsatzgebiet, mit dem die Pharmaindustrie damals das DMSO in die Zulassungsanträge schickte. DMSO ist ein hervorragendes Schmerzmittel, das schnell wirkt und von jedem lokal angewendet werden kann. Da Neuralgien in der Regel nahe der Oberfläche auftreten, ist die äußerliche Anwendung in Form von wässrigen Lösungen die Methode der Wahl. Der betroffene Bereich, zum Beispiel eine Gesichtshälfte, Flanke und Rippen oder das Handgelenk werden dafür großzügig mit einem Pinsel benetzt oder besprüht (nicht in die Augen!). Gemäß den Hinweisen in Kapitel 2 wählt man dafür oberhalb der Gürtellinie geringer konzentrierte DMSO-Lösungen als darunter. Insbesondere im Gesicht sollte man zunächst vorsichtshalber weniger als 60% einsetzen. Am Handgelenk oder an den Beinen (z. B. Peroneus-Reizung) kann man dagegen mit 75% oder noch höher agieren. Neben der raschen Schmerzlinderung, die man durch DMSO erreicht, weil diese Substanz die Signalübertragung an den typischen Nervenzellfasern hemmt, kann auch die antientzündliche und regenerative Wirkung von Bedeutung sein. Neuralgien werden vor allem wegen ihres überraschenden Einschießens gefürchtet. Dabei können andere Sensibilitäten auslösend sein, etwa Temperaturschwankungen oder Berührung. Das führt oft dazu, dass die PatientInnen sich isolieren und kaum noch das Haus verlassen. Solch ein sozialer Rückzug wiederum verstärkt das Leiden weiter. Gerade dieser chronisch instabile Verlauf aber resultiert eventuell aus entzündlichen Vorgängen oder langfristiger Unterversorgung des Gewebeareals. Diese Auslöser werden dann durch die DMSO-Behandlung gleich mitkuriert. Deshalb sollte man sich nicht mit einer Schmerzlinderung nach einmaliger Anwendung zufriedengeben. Es lohnt sich die Behandlung fortzusetzen und die Nervenschädigung möglichst umfassend zu reparieren.

Neurodegenerative Erkrankungen

Dazu gehören unter anderem Morbus Parkinson, Morbus Alzheimer/Demenz, Amyotrophe Lateralsklerose, Creutzfeldt-Jakob u.ä., Chorea Huntington, spinale Muskelatrophie und viele weitere. Wie der Name schon sagt, sind diese Krankheiten allgemein durch einen Verlust an Nervenzellen gekennzeichnet. Entsprechend der eigentlichen Funktion der jeweils betroffenen Nervenzellen, beziehungsweise des erkrankten Gehirnareals, ergeben sich dadurch fortschreitende Einschränkungen der Gehirnleistung, der Beweglichkeit oder der Wahrnehmung. Anstelle des verlorengegangenen Gewebes können auch „Ersatzbaustoffe", wie z. B. die bekannten Plaques bei Alzheimer, eingelagert werden. Die resultierenden und beobachtbaren Symptome durch Neurodegeneration sind deshalb äußerst unterschiedlich und lassen jeden Patienten anders erscheinen. Ursachen und Entstehungswege für den beobachtbaren Zellabbau können offensichtlich vielfältig sein und sind längst nicht restlos aufgeklärt. Es zeigt sich jedoch auch bei den neurodegenerativen Erkrankungen häufig ein statistischer Zusammenhang mit den Zivilisationserscheinungen, wie Bluthochdruck, Altersdiabetes oder erhöhte Blutfettwerte. Anders herum betrachtet, kann immer wieder festgestellt werden, dass eine gesunde Lebensweise, die sich am Natürlichen orientiert, das Risiko solcher Erkrankungen allgemein senkt. Eine Versorgung des Gesamtorganismus mit ausreichend B-Vitaminen, Sauerstoff und antioxidativen Pflanzenstoffen wirkt sich offensichtlich schützend aus. Das stützt die Annahme, dass anfänglich lokale Stoffwechselstörungen im Nervengewebe auftreten. Diese führen dann zu Diffusions- und Versorgungsstörungen, und es entsteht ein sauer-oxidatives Zell- und Matrix-Milieu.

Alles Stichworte, die uns sofort an DMSO erinnern – oder? Schulmedizinische Mittel, das heißt solche, die die Pharmaindustrie zur Therapie einiger dieser Erkrankungen anbietet, sind eher wenig wirksam. Seit vielen Jahren werden beispielsweise angeblich aussichtsreiche „Kandidaten" zur Behandlung von Morbus Alzheimer versprochen und getestet, ohne dass diese Konzepte bisher hätten überzeugen können. Ähnliches gilt für die Parkinson Krankheit. So bleiben in der Regel nur die konservativen Maßnahmen, wie Bewegungstherapie, und die Unterstützung der Familie in der Betreuung der Betroffenen übrig. Damit können immerhin Symptome gelindert und das Fortschreiten manchmal verlangsamt werden.

Aus den Behandlungserfolgen bei Polyneuropathie (u.a. auch bei meinem Vater) wissen wir, dass DMSO regenerierend auf die Nervenzellen und ihre Funktionen wirkt. Bereits untergegangene Neurone können natürlich nicht zurückgezaubert werden. Noch vorhandene gesunde Zellen und Fortsätze können sich aber, das ist aus den Neurowissenschaften bekannt, an höhere Anforderungen anpassen und zahlenmäßige Verluste teilweise ausgleichen. Es lohnt sich also, um jede Einheit zu kämpfen und ganzheitlich zu behandeln. DMSO ist ein hervorragendes Antioxidans und wirkt zellschützend. Es sorgt für eine verbesserte Zellernährung durch Blutgefäßerweiterung, Membranaktivität und Diffusionssteigerung. Die Sauerstoffkonzentration wird erhöht und die Zellfunktionen werden stabilisiert. Der im Gehirn äußerst wichtige Schlüsselbotenstoff Acetylcholin, der infolge des Gewebeabbaus eventuell nur noch mangelhaft vorhanden ist, kann durch DMSO vermehrt werden, weil es die abbauenden Enzyme hemmt. Je nach Stadium und Ausprägung dieser Krankheiten kann zwischen der äußerlichen und innerlichen DMSO-Anwendung gewählt werden. Richtlinien für die Dosierung und Konzentration der wässrigen Lösungen, die zum Einsatz kommen, finden Sie im Kapitel 2. Das Hautresorptionsverfahren und die Trinklösung bzw. Infusion können auch beliebig kombiniert werden. Neben diesem Therapieprinzip sollten zusätzlich andere Maßnahmen durchgeführt oder ausprobiert werden. Positive Forschungsdaten gibt es offensichtlich für Ginkgo biloba-Extrakte, Inhaltsstoffe des grünen und schwarzen Tees und andere pflanzliche Antioxidantien. Vielversprechend scheint sich auch die Zufuhr von Galactose auszuwirken. Es handelt sich dabei um die biochemische „Schwester" des bekannten Traubenzuckers (Glucose), der insbesondere für die Zellen des zentralen Nervensystems von Bedeutung ist. Galactose ist neben der Glucose Bestandteil des Milchzuckers und, weil in der Muttermilch vorhanden, mitverantwortlich für die rasante Gehirnentwicklung des Säuglings. Weil dieser Zucker, im Gegensatz zum Traubenzucker, nicht auf Insulin angewiesen ist, um die Energiezentren der Zellen zu erreichen, setzte ich ihn auch gerne bei der ganzheitlichen Behandlung von Altersdiabetes ein. Damit zeigen sich erstaunlich erfreuliche Effekte, wenn man sie in ein Therapieprogramm einbaut. Leider ist die Galactose teuer (ca. 85 bis 140 Euro pro 500 Gramm) und meines Wissens nicht standardmäßig als Infusionslösung erhältlich. Dies wäre sehr wichtig, weil bei Aufnahme über den Darm ein gewisser Teil in der Leber direkt wieder zu Traubenzucker umgewandelt wird und wir deshalb gewisse Kniffe bei der Anwendung berücksichtigen müssen. Jedenfalls ist die Galactose, im Hinblick auf die Behandlung neurodegenerativer Erkrankungen, dazu geeignet, den durch Stoffwechselstörungen gestressten und hungernden Zellen Energie zu liefern. Dadurch werden Entgiftung und Regeneration als eigenständige Zellleistung ermöglicht. Übliche Dosierungsempfehlungen bewegen sich für die orale Einnahme bei bis zu 2 Mal 6 Gramm pro Tag, wobei ein Teelöffel ca. 3 Gramm entspricht.

Weitere Behandlungsmöglichkeiten finden sich in den Bereichen Ernährung, Bewegung und vor allem geistige Aktivität. Leider hat sich die wissenschaftlich untersuchte Erkenntnis, dass Fernsehen und Kreuzworträtsel ungünstig auf den Erkrankungsverlauf wirken, noch nicht herumgesprochen. Da die Patienten einen permanenten sozialen Rückzug antreten, sind aber genau diese beiden reinen Konsumleistungen meist der verbliebene Lebensmittelpunkt. Für die möglichst lange Erhaltung der „Gedankenfitness" sind ganz andere Vorgehensweisen angezeigt. Zum einen gibt es das echte Gehirnjogging auf wissenschaftlich anerkannter Basis in Form von Büchern, Heften oder DVD. Zum anderen wirken sich die Beschäftigung mit richtigen Bildungsthemen und vor allem anregende Gespräche von Mensch zu Mensch nachweislich positiv auf diese Krankheiten aus.

Neurodermitis vgl. auch Asthma, Allergien

Neurodermitische Hautareale lassen sich rasch mit einer 40 bis 65%igen DMSO-Lösung „besänftigen". Dies ist wahrscheinlich hauptsächlich auf die antiallergischen und antientzündlichen Wirkungen des DMSO zurückzuführen. Neben dieser Erste-Hilfe-Maßnahme sind alle Erkrankungen des atopischen Formenkreises immer ganzheitlich zu betrachten, wenn man sie langfristig ausheilen will. Ernährung, Darmflora, Gedankenhygiene und Pflanzenwirkstoffe sind deshalb wichtige therapeutische Bausteine. Weil bei atopischen oder, allgemeiner ausgedrückt, allergischen Vorgängen viele gut wirksame Maßnahmen zur Verfügung stehen, empfiehlt es sich, eine Art individuellen Patientenleitfaden zu erstellen, wie ich es für meine Patienten durchführe. Das gibt den Neurodermitikern Sicherheit im Umgang mit den für sie meist ungewohnten Maßnahmen, wenn sie vorher nur Kortison- und Zinksalben zur Verfügung hatten.

Neben der lokalen Anwendung von DMSO-Lösungen auf den betroffenen Entzündungsbereichen, die man am besten berührungslos durch Sprühen vornimmt, ist auch die innerliche Anwendung durch Trinken oder Infusionen angezeigt. Die gängigen Anfangsdosierungen können Sie aus den entsprechenden Abschnitten im Kapitel 2 ableiten. Säuglinge und kleine Kinder, die von Neurodermitis betroffen sind, behandle ich bisher mit guten Ergebnissen auch ohne DMSO. Die anfänglichen, vorübergehenden Hautirritationen, die wir damit bei Erwachsenen beobachten, könnten zu weiterem Kratzzwang führen. Deshalb empfehle ich für die lokale Behandlung Lösungen, die auch eine sofortige Beruhigung herbeiführen. Dazu gehören die wichtigen Kräuterauszüge von Stiefmütterchen (Viola tricolor) und Gänseblümchen (Bellis perennis) und/oder fermentativ wirkende Zubereitungen spezieller Bakterien. Dies können sogenannte probiotische Kulturen (z. B. Milchsäurebakterien) oder die als effektive Mikroorganismen (EM) bekannten Flüssigpräparate sein. Ebenso eignet sich das Einsprühen mit MMS-Lösungen. Dieses Vorgehen ist allerdings eher als übervorsichtig zu beurteilen. De facto spricht nichts dagegen, nach vorheriger Verträglichkeitsprüfung verdünnte DMSO-Lösungen auch bei den Kleinsten einzusetzen.

Ohrentzündungen

Unterschieden wird nach Gehörgangsentzündung (Otitis externa) und akuten sowie chronischen Mittelohrentzündungen (Otitis media). Das allgemein anerkannte Vorgehen bei vor allem kindlichen Mittelohrentzündungen hat sich in den letzten Jahren in eine mehr abwartende Strategie gewandelt, wenn es um den Einsatz eines systemischen Antibiotikums geht. Zunächst wird versucht, allein mit dem Schmerzmittel Ibuprofen zu therapieren, das auch antientzündliche Eigenschaften zeigt. Lange Zeit wurde unbedingt ein orales Antibiotikum eingesetzt, was besonders für den kindlichen Organismus sehr belastend ist (Zerstörung der Darmflora). Die beiden wichtigsten Argumente waren dabei die Gefahr von schwerwiegenden Komplikationen durch die Mittelohrentzündung sowie die Unmöglichkeit, den Bakterien tötenden Wirkstoff mit Hilfe von Ohrentropfen lokal zu applizieren. Dazu müsste ein Arzneimittel nämlich in der Lage sein, das Trommelfell zu passieren, welches ja Außen- und Mittelohr trennt.

Seit wir DMSO kennen, hat sich diese Sachlage geändert. Schwerwiegende Komplikationen drohen beim unkontrollierten Fortschreiten einer Mittelohrentzündung natürlich immer noch, weshalb eine verantwortungsvolle Beobachtung wichtig ist. Aber für das Problem des Transports eines antibiotischen Wirkstoffes durch das Trommelfell hindurch gibt es mit Hilfe von DMSO eine Lösung. Die dadurch mögliche lokale Applikation einer entsprechend niedriger dosierten Menge eines Wirkstoffes aus dieser Arzneimittelgruppe vermeidet viele Nebenwirkungen. Das heißt, wir können mit Hilfe einer Mischung aus DMSO und antibiotischen Ohrentropfen die Mittelohrentzündung „von außen" behandeln. Ein entsprechendes Fertigarzneimittel ist angeblich in der Prüfung. Wem das zu schulmedizinisch ist bzw. wer kein Antibiotikum einsetzen will, der kann DMSO alleine oder zusammen mit den alternativen Bakterienkillern MMS oder Wasserstoffperoxid als Ohrentropfen verwenden. Für diese Anwendung eignet sich eine ca. 40%ige wässrige DMSO-Lösung. Davon lässt man 2 bis 3 Tropfen in Seitenlage in den Gehörgang fließen. Unmittelbar davor oder danach können dann einige Tropfen einer MMS-Lösung (2 Tropfen aktiviertes MMS auf 10 ml Wasser) oder 1 bis 3%iges Wasserstoffperoxid eingetropft werden. 1 bis 3%iges Wasserstoffperoxid wird beispielsweise auch bei Trommelfellverletzungen als Desinfektionslösung empfohlen.

Fall: Einer meiner Patienten, der DMSO für die orale Einnahme besaß, „beichtete" mir eines Tages, dass er es aus eigenem Antrieb seinem Sohn, der an wiederkehrenden Mittelohrentzündungen leidet, während dieser schläft, in die Ohren tropft. Er wollte nun von mir wissen, ob er etwas falsch gemacht habe. Ich fragte etwas erschrocken zurück, ob er denn das reine 100%ige DMSO aus seiner Flasche verwendet habe. Das war der Fall. Die nächste Frage, ob der Sohn nicht etwa mit starken Hautreizungen auf diese hohe Konzentration reagierte, wurde verneint. Die Verträglichkeit war gut und Schmerzen sowie Entzündung entwickelten sich rasch zurück. Sie sehen daran, dass Wirkungen sehr individuell ausfallen können und das DMSO auch „Anwendungsfehler" zulässt ...

Fall: A. G., 6 Jahre alt, litt an einer chronischen Gehörgangsentzündung mit Ekzembildung an der Ohrmuschel. Die Eltern berichteten davon, dass der Junge deshalb oft nicht einschlafen konnte. Nach der einmaligen Anwendung einiger Tropfen einer 50%igen DMSO-Lösung schlief der Junge gut ein und die gesamte Problematik verschwand innerhalb weniger Tage.

Fall: D. S., 3 Jahre alt, hatte seit mehreren Tagen eine starke Erkältung mit Husten und Fieber. Schließlich veränderte sich die Situation rasch so, dass die vorherigen Symptome verschwanden, aber nun sehr starke, einseitige Ohrenschmerzen hinzutraten. Ein solches „Wandern" wird häufig berichtet, und die Mittelohrentzündung gilt deshalb als Komplikation „banaler" Infekte. Die Mutter des Kindes suchte meinen Rat und die kleine D. bekam darauf hin einige Tropfen 35%iges DMSO in das „böse" Ohr. Nach wenigen Minuten verschwanden die Schmerztränen und ein Lächeln erschien auf ihrem Gesicht. Natürlich beschwerte sich der vorwitzige Wildfang anschließend lebhaft über den Juckreiz, aber das war mehr ein Zeichen der zurückgekehrten Lebensgeister …

Ohrgeräusche

Diese als Tinnitus („Klingeln") bezeichneten Hörstörungen gehören in der Bevölkerung zu den sehr häufigen Beschwerden und können teilweise zu einem großen Leidensdruck bei den Betroffenen führen. Die genauen Mechanismen ihrer Entstehung sowie daraus ableitbare „genormte" Behandlungsmöglichkeiten sind nach wie vor nicht eindeutig greifbar. Sowohl für die schulmedizinischen Behandlungsansätze als auch für alternative Tinnitus-Therapien gibt es bisher anscheinend keine Erfolgsbeweise im Sinne von belastbaren klinischen Studien mit statistisch sinnvollen Patientenzahlen. Dies liegt naturgemäß auch daran, dass die Ursachen und auslösenden Momente sehr vielfältig sind. Dazu gehören Ohrenschmalzpfropfen, Infekte/Entzündungen von Außen- oder Mittelohr, Otosklerose (Erkrankung an den Gehörknöchelchen), Borreliose, akute und chronische Lautstärkebelastungen und Hörsturz, Schwerhörigkeit, Morbus Menière, Gehörnerventumor, Autoimmun-Prozesse u.v.a. mehr.

In vielen Fällen wird angenommen, dass sowohl eine Durchblutungs- bzw. Versorgungsstörung der am Hörvorgang beteiligten Strukturen als auch Diffusionstörungen in Bezug auf die Zusammensetzung der Innenohr-Lymphe gemeinsam beteiligt sind. Daher drängt sich der therapeutische Einsatz von DMSO als Basisbehandlung bei Ohrgeräuschen auf. DMSO erweitert Blutkapillare und kann, als Taxi, Diffusionsvorgänge in beiden „Fahrtrichtungen" verbessern. Je nach diagnostizierter Ursache können dann weitere Therapiebausteine sinnvoll sein. Dazu gehören oxidative Verfahren (MMS, H_2O_2), wenn es sich um Entzündungen, Infektionen und Autoimmunprozesse handelt, oder Sauerstoff-Überdruck, wenn ein diesbezüglicher Mangel im Vordergrund steht (z. B. Raucher, Lungenerkrankungen, Herzinsuffizienz ...). Grundsätzlich sind Ohrgeräusche aus ganzheitlicher Sicht oftmals als eine Art von Überlastung und/oder Milieustörung zu interpretieren. Deshalb ist dieses Symptom als solches sehr ernst zu nehmen. An erster Stelle stehen dementsprechend die beiden Hauptmaßnahmen Ruhe und Wasser, Wasser, Wasser.

DMSO kann für die Behandlung von Ohrgeräuschen sowohl lokal als auch innerlich angewendet werden. Am besten beides gleichzeitig. Für die topische Verabreichung im Ohr eignen sich Lösungen mit 15 bis 30% DMSO-Gehalt. Davon lässt man in Seitenlage 2 bis 3 Tropfen in den Gehörgang laufen und bleibt weitere 20 Minuten liegen. Danach kann man bei Bedarf auf die andere Seite wechseln. Für die innere An-wendung kommen die im Kapitel 2 beschriebenen drei Varianten in Frage: großflächige Hautbenetzung mit einer 70%igen DMSO-Lösung, Trinken einer stark verdunnten Lösung (anfänglich 3,5 ml DMSO in 300 ml Getränk) oder Infusionen mit anfänglich 0,1 Gramm DMSO pro kg Körpergewicht.

Operationen

sind für unseren Körper Ausnahmesituationen. Neben den danach erforderlichen Genesungsleistungen auf allen Ebenen ist das Hauptproblem die Entstehung von äußeren **und** inneren Narben. Deshalb ist es sinnvoll, geplante Operationen auf ihre Notwendigkeit hin genauestens zu prüfen und im Fall der Fälle mit DMSO vorzubereiten. Entweder durch lokale Behandlung voraussichtlich zu verletzender Hautbezirke oder durch Einnahme/Infusion. Neben DMSO eignen sich für die Vor- und Nachbereitung von chirurgischen Eingriffen, wie zum Beispiel Wirbelsäulenoperationen, auch sehr gut Procain/Basen-Infusionen (vgl. Kapitel 2.5.2). Dadurch werden ebenfalls anschließende Regenerationsvorgänge unterstützt und die Narbenbildung und Verwachsungsgefahr gemildert. Aufgrund der gerinnungshemmenden Wirkung von DMSO sollte es aber am Tag des Eingriffs abgesetzt werden.

Fragen Sie nach, ob es möglich ist, dass der/die Chirurg/in völlig puderfreie Operationshandschuhe trägt, weil diese Partikel, wenn sie in die Wunde gelangen, zu langfristigen Narbenstörungen führen können. Möglichst frühzeitig danach angewendet, unterstützt DMSO den Heilungsverlauf deutlich und wirkt zusätzlich schmerzlindernd. Wichtig ist außerdem eine baldige Behandlung der äußeren Narbe, damit sich möglichst erst gar kein Störfeld entwickelt. Eine sehr wirksame Möglichkeit dazu ist die Flutung der Haut mit einer basischen Procain-Lösung, nachdem man den Narbenbereich großzügig mit 60 bis 70%igem DMSO benetzt hat. Das Gemisch aus 1 bis 2%igem Procain in einer Natriumhydrogencarbonat-Lösung wird mit Hilfe einer ganz feinen Kanüle (Größe 18 oder 20) in die Haut entlang der Naht gedrückt, so dass die entstehenden Quaddeln ineinanderfließen.

Dieses Vorgehen lohnt sich übrigens bei Narben jeden Alters. Fast ausnahmslos berichten die Patienten sofort oder in den nächsten Tagen nach dieser Sanierungsmaßnahme von höchst erfreulichen Reaktionen, wie zum Beispiel von dauerhaft erholsamen Schlaf oder einer ganz neuen Ausgeglichenheit. Mindestens genauso wichtig ist mir dabei aber, dass chronische Reizungen und Schmerzen im Narbenbereich verschwinden und die Betroffenen sich auch über kosmetische Verbesserungen freuen. Mit verschiedenen zusätzlichen Maßnahmen, die allesamt einfach durchzuführen sind, kann man auch alte Narben wesentlich in ihrem Aussehen verbessern. Teilweise fast bis zum völligen „Verschwinden“.

Osteomyelitis vgl. Knochenentzündung

Polyneuropathie

Wir können diesen Begriff mit „Erkrankung vieler Nerven“ übersetzen. Dementsprechend handelt es sich dabei um ganz unterschiedliche Symptomen-Komplexe mit vielfältigen Ursachen. Ganz allgemein gesehen führen dabei Nervenzell- und/oder Nervenfaserschäden zu auffälligen, unangenehmen Empfindungen vor allem in den Gewebebezirken, die fern des Körperstamms liegen. Füße/Unterschenkel oder Hände/Unterarme „melden“ dann beispielsweise Kribbeln, Brennen, Schmerzen, Taubheit, sensorische Missempfindungen. Die Abgrenzung zum Restless-Legs-Syndrom gelingt nicht immer eindeutig. Außerdem kann es zu Versorgungs- bzw. Ernährungsstörungen in diesen Bereichen kommen, die sich als schlecht heilende, offene Stellen zeigen. Weitere Erscheinungen können auch am Körperstamm auftreten. Dazu gehören Verdauungsstörungen oder Blasenstörungen sowie eingeschränkte Pupillenreaktion.

Die Ursachen sind, wie schon angedeutet, extrem vielfältig und die Krankheitsentstehung oft unklar. Polyneuropathien können auftreten bei „Zucker“ (Diabetes mellitus), Alkoholsucht, Multipler Sklerose, Autoimmunerkrankungen, Schilddrüsenunterfunktion, durch Medikamente (Chemotherapie) oder Gifte (Blei), Vitamin- oder Eisenmangel, Infektionen (Borrelien, Pfeiffersches Drüsenfieber, HIV ...), Krebserkrankungen, Gefäßentzündungen oder auch ohne nachweisbare Ursachen. Die Behandlung muss sich zunächst einmal auf die genannten Grunderkrankungen konzentrieren, falls diese feststellbar sind. Das heißt, es muss vom Alkohol entwöhnt, müssen Vitamine ersetzt, Diabetes behandelt werden usw. Darüber hinaus kann den geschädigten Nervenzellen mit Hilfe von DMSO die Chance gegeben werden, sich durch verbesserte Ver- und Entsorgungsleistungen zu regenerieren. Auch die antientzündliche, schmerzlindernde und membranstabilisierende Wirkung durch DMSO schlägt sich im Fall der Polyneuropathie positiv nieder.

Sind die Symptome auf Füße und/oder Hände begrenzt, hat sich die äußerliche Benetzung dieser Bereiche mit wässrigen DMSO-Lösungen bewährt. Dafür verwendet man 60 bis 80%ige Zubereitungen, die mit einem Pinsel oder einer Sprühflasche aufgetragen werden. Parallel bzw. in schwerwiegenderen Fällen kann dazu die innere Anwendung von DMSO durchgeführt werden. Mit verdünnten Trinklösungen oder Infusionen, wie in Kapitel 2 beschrieben, werden, bei 0,05 g pro kg Körpergewicht beginnend, aufsteigende Mengen an DMSO verabreicht.

Fall: Herr E. F., mittlerweile 84 Jahre alt, bemerkte schon vor mehreren Jahren ein Brennen und zunehmende Taubheit in beiden Füßen. Diese Empfindungen nahmen stetig zu und führten u.a. dazu, dass die geliebte Gartenarbeit vorzeitig abgebrochen werden musste oder das Autofahren durch die erschwerte Pedalbedienung sehr unsicher wurde. Ärztlicherseits wurden eine Standard-Blutuntersuchung, die Messung der Nervenleitgeschwindigkeit beim Neurologen und die Einnahme von α-Liponsäure veranlasst. Dies führte zur Diagnose der Polyneuropathie. Nachdem keine Besserung eintrat, wurde die Gabe von B-Vitaminen durch Injektion versucht. Ungefähr zu diesem Zeitpunkt kamen wir darüber ins Gespräch und ich riet dazu, eine genauere Blutuntersuchung durchführen zu lassen. Erkrankungen wie Vitaminmangel, Schilddrüsenfunktionsstörung, Eisenmangel, Alkoholmissbrauch, Entzündungen u.a. lassen sich so schnell ausfindig machen. Der Mann ließ diese Diagnostik weiterhin von seinem Hausarzt durchführen und das Ergebnis war ohne Befund. Obwohl sich zusätzliche Symptome, wie Darmträgheit/Verstopfung oder erniedrigte Herzfrequenz dazu gesellten, konnten die „üblichen Verdächtigen" nicht gefunden werden. Eine weitergehende oder engere Betreuung war nicht möglich, weil uns etwa 150 km trennen. Trotzdem probierte der Patient einige Therapie-Vorschläge aus, wozu auch die äußerliche Behandlung mit DMSO gehörte. Diese Maßnahme führte schon nach der ersten Anwendung zur deutlichen Besserung der Symptome, das heißt, der Patient konnte wieder länger im Garten arbeiten und sicherer Auto fahren, obwohl die Erkrankung schon einige Jahre fortgeschritten war. Die Missempfindungen ließen unter der Behandlung deutlich nach. Da die Symptome zurückkehren, wenn die Behandlung abgebrochen wird, kann davon ausgegangen werden, dass die Ursache bisher nicht gefunden ist und behandelt wird. Der Mann ist jedoch mit den durch DMSO erzielten Erleichterungen zufrieden.

Fall: Herr B. H., 82 Jahre alt, erlitt im Frühjahr 2010 eine akute Entzündung der Bauchspeicheldrüse. Er überlebte diese schwere Erkrankung zum allgemeinen Erstaunen nach mehreren Wochen Intensivstation. Trotzdem war die Bauchspeicheldrüse so stark geschädigt, dass ihre Insulin produzierende Fähigkeit auf der Strecke blieb. Das wiederum führte zu stark erhöhten Blutzuckerwerten – der Patient war zum Diabetiker geworden. Schon während der Rehabilitationszeit äußerte er wiederholt die typischen „Phantomempfindungen" an den Füßen, indem er zum Beispiel behauptete, man solle ihm die Strümpfe im Bett ausziehen, obwohl er gar keine an hatte. Bald darauf störte ihn auch ein starkes Kribbeln und Brennen in den Händen. Alles in allem fühlte er sich in der ärztlichen Behandlung trotzdem gut aufgehoben und fand sich mit seinen Symptomen ab. Auf meinen Rat hin rieb er sich eine DMSO-Lösung auf die Hände, und siehe da, die Missempfindungen verschwanden schon wenige Minuten danach. Auch hier fand weder frühzeitig noch im weiteren Verlauf eine ganzheitliche Therapie statt, die ursächlich hätte wirken können. Die Blutzuckerwerte waren weiterhin teilweise katastrophal und der Patient hatte keine echte Einsicht, was Ernährungsumstellung oder andere Änderungen der Lebensgewohnheiten betrifft. Die „kleine Erleichterung", die ihm das DMSO verschaffte, nahm er dankbar an.

Prämenstruelles Syndrom PMS

Es handelt sich um äußerst vielseitige und komplexe Beschwerdebilder, die viele Frauen im Rahmen der Sexualhormon-Rhythmik im gebärfähigen Alter entwickeln. Auf- und absteigende „Dosierungen" dieser Botenstoffe im Blutkreislauf führen zu wiederkehrenden Beschwerden, die vor allem die Bereiche Leistung und Psyche berühren. Zusätzlich können Schmerzen, Haut- und Gewichtsveränderungen, Verdauungsbeschwerden, das wiederholte Aufflammen von Infekten und Entzündungen u. a. dazukommen. Gerade bei diesen Zusatzsymptomen kann DMSO durch seinen Kanon an ausgleichenden und stabilisierenden Wirkungen hilfreich sein. Nach dem individuellen Beschwerdebild ausgerichtet, können weitere Maßnahmen hinzukommen, um eine andere Harmonie zu erlangen. Die Phytotherapie, also die Nutzung von Heilpflanzen oder Naturstoffen, hat hier traditionell einen festen Platz. Je nach Konstitution können ausleitende, entgiftende, stärkende oder andere Vorgehensweisen vorbeugend durchgeführt werden.

DMSO kann entweder sporadisch oder regelmäßig eingenommen werden, um mehr Wohlbefinden und Leistungsfähigkeit zu erreichen. Für die Anwendung eignen sich alle drei im Kapitel 2 beschriebenen Aufnahmewege: Hautresorption, Trinklösung oder Infusion. Dosiert wird mit 0,05 Gramm DMSO pro kg Körpergewicht beginnend. Das sind bei 70 kg ca. 3 ml oder 1 Teelöffel pro Tag.

Prellungen vgl. Sportverletzungen

Prostataentzündung

Unter diesem Begriff rangieren inzwischen sowohl die akute und chronische Prostatitis als auch das entzündliche und nichtentzündliche, chronische Schmerzsyndrom des Beckens. Die Prostatitis ihrerseits kann bakteriell bedingt sein oder ohne Erregernachweis auftreten. Lassen sich keine Bakterien finden, sind die Erklärungsmodelle für die Entstehung der belastenden Symptome vielfältig. Dabei werden mögliche Nervenreizungen, Autoimmunvorgänge oder auch Muskelverspannungen genannt. Im Fall der bakteriell bedingten Prostataentzündung wird schulmedizinisch mit einem geeigneten Antibiotikum behandelt. Auch wenn dies zu einem Rückgang der Erreger unter die Nachweisgrenze führt, bleiben die spürbaren Symptome oft bestehen oder treten erneut auf (Rezidiv). Auch die für alle anderen nichtbakteriellen Formen dieser Erkrankung eingesetzten Mittel, wie α-Blocker, Flavonoide oder Pollenextrakte, zeigen keine langfristige Heilwirkung. Dies geht aus zahlreichen klinischen Erhebungen hervor. Auch bei Frauen gibt es eine entsprechende Gewebestruktur, die aus der embryonalen Entwicklung stammt. Auch hier führen Entzündungen zu sehr komplexen und hartnäckigen Beschwerdebildern und eventuell sogar zur sogenannten interstitiellen Zystitis. Dabei handelt es sich aber genau um diejenige Erkrankung, für die DMSO in den USA eine offizielle Zulassung erteilt wurde.

Aus diesem und anderen Gründen bietet sich für die Behandlung der Prostataerkrankungen eine äußerliche oder innerliche Therapie mit DMSO an. Die schmerzlindernden, antientzündlichen und regenerierenden Wirkungen können zur symptomatischen und ursächlichen Verbesserung beitragen. Die lokale Behandlung erfolgt durch großzügiges Auftragen im Dammbereich. Die Einnahme kann durch Hautresorption, Trinken oder per Infusion vonstatten gehen. Sind chronische Infektionen beteiligt, kann beispielsweise eine Kombination mit MMS versucht werden. Werden myofasziale Blockierungen, die durch Verspannungen entstehen, vermutet, sollten zusätzlich Entspannungsverfahren, Dehnungsübungen oder die manuelle Schmerztherapie angewendet werden.

Psychosen/Ängste bei Kindern vgl. Entwicklungsstörungen

Reizdarmsyndrom

ist eine sogenannte Ausschlussdiagnose. Das heißt, dass zunächst untersucht werden sollte, ob sich andere (schwerwiegendere) Gründe für die typischen Symptome, wie Schmerzen im Bauchraum, Unwohlsein und Erschöpfung, finden lassen. Letztlich bedeutet die Diagnose Reizdarmsyndrom, dass sich durch bildgebende und andere Untersuchungsverfahren keine krankhaften Veränderungen feststellen lassen. Die gute Nachricht ist also, dass diese Beschwerden keine Vorstufe für schwere Magen-Darm-Krankheiten sind. Die schlechte Nachricht ist, dass keiner so recht weiß, woher es kommt und wie es generell behandelbar ist. Die weiteren Symptome sind nämlich individuell sehr unterschiedlich. So können Betroffene entweder zu Durchfall oder Verstopfung neigen. Überschneidungen mit teilweise psychogen bedingten Leiden, wie Fibromyalgie, sind ebenso anzutreffen wie solche durch Nahrungsmittel-Unverträglichkeiten, Allergien, geschädigter Darmflora oder Hormonstörungen (vgl. z. B. PMS). Ausgeschlossen werden müssen Erkrankungen wie Morbus Crohn, Colitis ulcerosa, Darmpolypen oder

Karzinome, weil der Beginn der Beschwerden typischerweise mit einer kurzfristigen Änderung der Stuhlgewohnheiten einhergeht. Schulmedizinisch werden, je nach Ausprägung, zur Therapie beispielsweise Abführmittel, Antidepressiva, Entkrampfungsmittel (Buscopan®) mit oder ohne Schmerzmittel (z.B. Paracetamol, Metamizol) verabreicht.

DMSO eignet sich für die Behandlung des Reizdarmsyndroms und seiner assoziierten Beschwerden aufgrund seines pharmakologischen Wirkspektrums. Dabei stehen die Schmerzlinderung, die Muskelentspannung und die Anregung der Giftstoffausleitung ganz vorne. Die Anwendung von DMSO bei diesem Beschwerdebild zeigt sehr schön, dass es sich ganzheitlich ausgleichend und sanft modulierend auswirkt. Patienten äußern teilweise, dass ihnen „etwas fehlt", wenn sie DMSO wieder absetzen, ohne dass sie mit ihren Worten genau beschreiben könnten, welche Wirkungen alle zu beobachten waren. Die bekannten natürlichen Darmregulierungsmittel Flohsamen(schalen), Inulin, rechtsdrehende Milchsäure u.v.a. dürfen und sollen selbstverständlich parallel eingesetzt werden, um die Darmreinigung und den Darmfloraaufbau herbeizuführen. Gute Erfahrungen habe ich auch mit meditativen Dehnungsübungen der gesamten Rumpfmuskulatur gemacht. Entsprechend der Konstitution (Irisdiagnose) kann unterstützend oder ursächlich mit homöopathischen oder komplex-homöopathischen Mitteln gearbeitet werden. Die Einnahme von DMSO kann über die Haut, durch Trinken oder per Infusion erfolgen. Haben die Betroffenen erhebliche Darm- bzw. Verdauungsprobleme, kann es sinnvoll sein, die Behandlung nicht mit der Trink-Einnahme zu beginnen. Die Dosierung erfolgt, je nach Beschwerdeverlauf, von ca. 0,05 Gramm pro kg Körpergewicht ausgehend, aufsteigend.

Restless-Legs-Syndrom vgl. auch Polyneuropathie

Das Syndrom der unruhigen oder rastlosen Beine ist keine „Modeerkrankung", wie man vielleicht aufgrund der Namensgebung vermuten könnte. Das Beschwerdebild wurde schon vor über dreihundert Jahren beschrieben. Es handelt sich um eine der häufigsten neurologischen Erkrankungen in unserer Gesellschaft. Die geschilderten Symptome sind vielfältig. Vor allem stehen ein Bewegungsdrang in Ruhephasen und die damit einhergehenden Schlafstörungen im Vordergrund. Langfristig führt dies zu schwerer Leistungsminderung, Antriebslosigkeit, Vergesslichkeit, Schmerzen, Gelenkerkrankungen oder Depressionen. Die Abgrenzung von anderen Krankheiten, die sogar ursächlich für ein Auftreten des RLS sein können, ist manchmal recht schwierig. So finden sich Überlappungen oder Vorerkrankungen durch Schilddrüsenunterfunktionen, Polyneuropathie, Eisenmangel, Vitamin B_{12}-Mangel, Morbus Parkinson, eingeschränkter Nierenfunktion, chronische Infektionen (Borreliose), Nebenwirkungen von Medikamenten (Antidepressiva) u.v.a. mehr. Dies führt dazu, dass viele der Betroffenen einen schweren, langen Irrweg über viele Jahre hin beschreiten. Zahlreiche Arztbesuche, die Konsultation verschiedenster Spezialisten und wiederholte Krankheitsausfälle sind üblich. Der Leidensdruck ist teilweise so groß, dass er in sozialem Rückzug, vorgezogenem Ruhestand oder sogar Selbstmord mündet. Schulmedizinisch werden die Symptome standardmäßig mit Parkinsonmitteln (L-Dopa, Dopaminagonisten) behandelt. Einige dieser Arzneistoffe haben erst kürzlich die (Nach-)Zulassung für dieses Krankheitsbild „errungen“, ein Umstand, der durchaus kritisch gesehen wird und teilweise auf die „Verstrickung“ von Pharmaindustrie und Ärzteschaft hindeutet.[60,70,] Verstehen Sie das richtig. Natürlich gibt es unter den Heilpraktikern genauso viele, die mit Firmen anbandeln, indem sie deren Produkte auf Kongressen mit Vorträgen bewerben oder in ihrer Praxis vermehrt an den Mann/die Frau bringen und sich dies finanziell honorieren lassen. Ich bin der Überzeugung, dass es zu den schwierigsten menschlichen Prüfungen überhaupt gehört, „standhaft“ zu bleiben, wenn uns jemand mit leicht zu verdienendem Geld winkt.

In schweren Fällen von schmerzhaften Restless legs treten Opiate als medikamentöse Alternative hinzu. Auch eine vermehrte Eisenaufnahme, Magnesiumgabe oder der Einsatz von antiepileptischen Wirkstoffen wird praktiziert. Bei vielen Betroffenen sind die Symptome nur leicht ausgeprägt und werden intuitiv durch vielerlei einfache Maßnahmen gemildert. Dazu gehören veränderte Essenszeiten, Regelung des Schlaf-Wach-Rythmus, Kaffee, Gymnastik, Wechselduschen oder, ganz simpel, eine Gewichtsreduktion.

Es scheint zunächst sinnvoll, sich auf die Ursachenfindung zu konzentrieren. Dazu gehören umfangreiche Blutuntersuchungen genauso wie das Forschen in der Patientengeschichte. Besteht beispielsweise der Verdacht, dass dem Krankheitsgeschehen eine langjährige Borrelieninfektion zugrunde liegt, wird man andere ganzheitliche Maßnahmen ergreifen, als wenn sich eine Niereninsuffizienz feststellen lässt. DMSO kann ein grundlegender Therapiebaustein sein, der sowohl die Symptome lindert als auch Ursachen beseitigt. Da, wie der Name schon sagt, die Beine betroffen sind, bietet sich hier die Verabreichung von DMSO über die Haut als äußerliche Anwendung an. Auf diese Weise kann eine lokale Wirkung (schmerzlindernd, entspannend) mit der innerlichen Aufnahme kombiniert werden. Es eignen sich wässrige Lösungen mit einem DMSO-Gehalt von 60 bis 80%, die mit einem Pinsel oder einer Sprühflasche großflächig aufgetragen werden.

Rheuma

Rheumatische Prozesse und Beschwerdebilder können an einzelnen Körperstellen (Knochen, Muskeln), wie etwa an den Händen, auftreten oder generalisiert im ganzen Körper (Organe, Bindegewebe). Weil es sich dabei um ganz unterschiedliche Verläufe und viele Varianten handelt, spricht man vom rheumatischen Formenkreis, von dem Millionen von Menschen betroffen sind. Die zugehörigen Krankheiten sind nicht einheitlich definiert und die Bezeichnungen oder Begriffe werden unterschiedlich verwendet – ein ziemlich unübersichtliches Thema also, das bis zu 450 Erkrankungen einschließt. Zum rheumatischen Formenkreis gehören beispielsweise neben der bekannten chronischen Polyarthritis (Entzündung mehrerer Gelenke) der Morbus Bechterew, die Schuppenflechte-Arthritis, Blutgefäßentzündungen, die Sklerodermie oder Muskelentzündungen (Myalgie/Myositis) und viele andere. Einigkeit herrscht jedoch darüber, was in den meisten Fällen zu den jeweiligen Gewebezerstörungen führt, nämlich ein Ungleichgewicht der Immunabwehr. Ja, auch hier handelt es sich um die, nun schon so oft zitierten, Autoimmunvorgänge, die chronische Entzündungen und Gewebeabbau hervorrufen. Dementsprechend werden von Ärzten, neben einer Basismedikation aus Schmerzmitteln, für die Therapie dieser Erkrankungen immunsuppressive, antientzündliche Wirkstoffe eingesetzt. Diese Arzneimittel, wie Kortison, Diclofenac, Metamizol oder Methotrexat, zeigen jedoch, langfristig angewendet, alle schwere Nebenwirkungen.

Bekämpfung der Gewebedegeneration, Reparatur zerstörten Gewebes, Schmerzlinderung, Verbesserung der Durchblutung, Immunmodulation und das Abklingen von Entzündungsreaktionen sind bei der Behandlung von Arthritis und anderen rheumatischen Erkrankungen wünschenswerte Wirkungen, die wir von einem sinnvollen Rheumamittel erwarten. Dieses kann von DMSO geleistet werden. Deshalb war DMSO in der euphorischen Zeit seiner Erforschung als Arzneimittel gerade auch für solche Erkrankungen vorgesehen. Morton Walker lieferte uns in seinem Buch[19] erstaunliche Heilerfolge in Form von Fallbeschreibungen, die hier teilweise angeführt werden. Die schnelle Linderung durch die Anwendung von DMSO bei rheumatisch bedingten Gelenkerkrankungen, aber auch solchen, die Muskeln oder andere Weichteile betreffen, ist für Therapeuten und Selbstanwender höchst erfreulich. DMSO kann als wässrige Lösung lokal aufgetragen oder systemisch als Trinklösung oder Infusion verabreicht werden. Notwendige Dosierungen richten sich nach individuellem Beschwerdeverlauf und Ansprechverhalten. Vorschläge finden Sie im Kapitel 2.

Fall:[19] Roger Varga, 59 Jahre alt, litt schon viele Jahre an rheumatoider Arthritis. Sein ganzer Körper, inklusive der Wirbelsäule, war betroffen. Die Gelenkschmerzen waren in den letzten fünf Jahren so stark geworden, dass er unfähig war, seinen Alltag zu bewältigen. Seine Frau reichte die Scheidung ein, weil, wie Mr. Varga selbst sagte, es mit ihm nicht mehr auszuhalten sei. Eine Infusionstherapie mit DMSO führte in weniger als fünf Tagen zu erstaunlicher Verbesserung der Beschwerden. Er konnte zu seiner normalen Arbeit zurückkehren. Mr. Varga wiederholte diese DMSO-Behandlung innerhalb von 14 Monaten noch zweimal und fühlte sich anschließend jeweils sehr wohl. Zwischen den Infusionsterminen wendete er lokal eine 70%ige DMSO-Creme äußerlich an.

Fall:[19] Calvin Vernon, 72 Jahre alt, litt an einer Kombination aus rheumatoider Arthritis und Osteoarthritis (degenerative Knochenentzündung). Die Beschwerden waren hauptsächlich im Rücken, in den Schultern, Hüften und dem linken Knöchel lokalisiert. Mr. Vernon unterzog sich einer fünftägigen Behandlung, die sowohl das äußerliche Auftragen von DMSO als auch das Trinken und die Infusion umfasste. Dies führte zu einer starken Verminderung seiner Gelenkschmerzen. Er konnte besser laufen, sein Knöchel war weniger geschwollen und die Beweglichkeit in allen Gelenken war gesteigert. Der behandelnde Arzt wertete den Zustand des Patienten als deutliche Verbesserung und Mr. Vernon versorgte sich mit DMSO, das er weiterhin äußerlich und innerlich verwendete. Er ist zuversichtlich, seine Arbeit fortsetzen zu können.

Morton Walker führt in seinem Arthritis-Kapitel sieben weitere erstaunliche Patientenfälle auf, die zeigen, dass DMSO bei diesen Krankheiten umfassend wirkt. Gleichzeitig weist er darauf hin, und das ist allgemein anerkannt, dass die Beachtung von strengen Ernährungsrichtlinien für Rheumapatienten als Therapiebaustein mindestens ebenso wichtig ist. Dabei ist auf die Vitaminversorgung genauso zu achten wie auf die Vermeidung von Lebensmitteln, die durch Verdauung und Stoffwechsel große Mengen organischer Säuren freisetzen. Das Wort Lebensmittel beinhaltet ja eigentlich, dass es sich um möglichst naturbelassene Nahrung handeln sollte. Es ist fast schon komisch, wenn es nicht so traurig wäre, dass viele Menschen beispielsweise auf die Aufforderung, Wurst und Käse zu meiden, mit den Worten reagieren: „Was soll ich denn dann noch essen!" So sehr ist unsere Gesellschaft verarmt, so sehr hat uns die Nahrungsindustrie im Griff, dass wir überhaupt nicht mehr wissen, was die Natur Wertvolles für uns bereit halten würde, wenn wir nur wollten. Selbst wenn sich Menschen nicht die Mühe machen, die Bestandteile ihres Essens kritisch zu betrachten, wäre ein schlichtes „Weniger" schon sehr hilfreich. Der Organismus des Menschen ist von der Evolution stets auf Mangel getrimmt worden – niemals auf Überfluss! Das belegen die Regelkreise von Verdauung, Stoffwechsel und Ausscheidung, die seit hundert Jahren intensiv erforscht werden. Gerade zu Beginn der alternativen Therapie rheumatischer Erkrankungen sollten also, neben DMSO, Entgiftungs- und Entsäuerungsmaßnahmen ergriffen werden sowie eine intensive Ernährungsberatung stattfinden. Falls der Betroffene dafür ein offenes Ohr hat.

Rückenmarksverletzungen

hören sich nicht nur gefährlich an, sondern sind es auch, weil die Lähmungserscheinungen, die danach auftreten, oftmals nicht reversibel sind. Je nach dem Ausmaß der Schädigung der dort verlaufenden Nervenfasern können sich die neurologischen Ausfälle zurückbilden, wenn die gleichzeitig auftretende Schwellung des verletzten Gewebes nicht zu lange einen erhöhten Druck auf diese ausübt. Der Rückenmarkskanal ist durch das von Natur aus angelegte „Schutzrohr", das von den Wirbellöchern gebildet wird, in seinem Durchmesser fixiert. Die Nervenstränge haben keine Ausweichmöglichkeit. Der Effekt ist Ihnen hinlänglich von der Problematik der Bandscheibenvorfälle bekannt. Deshalb hat bei allen traumatischen Verletzungen des zentralen Nervensystems die Druckentlastung oberste Priorität! Wenn beispielsweise jemand bei einem Sturz mit dem Kopf aufschlägt und dieses Ereignis zu einer inneren Blutung führt, so wird die Druckentlastung mit Hilfe einer Bohrung durch das Schädeldach herbeigeführt. Durch dieses Loch kann dann das Blut zunächst einmal abfließen und bewirkt dadurch keine Druckerhöhung mehr innerhalb des starren knöchernen Schädels. Bei einer

Gewebeschwellung durch Wassereinstrom infolge einer Rückenmarksverletzung ist das logischerweise so einfach nicht möglich. Hier kann DMSO Großes leisten. Frühzeitig genug verabreicht, baut es die Schwellungen rasch ab und unterstützt die Regeneration der Nervenfunktionen. Lesen Sie selbst den Fall eines jungen Patienten, den Morton Walker in sein Buch[19] aufgenommen hat:

Clara Fox aus Washington war fassungslos, als sie am 15. September 1979 erfuhr, dass ihr Sohn Bill einen beinahe tödlichen Unfall hatte, der eine komplette Lähmung verursachte. Glücklicherweise kam er schon nach wenigen Stunden in eine Klinik, in deren Intensivstation der damalige Arzt Dr. Greccos eine ganzheitliche Behandlung mit DMSO-Infusionen, während der ersten zehn Tagen nach den verheerenden Verletzungen, einsetzte. Bill hatte einen „Genickbruch" oberhalb des fünften Halswirbels und war von da an abwärts vollkommen gelähmt. Kahlköpfig lag er da und die hässlichen Stahlstäbe, die die Wirbelsäule stabilisieren mussten, waren in seinen Schädel gebohrt. Daran befestigte Seile mit Gewichten liefen über Rollenscheiben, um seine Halswirbel in der entscheidenden Position zu fixieren, so dass sie vielleicht heilen würden. Er verblieb in dieser Streckung noch weitere 45 Tage, nachdem er die Intensivstation verlassen hatte, wo Bill vier Tage lang zwischen Leben und Tod schwebte. Letztendlich brachte er über sechs Monate in der Klinik zu. Bill hatte das DMSO erst nach ca. sieben Stunden zum ersten Mal bekommen. Man ging damals davon aus, dass es bei Verletzungen des zentralen Nervensystems ebenso wie bei Schlaganfällen möglichst innerhalb der ersten 90 Minuten gegeben werden muss. Nach einigen Behandlungstagen hatte er deutliche Empfindungen zuerst in den Schultern und Armen, dann im oberen Brustkorbbereich. Seine Familie war überglücklich. Bis zum Ende der DMSO-Behandlung kehrte seine normale Blasenfunktion zurück. Es war phänomenal, und Dr. Greccos erinnerte sich, dass er selbst noch beim ersten Gespräch nach dem Unfall mit den Eltern erklärt hatte, dass aufgrund der ernsten Verletzungen, die die Röntgenbilder zeigten, ein Überleben unwahrscheinlich wäre. Wenn überhaupt, dann für immer gelähmt. Der Arzt erkannte nun, dass das DMSO buchstäblich Bills Leben gerettet hatte, weil die Substanz die Flüssigkeit, und damit den Druck, aus seinem Rückenmark und seinem Kopf zog. Gleichzeitig kam es zu einer Wiederherstellung der Sensibilität in seinem Körper. Ohne DMSO wäre Bill gestorben. Fünf Wochen nach dem Absetzen des DMSO wurde die wegen der Knorpelzerstörung erforderliche Operation durchgeführt. Es mussten zwei Edelstahlstäbe eingesetzt werden, die mit Knochensubstanz und Muskelgewebe aus der Hüfte verbunden wurden. Der Eingriff verlief erfolgreich. Danach wurde im Rahmen der Rehabilitation ein Bewegungs-Therapieprogramm erstellt. Postoperative Schmerzen und fehlende innere Motivation hielten Bill jedoch davon ab, daran teilzunehmen. Mit der Zeit verschlechterte sich sein Zustand wieder und er und seine Mutter ahnten, dass eine Wiederaufnahme der DMSO-Infusionsbehandlung nötig wäre. Die zuständigen Therapeuten in der Rehabilitationsklinik erlaubten aber nur die äußerliche Anwendung, was immerhin die Schmerzen in einigen Körperbereichen minimierte. Irgendwann bemerkten einige Familienmitglieder weiche, fließende Bewegungen in Bills Beinen, während sie das DMSO auftrugen. Die Pflegekräfte nahmen ihre Schilderungen nicht ernst, bis eines Tages Dr. Greccos eine solche Bewegung sah, als er sich mit Bill unterhielt. Er kam mit Ehrfurcht und Staunen im Gesicht aus dem Zimmer und erklärte rundheraus, dass er nun verstehen würde, wovon die Angehörigen sprachen. Seit nun schon drei Monaten hatte die Familie erfolglos für eine Wiederaufnahme der DMSO-Infusionen gekämpft. Nun, kurz nach den Weihnachtsferien, wurde ihrem Wunsch stattgegeben, allerdings mit Vorgaben. Bill sollte sich zunächst in einer Spezialklinik zahlreichen neurologischen Untersuchungen unterziehen. Falls diese weitere Verbesserungen erwarten lassen würden, sollten während der dann genehmigten DMSO-Infusionstherapie weiterhin zweimal wöchentlich solche Tests durchgeführt werden, um den Verlauf zu beurteilen. Wenn keine bedeutenden Änderungen festgestellt werden könnten, sollte die DMSO-Behandlung abgebrochen werden. Von diesem Tag an verbesserte sich Bills Zustand rasch und kontinuierlich. Er tolerierte nun schon drei bis fünf Stunden der maximalen körperlichen Therapie ohne Schmerzen und zeigte nur Erschöpfung, weil er so hart arbeitete. Seine Armmuskulatur entwickelte sich vollkommen zurück und er war stolz auf seinen Bizeps. Am 13. März 1980 wurde ein Ergebnisvergleich mit den früheren neurologischen Untersuchungen vorgenommen. Die Ergebnisse waren wirklich sehr erstaunlich. Alle Messdaten hatten sich dramatisch verbessert. Zusätzlich zeigte nun auch sein rechter Fuß sensorische Empfindungen. Er kam nach Hause und konnte selbst essen, Zähneputzen, sich rasieren, kämmen, anziehen und baden. Noch sechs Monate zuvor hatte sich seine Familie auf seine lebenslange komplette Lähmung eingestellt. Nun konnte er seinen Rollstuhl zielsicher selbst antreiben.

Es verbietet sich eigentlich darüber zu spekulieren, aber was wäre, wenn Samuel Koch, der am 4. Dezember 2010 während der Disziplin bei „Wetten dass …?“ schwer verunglückte, sofortige DMSO-Behandlung bekommen hätte?

Bills Mutter schrieb später in einem Brief an einen Abgeordneten: „Während der letzten sechs Monate habe ich viele Stunden in Dr. Jacobs Klinik verbracht und konnte direkt vor meinen Augen sehen, wie ein Wunder nach dem anderen geschah. Ich habe Menschen gesehen, die teilweise mehr als zwanzig Jahre gelähmt waren, behandelt wurden und anfingen sich zu bewegen. Das Erstaunen in ihren Augen ist in der Tat ein unvergesslicher Anblick. Ich habe die Ehrfurcht in den Augen eines jungen Paares miterlebt, dessen Kind wegen Down-Syndrom behandelt wurde, und lauschte mit gespannter Aufmerksamkeit, als sie berichteten, wie weit dieses Kind bis heute die Schwelle des Todes hinter sich gelassen hat. Ich habe Menschen mit verschiedensten Krankheiten und Schmerzen zu Dr. Jacob geschickt oder selbst hingebracht und gesehen, wie sie vollauf zufrieden lächelten, als sie, nach jahrelang bestehenden Beschwerden, geheilt wurden. Und dann lehnte ich mich zurück und beobachtete Dr. Jacob ganz verzückt nach einem weiteren erfolgreichen Behandlungsfall. Wie stolz und glücklich er doch darüber ist, uns Menschen helfen zu können. Ich habe über die ganze und wahre Geschichte dieses außergewöhnlichen Mittels sehr viel gelesen und geforscht. Ich kann, zusammen mit Millionen anderer Menschen, nur hoffen und beten, dass dieser bescheidene Mann all seine Arbeit und seine Träume in dem abschließenden Erfolg verwirklicht sehen wird, dass DMSO durch die FDA eine erneute Marktzulassung erhält.* Allen Amerikanern könnte dann aufgrund der ganzen Anstrengungen geholfen werden, manche würden gerettet. Ich appelliere an alle, die diese Möglichkeit mitentscheiden, die Fakten bitte sorgsam zu prüfen und dadurch mitzuhelfen, dass diese Gebete erhört werden.“

Schlaganfall vgl. Infarkte

Schleimbeutelentzündungen vgl. Gelenkentzündungen

Schmerzen

Kopfschmerzen, Zahnschmerzen, Muskelschmerzen, Gelenk- und Rückenschmerzen, Schmerzen nach Operationen und Verletzungen, Regelschmerzen ... Diese Liste kann sicher von jedermann beliebig ergänzt

---

* News: Seit 1.11.2015 DMSO-Ampullen mit Zulassung verfügbar! (Vgl. „Bezugsquellen“)

werden. Der Gebrauch von apotheken- oder rezeptpflichtigen Schmerzmitteln ist enorm und wird, trotz intensiver und langjähriger Kritik an diesem Trend, nach wie vor kräftig beworben. Die Medien zeigen uns ständig und überall, dass die Einnahme von chemisch-synthetischen Schmerzmedikamenten glückliche und erfolgreiche Menschen hervorbringt. Dass es auch ohne geht, ist für viele nicht mehr vorstellbar, obwohl es sich bei vielen Schmerzereignissen um banale Reaktionen handelt. Trotzdem wird die lange Liste der möglichen Nebenwirkungen ignoriert und die Option, den Schmerzen mit einfachen Hausmitteln oder Verhaltensänderungen zu begegnen, nicht wahrgenommen.

DMSO kann für die Behandlung von akuten und chronischen Schmerzen gleichermaßen eingesetzt werden. Schließlich galt es schon in den 1960er-Jahren als beliebter „Schmerzkiller". Die Wirkung beruht hier speziell auf der Hemmung der Reizleitung an den zuständigen Nervenfasern. Trotzdem sollte man beachten, dass Schmerzen ein natürliches Warnzeichen sind. Genauso wie wir den Gebrauch der oben erwähnten Mittel kritisieren, müssen wir daran denken, dass diese Signale eine wichtige Funktion haben können. So ist bekannt, dass die schnelle Besserung von Schmerzen durch DMSO nach einer Sportverletzung durchaus dazu führen kann, dass sich der Betroffene zu schnell wieder an Leistungsgrenzen wagt, was den ursächlichen Schaden nur verschlimmert.

Es scheint doch viel sinnvoller zu sein, sich zunächst über die jeweilige Ursache der Schmerzen Gedanken zu machen und ihre Grundlage zu behandeln. Es ist allgemein bekannt, dass Kopfschmerzen, von denen es unzählige Qualitäten gibt, zum Beispiel auch durch Wirbelblockierungen, Medikamentenunverträglichkeiten oder Gefäßerkrankungen entstehen können (neben vielen, vielen anderen Möglichkeiten). Dementsprechend sollte man sich bei Kenntnis dieser Gründe auch um ihre Bekämpfung oder Vermeidung bemühen. Das Schmerzmittel alleine kann dabei auf Dauer nicht heilsam sein.

Nichtsdestotrotz bietet uns DMSO mit seinem vielfältigen Wirkspektrum bei zahlreichen schmerzhaften Erkrankungen und Beschwerden die Möglichkeit, umfassend zu behandeln. Beispiele dafür sind in diesem Kapitel etwa Sehnenentzündungen, Bandscheibenprobleme, Sportverletzungen, Rheuma und viele weitere. Der ganze Reigen an pharmakologischen Eigenschaften, den DMSO zu bieten hat, führt neben der Schmerzlinderung bei all diesen Erkrankungen auch zu ursächlicher Wirkweise und damit häufig zu echter Heilung. Das DMSO wird dafür in Form von geeigneten wässrigen Lösungen, je nach Schmerzbereich, äußerlich aufgetragen, getrunken oder per Infusion verabreicht. Ohrenschmerzen oder Schmerzen in den Nasennebenhöhlen können durch die Verwendung von Tropfen (25 bis 50%iges DMSO) lokal behandelt werden. Schmerzen im Mundhöhlenbereich lassen sich durch schluckweises Spülen einer Trinklösung vermindern.

Weitere geeignete Maßnahmen in der Schmerzbehandlung sind neben der Behandlung von Vorerkrankungen auch die Akupunktur, die manuelle Schmerztherapie, Wärme/Kälte- oder Bewegungstherapie. Bei vielen Kopfschmerzarten, die sich im Stirn- oder Schläfenbereich manifestieren, kann man durch das Auftragen von echtem Pfefferminzöl (Euminz®) gute Erfolge erzielen. Sicherlich hat jeder von Ihnen für die verschiedensten Schmerzsituationen eigene, hilfreiche Maßnahmen parat, ohne die erwähnten „Tabletten" zu benötigen.

Einen erstaunlichen Fall der „unabsichtlichen Schmerzbehandlung" beschreibt Dr. Walker.[19] Es geht um das Verschwinden von sogenannten Phantomschmerzen, die nach Amputationen auftreten können. Diese gelten eigentlich als nicht direkt medikamentös behandelbar.

Anna Goldeman, damals 65 Jahre alt, litt an einer schmerzhaften Bursitis (Schleimbeutelentzündung) der rechten Schulter. Vier Jahre zuvor hatte sie eine Operation, bei der ihr linkes Bein in Hüfthöhe amputiert wurde. Seitdem verspürte sie verschiedene schmerzhafte Sensationen und Zuckungen, so als ob das nicht mehr vorhandene Glied Probleme machen würde. Solche Phänomene sind unter dem Begriff „Phantomschmerz" bekannt und werden mit neurophysiologischen Reaktionsmustern erklärt. Diese Vorgänge führen bei Betroffenen zu einem erheblichen Leidensdruck. Frau Goldeman wurde jedenfalls nun wegen der Bursitis mit DMSO behandelt, und genauso wie die Schulterschmerzen verschwanden, lösten sich auch die Phantomschmerzen an der anderen Körperseite in Luft auf. Sie kamen auch nicht mehr zurück. Morton Walker konnte in diesem Fall zehn Jahre später mit der behandelnden Ärztin sprechen und in Erfahrung bringen, dass sich Anna Goldeman nach wie vor wohlfühlt. Sie war sehr beruhigt darüber zu wissen, dass ihr DMSO helfen würde, falls die gefürchteten Empfindungen wieder auftreten sollten.

Wir sehen daran wieder sehr schön, dass DMSO, auch wenn lokal aufgetragen, durch sein Einfluten in den gesamten Körperkreislauf zu ganzheitlicher Wirkung fähig ist.

Schnupfen vgl. Atemwegsinfektionen

Schulter-Arm-Syndrom vgl. auch Schmerzen, Sportverletzungen

Unter diesem Begriff werden in unserem Sprachgebrauch viele verschiedene Schmerzsyndrome entlang der Achse Halswirbelsäule-Schulter-Arm zusammen gefasst. Die unterschiedlichen möglichen Ursachen sind noch zahlreicher als die individuellen Ausdrucksformen, so dass in der Regel ein diagnostisches und therapeutisches Durcheinander veranstaltet wird. Patienten durchlaufen verschiedenste Einrichtungen und empfinden diesen Weg oft als persönliche Odyssee. Wenn es sich ergibt, dass einer von ihnen bei mir landet, dann höre ich oft Sätze wie: „Ich habe eben viel zu lange gewartet nach den ersten Anzeichen." oder „Ich verstehe nicht, warum nichts hilft." Morton Walker hat deutlich darauf hingewiesen, dass gerade das Schultergelenk und die ihm assoziierten Strukturen sehr gut auf eine äußerliche Behandlung mit DMSO-Lösungen ansprechen. Selbst wenn mit bildgebenden Verfahren sogenannte Ablagerungen festgestellt werden, kann man auf die Regenerations-Kraft des DMSO vertrauen. Bewegungstherapie und manuelle Therapie sollten immer darauf ausgerichtet sein, den Gelenkspalt des Schultergelenks zu erweitern. Wir gehen davon aus, dass die starken Schmerzen auch oder hauptsächlich durch eine Verkürzung von beteiligten Muskeln mit ihren Sehnen verursacht werden. Oftmals ist das Schultergelenk selbst gar nicht erkrankt, sondern Schmerzfortleitungen aus dem Halswirbelsäulenbereich sowie nachfolgende Muskelverhärtungen u.a. erzeugen die Bewegungseinschränkungen in der Schulter. Ebenso ist es möglich, dass die Verkettung von Skelett-, Nerven- und Muskelfunktionen Schäden von der Halswirbelsäule und Schulter in den Ellbogen oder das Handgelenk oder die Hand selbst „transportiert" und umgekehrt. Dies führt manchmal (oder häufiger?) sogar dazu, dass voreilig ein „Karpaltunnelsyndrom" angenommen wird und man dann hoffnungsvoll das Skalpell schwingt bzw. schwingen lässt.

> *Erst das Wort, dann die Pflanze. Zuletzt das Messer.*
> Äskulap

Fall: Herr M. R., 47 Jahre alt, hatte über 6 Monate hin starke Schulterschmerzen und nachfolgend massive Bewegungseinschränkungen des linken Arms entwickelt. Seinen Beruf als LKW-Fahrer und damit verbundene Liefertätigkeiten konnte er schließlich nicht mehr ausführen, obwohl er grammweise Schmerzmittel einnahm. Nun war er „krank geschrieben“ und anscheinend ziemlich verzweifelt, obwohl er sich das nicht anmerken lassen wollte. Bedingt durch die Überredungskünste (es waren wohl eher Drohungen, wie ich später erfuhr) seiner Freunde landete er in meiner Praxis und wir begannen zielstrebig mit der Einpinselung des gesamten Schulterbereichs mit einer 75%igen DMSO-Lösung. Zusätzlich bekam er Infiltrationen der Hautareale, die mit wichtigen „Schmerzpunkten“ korreliert sind, mit einem Gemisch aus einem Lokalanästhetikum und ein paar anderen „Zutaten“. Die manuelle Schmerztherapie (myofasziale Methode nach Golgi) erbrachte keinerlei signifikanten Sehnenansatzpunkte. Die Anwendung der Tuina-Methode wurde vom Patienten emotionslos neutral bewertet. Ich zeigte ihm, wie er mit der Übung des „Elefantenrüssels“ (das machen die kleinen Kinder so gerne), sowie, als gegenläufige Gelenkdehnung, durch Aufspannen der Arme in einem Türrahmen seine Hausaufgaben zu machen hätte. Wir vereinbarten weiterhin, dass Herr R. einen mit Wasser gefüllten Eimer bei völlig entspannter Schulter (schmerzfrei) täglich einmal für einige Minuten mit der linken Hand festhält, um eine Gelenkentlastung in „Geradeausrichtung“ zu erreichen. Schon beim zweiten Besuch brachte Herr R. freudige Nachrichten mit. Sowohl die Beweglichkeit wie auch die Schmerzstärke hatten deutlich nachgelassen – er hatte nun aufgehört, die Schmerztabletten zu futtern. Allerdings war das Gesamtproblem nach so langer Zeit entsprechend komplex und es zeigte sich, wie zu erwarten, eine Schmerzverlagerung. In diesem Fall in Richtung der vorderen Oberarmmuskulatur. Wir ließen uns dadurch nicht beeindrucken und pinselten großflächig DMSO auf. Ebenso gab es erneut die intrakutanen Injektionen an wichtigen Punkten und die Tuina-Behandlung. Der Patient führte mir zur Kontrolle noch einmal seine Übungen vor und ich korrigierte, soweit nötig, die Bewegungsabläufe. Die Sache mit dem Wassereimer schilderte er als äußerst wohltuend. Ein weiterer Termin, also der dritte, verlief ebenso. Auch dabei berichtete der Patient noch über die restlichen Muskelschmerzen bei Betätigung des Bizeps. Wir vereinbarten, dass er noch weitere 5 Tage seine Übungen macht und beim nächsten Termin eine DMSO-Infusion ansteht. Dafür suchten wir schon einmal eine schöne Vene heraus. Dieser Plan B wurde aber nicht nötig. Herr R. berichtete mir kurz darauf, dass er wieder arbeiten wollte, weil alle Schmerzen verschwunden seien. Von seinen Freunden hörte ich zwei Wochen später, dass er ihnen äußerst tatkräftig bei privaten Bauarbeiten half … Inzwischen sind vier Monate vergangen und die

Schulter toleriert alle Bewegungsabläufe und körperlichen Anstrengungen bestens. Herr R. berichtet ab und zu genüsslich von Gesprächen mit Menschen aus seinem Bekanntenkreis, die sich an Gelenken operieren ließen.

Schuppenflechte vgl. auch Hautkrankheiten

Es handelt sich hier um eine entzündliche Hautkrankheit, die aber den ganzen Körper betrifft und, je nach Ausprägung, ebenso an den Nägeln, Gelenken oder Organen auftritt. Allgemein anerkannt ist die These, dass es sich auch hier um eine Fehlfunktion des Immunsystems handelt, wodurch körpereigene Zellen angegriffen werden und in dem betroffenen Bereich ein entzündungsförderndes Klima entsteht. Die Autoimmunreaktion hat offensichtlich verschiedenste Ursachen. Dabei spielen die erbliche Veranlagung und Vorerkrankungen ebenso eine Rolle wie Medikamentennebenwirkungen, Ernährung und Psyche. DMSO als antientzündlicher und immunmodulierender Wirkstoff kann für die Behandlung der Schuppenflechte eingesetzt werden. Da betroffene Hautareale sehr sensibel reagieren können, ist zu empfehlen, eine äußerliche Behandlung zunächst mit stark verdünnten DMSO-Lösungen (z. B. 20% DMSO in gereinigtem Wasser) zu beginnen. Bei guter Verträglichkeit kann dann auf „normale" Konzentrationen zwischen 50 und 75% gesteigert werden. Die Haut wird am besten ein bis zweimal täglich mit den DMSO-Lösungen besprüht. Sind Gelenke oder Organe betroffen, kann, zusätzlich zur Hautresorption oder anstatt dieser, auch die Einnahme durch Trinken oder per Infusion praktiziert werden.

Schwielen/Überlastungsblasen

Überlastungsvorgänge an und in der Haut können zu flächenhaften Verletzungen oder Verhornungsreaktionen, insbesondere an Händen und Füßen, führen. Sie sind in Bezug auf die Behandlung mit DMSO wie Narben zu bewerten. Dementsprechend erfolgt die Anwendung in Form von äußerlich aufgetragenen DMSO-Lösungen mit einem Gehalt von ca. 60 bis 75%. Die dadurch erreichte Erweichung bzw. Abheilung ist nur dann von Dauer, wenn die ursächliche Druckbelastung, zum Beispiel durch falsche Schuhe, zukünftig vermieden wird. Blasen oder Schwielen, die man sich durch einseitige Bewegungsmuster beim Sport oder der Gartenarbeit zuzieht, konnte ich durch die Benetzung mit DMSO-Lösungen schon mehrfach sehr effektiv behandeln. Eine Abheilung erfolgte stets sehr rasch. Weil dadurch das eigenmächtige „Herumschnippeln" insbesondere an den frischen, flüssigkeitsgefüllten Blasen unterbleibt, wird auch das Risiko für die Entwicklung von Infektionen/Entzündungen gesenkt.

Sehnenentzündung

Ein optimaler Zustand der „Befestigungen" unserer Skelettmuskeln ist Voraussetzung für natürliche Bewegungsabläufe und eine harmonische Statik des spiegelbildlichen Knochengerüsts. Wenn man sich mit jungen Medizinstudenten/innen über ihre ersten Erfahrungen beim Präparieren von Leichen unterhält, wird gerne erstaunt darüber berichtet, welche schon rein optisch auffällige Bedeutung die Muskelhüllen (Faszien) und die daraus hervorgehenden Sehnen haben. Diese, oft als passiv verkannten, Haltestrukturen sind praktisch körperweit aufeinander abgestimmt und kommunizieren miteinander, während wir stehen, sitzen, gehen, laufen … Deshalb können Erkrankungen an einzelnen Muskelaufhängungen langfristig zu Fehlbelastungen, Fehlhaltungen und daraus resultierenden Skelettschäden führen. Wenn wir auf jemanden treffen, der uns zum Beispiel etwas über einen banalen Tennisellbogen (den man meist nicht vom Tennis spielen hat) vorjammert, sind wir geneigt, das als Übertreibung einzustufen. Der Leidensdruck ist jedoch aufgrund der durch die lokale Entzündung ausgelösten Reaktionskette enorm. Die Betroffenen entwickeln Schonhaltungen, Angst vor körperlicher Arbeit und Schlafstörungen. DMSO kann rasch helfen! Ohne Kortison, Operation oder dauerhaften Schmerzmittelkonsum.

Das Thema Sehnenentzündungen überschneidet sich dabei mit dem Kapitel der Sportverletzungen, weil Überlastungen und traumatische Belastungen auf den Bewegungsapparat zu eben solchen entzündlichen Prozessen neigen. Die eigentlichen Ursachen für (chronische) Sehnenentzündungen können auch falsche oder eintönige Bewegungsmuster, schlechte Schuhe, Druck, Infektionen, rheumatische Reaktionen oder viele andere sein. Diese sollten nach Möglichkeit ausgeschaltet werden, will man eine ursächliche Behandlung und echte Heilung erreichen. Schon mehrfach durfte ich erfreut miterleben, dass zum Beispiel eine so einfache Maßnahme wie „zu Hause barfuß gehen" chronische Sehnenentzündungen sehr schnell besserte. Wieder einmal ein sehr schöner Hinweis dafür, dass sich unser ganzes Verhalten an dem orientieren sollte, was Evolution und Natur für den menschlichen Hominiden vorgesehen haben.

Die Behandlung mit DMSO erfolgt vorwiegend äußerlich, direkt an den betroffenen Strukturen. Die meist gelenknahen Körperbereiche werden mit den wässrigen Verdünnungen großzügig eingepinselt oder besprüht. Danach muss man dem DMSO genügend Zeit lassen, durch die Haut zum Ort der Entzündung zu wandern. Etwa 15 bis 20 Minuten, bevor die Kleidung wieder angelegt wird.

Sinusitis vgl. Nasennebenhöhlenentzündung

Sklerodermie vgl. Rheuma

Sonnenbrand

Rötung und Schmerzen der geschädigten Haut zeigen an, dass es sich um einen entzündlichen Prozess handelt, bei dem offensichtlich ausgedehnte Gewebereparaturen anstehen. DMSO wirkt schmerzlindernd, antientzündlich und regenerativ. Hautareale, die vom Sonnenbrand betroffen sind, werden dafür großflächig mit einer 30 bis 60%igen wässrigen DMSO-Lösung dünn eingesprüht. Die Wiederholung dieser Behandlung erfolgt nach Bedarf ca. 3 bis 5 Stunden später.

Achtung: Wurde die Haut vorher ungünstigerweise mit synthetischen Sonnenschutzmitteln belastet, so müssen diese vorher möglichst vollständig abgewaschen werden. Dazu am besten nur Wasser und eventuell eine reine Seife verwenden – keine Duschgels o.ä..

Bis zur vollständigen Abheilung kann die Konzentration bis auf 75% gesteigert werden. Im akuten Fall lässt sich die DMSO-Behandlung auch sehr schön mit MMS- oder Wasserstoffperoxid-Lösungen kombinieren. MMS wird dafür **nicht** aktiviert, sondern direkt unverdünnt aufgesprüht und nach einer halben Minute wieder mit reichlich Wasser vollständig abgespült. Unaktiviertes MMS hat einen deutlich basischen pH-Wert, der zur Beruhigung der geschädigten Bezirke beiträgt. Für den Sonnenbrand gilt jedoch: Vorbeugen ist besser als Heilen! Damit meine ich keineswegs das exzessive „Betünchen" mit Chemikalien-Cocktails aus der Kosmetikindustrie. Angemessene, schützende Kleidung und/oder der Aufenthalt im (Halb-)Schatten sind immer noch die dienlichsten Maßnahmen gegen Sonnenbrände, auch wenn sie „uncool" und kostenfrei sind. Haut, Immunsystem und Entgiftungsorgane ächzen regelmäßig unter der Last, die ihnen viele Menschen durch den Gebrauch von industriellen Sonnenschutzmitteln, aber auch anderen Kosmetika, Deos, Haarsprays u.v.a. aufbürden. Alleine beim Lesen der aufgedruckten Inhaltsstofflisten hat man das Gefühl, dass sich die enthaltenen Gemische ziemlich weit weg von dem bewegen, was wir als natürlich bezeichnen könnten. Wir selbst sind aber nun einmal ein „Naturprodukt“ und deshalb am besten kompatibel mit naturnahen und naturbelassenen Stoffen.

Spinalstenose

oder auch Spinalkanalstenose, meint die Einengung des freien Lumens des Wirbelsäulenkanals, in dem sich das Rückenmark bzw. dessen Ausläufer befinden. Fast ein Viertel der über Sechzigjährigen sind nach verschiedenen statistischen Untersuchungen betroffen! Ausgehend von einer Vergrößerung der sogenannten Facettengelenke und/oder der zwischen jeweils zwei Wirbelbögen gespannten Bänder (Ligamenta flava) kommt es dabei zur Abnahme des Kanaldurchmessers um bis zu 1,5 cm. Sie können sich das gut vorstellen, wenn Sie mit Daumen- und Zeigefingerspitze ein Loch nachbilden und dieses dann durch verstärkte Zeigefingerkrümmung kleiner werden lassen. Logisch, dass das für die darin befindlichen Nervenzellfortsätze nicht gut sein kann, weder für ihre Funktion noch für ihre Versorgung durch Blutgefäße. Es kommt zu Rückenschmerzen und belastungsabhängigen Funktionsstörungen in den Beinen, da meistens der Bereich der Lendenwirbelsäule betroffen ist.

Bei der Erklärung für solche Erscheinungen macht es sich die Schulmedizin meiner Meinung nach zu einfach. Da wird das uralte und bequeme Argument angeführt, dass der Homo sapiens ja durch seinen aufrechten Gang, verbunden mit der heutigen Entwicklung zu höherem Lebensalter, diese Art der Degenerationsproblematik geradezu erzwingen würde. Vielleicht sollten wir uns dabei einmal fragen, ob die Alltagsgewohnheiten in unserer Gesellschaft, die wir stolz als zivilisiert und hochentwickelt bezeichnen, auch einen großen Anteil an der weiten Verbreitung der Wirbelkanaleinengungen haben. Einseitige Haltung im Beruf, Autofahren, Fernsehen, unnatürliche Atmung oder auch die Ernährung, die eine Gewebeentgiftung und -regeneration gar nicht mehr zulässt, sind nur wenige Beispiele.

Die Betroffenen werden früher oder später meist einer MRT-Untersuchung zugeführt, um ein Bild von den räumlichen Verhältnissen im Wirbelkanal zu bekommen. Als Behandlungsoption wird häufig der chirurgische Eingriff mit Entlastung und/oder Stabilisierung (Versteifung), angeboten. Die Zahl dieser Eingriffe, die gerne als „minimalinvasiv“ verniedlicht werden, hat sich in den letzten Jahrzehnten vervielfacht. Unter Neurochirurgen und Orthopäden hat sich dementsprechend eine richtige „Goldgräberstimmung“ breitgemacht, die ambulanten Operationszentren schießen wie Pilze aus dem Boden. Wieder ein schönes Beispiel dafür, wie einige „Experten“ im großen Stil und zu Lasten aller Beitragszahler erhebliche Geldmengen aus dem System ziehen. Anstatt natürliche Lebensgewohnheiten anzustreben und konservative Behandlungsmethoden (Hausmittel) auszuschöpfen, ist es richtig modern geworden, sich mal eben „am Rücken“ operieren zu lassen. Die Langzeitfolgen sowie die volkswirtschaftliche Bedeutung sind gravierend. (Die mir bekannten Operateure fahren gerne mit schicken Autos durch die Gegend …)

Spinalkanalstenosen sind übrigens auch bei (Reit-)Pferden weit verbreitet und stark zunehmend. Dies ist die Konsequenz aus schlechtem Reitstil, Überbeanspruchung, falschen Sätteln usw. .

Zugegeben, als ich meine ersten therapeutischen Berührungen mit DMSO hatte, konnte ich so recht nicht daran glauben, dass Veterinäre und Humanmediziner es gerne und mit Erfolg bei der Spinalstenose einsetzen. Zu viel Respekt hatte ich vor dieser Erkrankung und zu sehr war ich in dem uns suggerierten Gedankengut verfangen, dass nur Operieren hilft?! Aber dann kam im September 2012 Frau Meier zu uns …

Fall: Frau M. Meier, 83 Jahre, war zeitlebens eine arbeitsame, geforderte Frau. Schließlich hatte ihr Mann durch eine Kriegsverletzung ein Bein verloren. Er war im März 1944 als Sechzehnjähriger eingezogen und als „Kanonenfutter“ in die aussichtslosen Kämpfe an der Ostfront geschickt worden. Ich konnte mir das deswegen merken, weil mein Vater, auch als gerade Sechzehnjähriger, dieses Schicksal im darauffolgenden Winter teilte und ebenfalls, nach monatelangem Feldlazarettaufenthalt, als schwer Verwundeter zurückkehrte. Noch in diesen letzten Tagen des Irrsinns wurden reichlich und eifrig „Tapferkeitsauszeichnungen“ an jene traumatisierten Kinder verliehen - eine betrogene Generation! „Krieg beginnt immer mit einer Lüge“ ist ein Zitat, das in mir wohnt. Jedenfalls hatte Frau Meier viel geleistet und gemeistert. Jetzt aber war es ihr Mann, der meine Kollegin Karin Fietzner aufgeregt ansprach und sie um möglichst rasche Hilfe bat. Frau Meier musste schon eine Weile ein Gehwägelchen benutzen und wusste nun vor Schmerzen nicht mehr ein noch aus. Der Rücken tat höllisch weh und das rechte Bein knickte ständig im Knie ab, so dass sie häufig stürzte. Auch das Knie selbst sendete unerträgliche Schmerzen. Es stellte sich heraus, dass sie täglich 100 mg

ASS einnahm, und so verwunderte es nicht, dass die Stürzte gewaltige Blutergüsse verursachten. Zum Glück kam es noch zu keiner Knochenfraktur. Wir erfuhren weiterhin, dass sie täglich Kortisontabletten schluckte und bei ihr eine Spinalstenose sowie eine Kniearthrose festgestellt wurden. Weiterhin war sie nach einer Brustoperation mit Entfernung der Lymphknoten durch massive Lymphstauungen und -ödeme an Armen und Beinen gezeichnet.

Nach einer ausgedehnten manuellen Behandlung fragte sie uns nach weiteren Therapiemöglichkeiten, und wir stellten ihr DMSO als regenerierenden Naturstoff vor. Sie war sofort „Feuer und Flamme“, so dass es kein Zurück mehr gab ... Um es kurz zu machen: Frau Meier reagierte auf DMSO erstaunlich beispielhaft. Nach der ersten Infusion stand sie schon geschmeidiger von der Liege auf – die Schmerzen hatten nachgelassen. Nach der zweiten Infusion überließ sie mir beim Hinausgehen ihren Rollator und steuerte alleine zielstrebig zur Treppe. Ich sprang schnell hinzu, um sie zu stützen, denn sie hatte nicht registriert, dass ihre Muskulatur der Euphorie erst noch folgen muss. Nach der vierten Infusion berichtete sie von deutlichen Umfangsverringerungen an Armen und Beinen. Das „Kissen“ auf dem Handrücken hatte sich zurückgebildet und ihre Uhr baumelte am Unterarm. Sie war nun bereit, mit uns über das Absetzen des Kortisons zu sprechen, und verringerte auch die Dosierung der Acetylsalicylsäure (ASS). Dies war uns wichtig, weil das Cortison schon deutlich gewebeschädigende Wirkungen zeigte und die Infusionsnadel in der „Papierhaut“ fast keinen Halt fand. Die ehemals hohe ASS-Dosierung führte regelmäßig zu unerwünschten Nachblutungen.

Nach der nun sechsten Infusion ist die Begeisterung bei Frau Meier (und uns) nochmals größer. Nun sind auch die Knieschmerzen verschwunden und ihre ganze Gefäßsituation verbessert sich zusehends. Die Ödeme sind weiter stark rückläufig. Beim Verlassen des Behandlungsraumes kreuzte sich ihr Weg mit dem eines Patienten aus Hannover, der an diesem Tag zum ersten Mal in der Praxis war und sie sicher niemals zuvor gesehen hatte. Er blickte Frau Meier interessiert an und rief: „Oh, das ist ja ein strahlendes Gesicht – wie ein frischer Apfel!“. Alle Anwesenden freuten sich von Herzen mit und Frau Meier schien vor Stolz ein paar Zentimeter zu wachsen. Sie läuft nun schon sehr sicher und flott. Die ehemalige Verzweiflung bei unserem Kennenlernen vor wenigen Wochen ist wohl vergessen. Es ist zu spüren, dass sie sich ein bisschen vor dem Moment fürchtet, in dem wir ihr sagen wollen: „Sie brauchen keine weiteren Infusionen“, aber dieser Moment ist schon ganz nahe.

Was meinen Sie, wie in solchen Fällen der Kostenvergleich zwischen DMSO einerseits und der rein symptomatischen Cortison-Therapie bzw. einer Wirbelsäulenoperation andererseits aussieht? Ja, der Preis für die schulmedizinischen Angebote ist sicher vielfach höher als die nun für Frau Meier gefundene heilende Behandlung. Aber diese Frage stellt sich gar nicht! Wer kein amtlich abgesegnetes Zulassungsverfahren* vorweisen kann und sich nicht im historisch gewachsenen ärztlichen Mainstream bewegt, kann keine Leistungsübernahme aus unserem Gesundheitssystem erwarten. Verkehrte Welt, Ignoranz, Misswirtschaft – was auch immer Sie über die zementierte und verkrustete Struktur aus bürokratischen Kostenträgern, eitlen Medizinern, gierigen Pharma- bzw. Medizintechnikfirmen und gesundheitspolitischen Strategen denken, es gibt Lösungen.

Wenn wir den scheinbar vorgeschriebenen oder verschriebenen Lauf der Dinge ablehnen, sind echte Gesundungswege erreichbar. Ihre Möglichkeiten, selbstbewusst und eigenständig Hilfe durch Naturmedizin und alternative Heilverfahren zu nutzen, sind unabhängig von beworbenen unnötigen Krankenversicherungszusatztarifen, Impfempfehlungen (Es gibt keinen Impfzwang!) oder sogenannten Vorsorgeuntersuchungs-Konzepten. Als mündiger und informierter Patient können Sie sich bewusst dafür entscheiden, Ihre Lebens- und Ausgabegewohnheiten gesundheitsorientiert zu verändern und individuelle Diagnose-, Behandlungs- und Ausbildungsleistungen aus eigenen Mitteln zu honorieren. Durch diesen wohlüberlegten Schritt machen Sie sich selbst im eigentlichen Sinn des Wortes zum privat(en)-Patienten. Völlig individuell und fern jeglicher Gängelei durch Gesetzgeber oder Kostenträger.

Sportverletzungen

sind eines der Haupteinsatzgebiete für DMSO-Lösungen, die wir hauptsächlich als regenerationsfördernd kennengelernt haben. Ich zähle dazu, aus eigener Erfahrung, vor allem Prellungen und Dehnungs- bzw. Zerrungs-Verletzungen. Auch chronifizierte Beschwerden aufgrund wiederkehrender Überlastungen oder nachfolgender Entzündungen gehören natürlich dazu. Schließlich sollten wir auch die Knochenbrüche nicht vergessen. Sie erfordern zwar zwingend eine ärztlich-chirurgische Versorgung, können jedoch davor und danach zusätzlich äußerst hilfreich mit DMSO behandelt werden. In erster Linie geht es bei all diesen Ereignis-

---

* News: Seit 1.11.2015 DMSO-Ampullen mit Zulassung verfügbar! (Vgl. „Bezugsquellen“)

sen darum, im akuten Stadium Schwellungen, Schmerzen, Hämatome und entzündliche Vorgänge mit Hilfe von DMSO zu verhindern oder zu lindern. Deshalb ist eine möglichst zeitnahe Behandlung durch Aufpinseln oder Besprühen der betroffenen Körperregion wünschenswert.

Die geeignete Konzentration richtet sich nach dem Ort des Geschehens: Unterhalb der Gürtellinie kann man in der Regel sofort mit 70 bis 90%igen wässrigen Zubereitungen behandeln, oberhalb der Gürtellinie und vor allem im Kopfbereich sollte man etwas vorsichtiger dosieren. Hier kann man etwa mit einer 60%igen Lösung beginnen. Schauen Sie sich dazu einfach noch einmal die Bilder und die Anwendungstipps zur äußerlichen Anwendung im Kapitel 2.2 an. Wichtig ist das vollständige Einziehen oder Abwaschen des DMSO, bevor wieder Kleidung angelegt wird. In schweren Fällen kann eine Mischung aus DMSO und Diclofenac (z. B. Diclac®, Voltaren® als Gel) für eine verstärkte antientzündliche und schmerzlindernde Wirkung eingesetzt werden. Diese Mischung darf jedoch nur einmal alle zwei bis drei Tage eingesetzt werden, da es sonst zu Hautschäden kommen kann.

Ebenso beschreibt Walker[19], dass das Anlegen eines DMSO-Verbands die Wirkung steigert. Dafür wird eine geeignete Binde mit der DMSO-Lösung getränkt und der betroffene Körperteil damit umwickelt. Darüber wird ein dichter Verband angelegt, zum Beispiel auch aus Folie, damit eine möglichst große Menge DMSO über einen längeren Zeitraum in das Gewebe eindringt.

Erstaunliche Therapieerfolge bei Sportverletzungen gibt es im Buch von Morton Walker jede Menge. Auch viele der mir bekannten Anwender haben im Rahmen der Behandlung von Gelenk- und Weichteiltraumen mit DMSO-Lösungen praktisch ausnahmslos sehr positive Erfahrungen gemacht. In der Praxistätigkeit ist die Versorgung solcher Beschwerden mit DMSO, genauso wie die DMSO-Anwendung bei arthritischen und rheumatischen Erkrankungen immer eine „sichere Bank“. Man kann sich auf den Behandlungserfolg schon während der Behandlung freuen. Ein Beispiel will ich dennoch herausgreifen: Meine Frau hatte sich vor über 25 Jahren beim obligatorischen Schul-Skiurlaub eine ernsthafte Knieverletzung zugezogen, die damals, in den frühen 1980er-Jahren, überhaupt nicht therapiert oder weitergehend diagnostiziert wurde. Man kann vermuten, dass es sich um Meniskus- und Kapsel-Schäden handelte. Jedenfalls hatte sie seit dem regelmäßig wiederkehrende massive Beschwerden und Bewegungseinschränkungen zu beklagen – bis vor Kurzem. Nachdem wir „endlich“ die Idee hatten, diese uralte Gelenkschädigung mit DMSO äußerlich zu behandeln, ist das Kniegelenk nach zwei Anwendungen praktisch unauffällig und kann wieder normal belastet werden.

Morton Walker[19] beschreibt unter anderem eine Umfrage zur Anwendung von DMSO, die im Frühjahr 1980 unter 39 professionellen Sportärzten gemacht wurde. Da diese für die medizinische Betreuung von Proficlubs zuständig waren und das Wissen um die therapeutischen Möglichkeiten mit Hilfe von DMSO schon damals gerne „gehütet" wurde, gaben nur sieben der Ärzte den Gebrauch von DMSO zu. Sie nutzten es für die Behandlung von entzündeten Gelenken, Verstauchungen, Schwellungen, Sehnen- und Schleimbeutelentzündungen, Muskelprellungen und Gicht. Als beobachtete Nebenwirkungen wurden nur der Atemgeruch und die vorübergehende lokale Hautrötung bei äußerlicher Anwendung genannt. Ein geschilderter Fall beschreibt den damaligen „Running Back" der Atlanta Falcons, Haskel Stanback, der sich 1978 sein Sprunggelenk in der ersten Partie seiner Nominierung als Stammspieler verstauchte. Die Röntgenuntersuchung erbrachte als Diagnose: Knochenabsplitterung und Bänderriss. Seine große Gelegenheit war dahin. Der Team Manager sagte ihm, er solle seine Ausrüstung mit nach Hause nehmen. Doch jemand gab Stanback eine Flasche DMSO mit und wies ihn an, es auch die ganze Nacht hindurch jede Stunde auf den Fuß aufzutragen. Montags darauf kam er ohne Schwellung im Sprunggelenk zurück. Die Ärzte sagten, sie würden mit einer Entscheidung zur Einsatzfähigkeit bis Mittwoch warten, weil die Mannschaft dienstags frei hatte. Stanback wendete also das DMSO noch den ganzen Montag und Dienstag an. Er kam am Mittwoch zum Training und konnte ohne Beschwerden laufen, rennen, angreifen und werfen, sowie alles andere, was man von einem Profispieler erwartet. Am darauf folgenden Sonntag spielte er wieder. Einsatzfähigkeit und Verfügbarkeit seien das wichtigste für einen Sportler. DMSO würde die Heilung verbessern und die Zeit zwischen Verletzung und Rückkehr zur „Arbeit" verringern, so der behandelnde Therapeut.

Sucht vgl. Entzugssyndrome

Tennisellbogen vgl. Sehnenentzündung

Thromboseneigung

Die Neigung zu übersteigerter Blutgerinnung kann genetisch bedingt oder erworben sein. Insbesondere führen die Einnahme von Antibaby-

Pillen und das Rauchen zu einem deutlich höheren individuellen Thrombose-Risiko. Auch erhöhter Blutdruck, Stoffwechselerkrankungen, Nierenfunktionsstörungen oder andere Herz-Kreislauf-Krankheiten können ein Ungleichgewicht des Gerinnungssystems, zugunsten der Aggregation, entstehen lassen. Es besteht die Gefahr, an einer Embolie zu erkranken. Dementsprechend werden viele dieser gefährdeten Patienten inzwischen „flächendeckend" mit den hinlänglich bekannten Gerinnungshemmern versorgt, die die Pharmaindustrie dafür propagiert und die von der Ärzteschaft folgsam rezeptiert werden. Erst allmählich regen sich die kritischen Stimmen deutlicher, die auf die langfristig beobachtbaren, schweren Probleme hinweisen, welche durch die chronische Einnahme dieser Stoffe entstehen.

Aus meiner Sicht haben wir es hier mit einem typischen Beispiel dafür zu tun, dass die wirklichen Ursachen für einen krankhaften Vorgang, hier die Thromboseneigung (außer angeboren), nur kaschiert werden. Anstatt die Patienten über ihr langjähriges Fehlverhalten im Bereich der Ernährung und Lebensführung aufzuklären und ihnen dementsprechende „Hausaufgaben" abzufordern, setzt man sie, meist lebenslang, auf eine vordergründig wirkende Medikation. Vor unser aller Augen läuft hier ein betriebswirtschaftlich optimiertes „Kasse machen" ab, das leider kaum in Frage gestellt wird. Auch nicht von den Kostenträgern. Das sprichwörtliche Unternehmerrisiko sinkt für die Pharmawelt auf null, weil man sich auf diese Weise abhängige Kunden schafft. Solche Massenprodukte für die vielen rekrutierten und leider zu wenig aufgeklärten Patienten werden intern als Cash-Cow bezeichnet. Wir können das frei mit Goldesel oder auch Selbstläufer übersetzen.

Zuallererst sollte man sich also darüber im Klaren sein, dass ein individuelles Thromboserisiko durch Verhaltensänderungen drastisch gesenkt werden kann. Verzicht auf Hormon-Pillen und die Entwöhnung vom Nikotin sind dabei sehr wichtige Bausteine. Während Sie sich über alternative Methoden zur Empfängnisverhütung eigenständig schlau machen müssen, können Sie für die Drogenentwöhnung Hilfe von uns bekommen. Weitere entscheidende Maßnahmen sind all jene, die zur Vermeidung von Gefäßerkrankungen beitragen. Dazu gehören so einfache Dinge, wie reichliches Trinken von Wasser, Bewegung, Einschränkung der Aufnahme von Zucker, „schlechten" Fetten, Milch und Fleisch und viele andere.

Nun werden Sie sagen: „Das ist schön und gut, was aber hilft, wenn schon Arteriosklerose vorliegt oder ein Herzklappenschaden oder eine Nierenschädigung oder oder …? Solche Krankheiten resultieren ja nicht ausschließlich aus falscher Lebensweise, sondern können auch aufgrund einer Infektionskrankheit oder eines Unfalls entstehen!“ Da haben Sie selbstverständlich recht. Deshalb muss im Einzelfall herausgefunden werden, inwieweit man das Geschehen überhaupt noch ursächlich beeinflussen kann. Mit DMSO besitzen wir jedenfalls die Möglichkeit, sowohl direkt gerinnungshemmend zu behandeln als auch eine Regeneration der beteiligten Körperfunktionen zu erreichen. Hierbei ist es erforderlich, eine ausreichend wirksame Menge dieser Substanz in den Blutkreislauf zu befördern. Dafür stehen uns die drei bekannten Anwendungsvarianten Hautresorption, Trinken und Infusion zur Verfügung. Ratschläge zum Verdünnungsgrad der wässrigen DMSO-Lösungen und der zu verwendenden Gesamtmenge finden Sie ausführlich in Kapitel 2. Die Behandlungsdauer richtet sich nach dem Verlauf.

Tic douloureux vgl. Neuralgien

Tinnitus vgl. Ohrgeräusche

Unfall/Schleudertrauma

Auch ohne sichtbare Verletzungen können etwa Auffahrunfälle zu ernsthaften gesundheitlichen Problemen führen. Die unter dem Begriff Schleudertrauma zusammengefassten Folgeerscheinungen betreffen in erster Linie den Kopf-, Hals-, Schulter- und Rumpfbereich. Die bei (Auto-)Unfällen auftretenden Impulskräfte erzeugen im Muskel-Skelett-Apparat Körperteilbewegungen über den normalen Mobilitätsradius hinaus. Auch Prellungen und Quetschungen kommen dazu. Langfristige Gelenkschäden sind nur eine der möglichen Komplikationen, insbesondere im Bereich der Halswirbelsäule. Im Vordergrund stehen tagelang sehr starke, teils bewegungsabhängige Schmerzen. Dazu können sich neuro-pathologische Symptome, wie Kopfschmerzen, Schwindel, Gangunsicherheit oder Sprechstörungen, gesellen. Der Organismus arbeitet mit Hochdruck an der Reparatur und Regeneration überlasteter oder verletzter Strukturen. Die Betroffenen fühlen sich teilweise fiebrig und ausgelaugt.

Die Zahl derjenigen, die chronische Beschwerden entwickeln, wird in der wissenschaftlichen Literatur sehr unterschiedlich angegeben. Einige sprechen von über 60%. Andere behaupten, diese vielen Fälle, in denen eine folgenlose Abheilung (angeblich) ausbleibe, gingen teilweise auf das Konto von „Schmerzensgeld- oder Arbeitsausfall-Spekulanten“.

Inzwischen ist bekannt geworden, dass das Anlegen einer Halskrause und die damit verbundene Schonhaltung bzw. Bewegungseinschränkung anscheinend häufiger zu längerfristigen Problemen führt als die möglichst frühe Bewegungstherapie. Die oftmals parallel verordneten Muskelrelaxantien bergen ein hohes Abhängigkeitspotenzial (Stichwort: Einstieg in die Tranquilizer-Sucht). Entscheidend für eine mögliche Chronifizierung der Schleudertrauma-Krankheit, also ein länger als 6 Monate andauerndes Auftreten der genannten Beschwerden, ist auch eine unvollständige psychische Verarbeitung des Unfall- und Verletzungsgeschehens. An dieser Stelle kann man sagen, dass die aufmerksame Zuwendung in Gesprächen wohl hilfreicher ist als das eifrige Rezeptieren der gängigen Schmerztabletten.

DMSO gibt uns die Möglichkeit, Schleudertraumen und andere unfallbedingte Prellungen oder ähnliches effektiv und gleichzeitig ganzheitlich zu behandeln. Schmerzlinderung, Muskelentspannung, Regeneration, Gewebeentgiftung, Zellstabilisierung … – all das bekommen wir bestens verträglich von dieser Flüssigkeit. Frühzeitig eingesetzt unterbleiben Schon- oder Fehlhaltungen und das natürliche Bewegungsmuster kehrt zurück. Auf die Halskrause kann verzichtet werden. Die Anwendung erfolgt am besten lokal, äußerlich und gleichzeitig durch innerliche Aufnahme per Trinklösung oder Infusion.

Fall:[19] Marvin Combs, damals 66 Jahre alt und beruflich noch sehr aktiv als Konstrukteur und Bauunternehmer, hatte einen Autounfall und erlitt dabei ein Schleudertrauma. Er verspürte starke Schmerzen im Nacken und in beiden Armen sowie Schwäche in den Beinen. Auch andere Gesundheitsprobleme, wie etwa seine Arthritis, wurden dadurch verstärkt. Die zunächst verordneten Schmerzmittel zeigten nicht die erwünschte Wirkung. Mit DMSO erzielte Marvin Combs entscheidende Verbesserungen, sowohl der Nackenschmerzen als auch aller anderen Probleme. Da der Fall vor Gericht verhandelt wurde, musste er sich jedoch wieder in die ursprüngliche ärztliche Behandlung begeben und das DMSO wurde, weil offiziell dafür nicht zugelassen, abgesetzt. Der Patient ärgerte sich nun über die hohen (Privat-)Kosten und über die Unwirksamkeit der zahlreichen verordneten Tabletten. Direkt nach Verhandlungsabschluss setzte er die Behandlung mit DMSO fort. Im Befundbericht war später zu lesen, dass er schon nach fünf Tagen der intravenösen DMSO-Therapie wieder völlig schmerzfrei war und wie ein Baby schlafen konnte. Zuvor bestanden noch massive Probleme aufgrund des Unfalls. Direkt nach der Behandlungswoche konnte er zu seiner normalen Arbeitsroutine zurückkehren.

Verbrennungen vgl. Wunden

Wunden

stellen eine Barriereunterbrechung der äußeren Haut dar. Sie können durch akute Verletzungen, Verbrennungen bzw. Unfälle entstehen oder sich längerfristig bilden, wie zum Beispiel das Druckgeschwür (Dekubitus, „Wundliegen“) oder das Unterschenkelgeschwür („offene Beine“). Bei allen Wunden, egal ob Tierbiss, Fahrradsturz, Verletzungen durch Werkzeuge, Glassplitter, Verbrennung/Erfrierung etc. oder die besagten Geschwüre, gilt zunächst: Desinfektion! Dafür sollten Sie aber keines der heute üblichen, alkoholischen Desinfektionsmittel verwenden, sondern lieber auf das gute alte Wasserstoffperoxid (ca. 1 bis 3%ig) oder die Calciumhypochlorit-Lösung (ca. 1 Tl auf ½ Liter Wasser) zurückgreifen. Diese aufgesprühten Zubereitungen schonen die noch gesunde Haut, so dass die anschließende Wundheilung erleichtert ist. Man kann sogar davon ausgehen, dass das beteiligte Gewebe durch diese oxidativen Substanzen eine Art positive Aktivierung erfährt. Dies geht aus vielen Erfahrungsberichten hervor, die ständig in verschiedenen Internetforen nachzulesen sind. Außerdem reihen sich solche Aussagen nahtlos in die ausführlichen Erläuterungen ein, die bezüglich der Kombination von oxidativen Wirkstoffen (MMS, H_2O_2) mit DMSO im Kapitel 2.5 enthalten sind. Direkt nach der Desinfektion kann aufgesprühtes DMSO seine volle heilende Wirkung entfalten. Alle Reparaturvorgänge profitieren dabei von dem umfassend regenerierenden Wirkprofil des DMSO. Sie werden erstaunt sein, in welchem Ausmaß die dafür angewendeten 50 bis 75%igen DMSO-Lösungen die Geschwindigkeit und Qualität des Wundverschlusses in jedem Stadium befördern. Gleichzeitig werden Verhärtungen, Verklebungen und Verwachsungen minimiert oder gänzlich verhindert. Meiner Meinung nach ist nirgends sonst die wunderbare Genesungswirkung dieser Flüssigkeit so „greifbar“ und so schön anzuschauen, wie bei der Behandlung von (Haut-)Verletzungen. Über die Haut hinausreichende Schäden an tiefer liegendem Gewebe oder Entzündungen werden dabei ebenso mitbehandelt. Wichtig ist auch, die Wundbereiche möglichst im permanenten Luftkontakt zu belassen. Die teilweise zu beobachtende Untugend, sogar kleine Schürfwunden schnell zu „verpflastern“, führt nur zu nässenden Wunden und unnötigen entzündlichen oder infektiösen Herden. Wenn Sie effizient desinfiziert haben, ist es besser, wenn der Bereich gut abtrocknen kann. Außerdem sind der Juckreiz und die Rötung durch das aufgetragene DMSO geringer ausgeprägt, wenn die Wunde offen bleibt.

Fall: Herrn R. M., 64 Jahre alt, Diabetiker, war vor ungefähr einem Jahr eine Palette auf den Fuß gefallen. Die seitlich an der Großzehe aufgetretene Wunde ist seitdem nicht abgeheilt. Es traten permanent starke Schmerzen auf. Nach zweimaligem Aufsprühen einer 75%igen DMSO-Lösung klangen die so lange schon bestandenen Schmerzen ab. Nach weiterer DMSO-Applikation über eine Woche hin (2 x tgl.) bildete sich ein Schorf und es kam zur vollständigen Abheilung.

Fall: Herr M. G., 45 Jahre alt, hatte längere Zeit ein bis zu 20 cm langes Unterschenkelgeschwür. Vermutlich aufgrund einer venösen Insuffizienz. Er nahm auf Empfehlung hin einmalig ein MMS-Bad des Beines und versorgte den Bereich anschließend für etwa einen Monat täglich mit 75%igem DMSO. Dies bewirkte eine komplikationslose Wundheilung und Wiederherstellung aller Muskelfunktionen.

Fall: A. G., 5 Jahre alt, hatte sich die Finger der linken Hand beim Aussteigen in die Autotür geklemmt. Die Fingerkuppen und Nägel sahen ziemlich mitgenommen aus und das Kind weinte andauernd vor Schmerzen. Geistesgegenwärtig griff der Vater, der eine DMSO-Lösung für eine andere Erkrankung parat hatte, zur Flasche und sprühte diese 80%ige Lösung auf die Kinderhand. Nach wenigen Minuten klangen die Schmerzen ab. Die verletzten Finger regenerierten sich unter der weiteren Behandlung sehr schnell und waren wenige Tage später wieder völlig unauffällig.

Fall: Frau A. F., 51 Jahre alt, hatte sich ein halbes Jahr zuvor einer Sprunggelenk-Operation unterzogen, nachdem dort ein Splitterbruch aufgetreten war. Die chirurgische Versorgung des Gelenkes verlief nach Plan, die Schnittwunde zeigte jedoch starke Heilungsstörungen. Es kam zur Gewebenekrose sowie einer Infektion mit Staphylokokken (bakterielle Eitererreger). Nach all der Leidenszeit folgte Frau F. der Empfehlung, zunächst ein MMS-Bad durchzuführen und anschließend täglich mit einer 75%igen DMSO-Lösung zu behandeln. Die Entzündung verschwand und es kam innerhalb 2 Wochen zum regelrechten Wundverschluss.

Morton Walker[19] führt unter anderem die eindeutig positiven Ergebnisse einer topischen DMSO-Therapie bei 1.371 Patienten (!) auf. Sie litten an Geschwüren der Haut an Beinen, Füßen und Hüften aufgrund von Diabetes, Pilzinfektionen oder Krampfadern, an infizierten Wunden, verschiedensten Hautverletzungen und Verbrennungen 2. und 3. Grades. Die Behandlung erfolgte dreimal wöchentlich oder täglich mit einem DMSO-Spray, nachdem die Hautareale nur mit sterilem Wasser gesäubert waren. Schmerzen und Unbehagen ließen meist schon nach wenigen Anwendungen nach. 95% der Behandelten konnten nach ca. 20 Tagen als geheilt entlassen werden und ihre normale Tätigkeit fortsetzen obwohl manche von ihnen die Geschwüre schon jahrelang hatten.[71] Auch chronisch-entzündliche Krampfadergeschwüre, die jahrelang erfolglos nach traditionellem Muster behandelt wurden, heilten schnell ab. Verbrennungen an den Armen wurden völlig narbenlos geheilt. Der leitende Arzt Dr. Tirado wird mit den Worten zitiert: „Das DMSO-Spray macht seinen Job." Als einzige Nebenwirkung wird erwähnt, dass das Spray an sehr tiefen Wunden bei den ersten Anwendungen zu mehr oder weniger starkem Brennen von kurzer Dauer führt. Die äußerst effektive DMSO-Therapie wurde auch in all diesen Fällen auf Verlangen der Patienten konsequent fortgesetzt.

Zahnfleischentzündungen vgl. Aphthen

Zerrungen vgl. Sportverletzungen

DMSO-Anwendung bei Tieren

Alle bisher beschriebenen Anleitungen für Dosierung, Einsatzgebiete und Anwendungsarten von DMSO gelten prinzipiell auch für alle anderen Säugetiere. Unterschiede ergeben sich zum Beispiel aus dem Körperbau, der nicht vorhandenen Einsicht oder dem Bewegungsdrang bei Tieren.

Zunächst einmal können für Tiere in der Regel die Dosierungen der zur Anwendung kommenden DMSO-Lösungen großzügiger ausgelegt werden. Wenn es sich nicht gerade um Infusionen handelt, so dürfen nämlich hierbei verschiedene „Verluste" mit eingerechnet werden. Diese kommen zustande, wenn ein Tier die vorbereitete Trinklösung nicht vollständig aufnimmt oder wenn eine äußerlich aufgebrachte Menge teilweise abgestreift wird. Gerade bei der äußerlichen Anwendung haben wir bei Hund, Katze und Co. immer wieder das Problem mit dem Fell. Wenn das zu behandelnde Areal stark behaart ist und man nicht rasieren will (oder kann), darf man sicherheitshalber ruhig etwas mehr auftragen. Dabei ist darauf zu achten, dass das DMSO überhaupt die Haut des Tieres erreicht. Dazu eignen sich Pinsel mit steiferen Haaren, mit denen man eine Flüssigkeit richtiggehend einmassieren kann. Ebenso kann eine länger haftende DMSO-Zubereitung hergestellt werden, indem man anstatt Wasser frisches Aloe-vera-Gel benutzt. Die Prozent-Verhältnisse sind dabei die gleichen wie mit Wasser, also beispielsweise 70 ml DMSO plus 30 ml Aloe-vera-Gel.

Die äußerliche Anwendung bei Tieren wird vor allem bei Erkrankungen des Bewegungsapparates, im Speziellen der Gliedmaßen, angewendet. Entzündete Gelenke, Verletzungen, Schwellungen, Überlastungen und viele andere Beschwerden bei Haus-, Sport- und Arbeitstieren lassen sich mit DMSO bestens in Eigenregie behandeln. Dabei gelten die Konzentrationsbereiche, die in Kapitel 2 für äußerliche Anwendungen vorgeschlagen wurden, genauso für Tiere. Für die Gliedmaßen kann man also beispielsweise 60 bis 75%ige Verdünnungen zubereiten. Ebenso zählt zu den äußerlichen Anwendungen die Verabreichung von

Tropfen für Ohrenerkrankungen, Nasenerkrankungen und Augenerkrankungen (sterile Lösungen!).

Weitere Anwendungsmöglichkeiten für hochkonzentrierte, wässrige DMSO-Lösungen sind das Spülen von Wunden, Geschwüren, Abszessen oder Fisteln. Dazu benutzt man Kunststoff-Tropfflaschen oder Kunststoffspritzen, mit denen man die 50 bis 80%igen Mischungen direkt in die betroffenen Öffnungen fließen lässt.

Für alle äußerlich-topisch zu behandelnden Tiererkrankungen gibt es auch verschiedene offiziell zugelassene Fertigarzneimittel, die DMSO enthalten und von Veterinären verordnet werden können (vgl. Kapitel 2.1). Es handelt sich jedoch dabei ausschließlich um Mischungen mit anderen Wirkstoffen, wie Kortisone oder Antibiotika. Sie werden in Salben-, Gel- oder Tropfenform angeboten und die Rezepturen enthalten meist nur geringe Teilmengen an reinem DMSO.

Auch die innerliche Einnahme von DMSO kommt bei Erkrankungen von Muskeln, Gelenken und Knochen in Frage. Darüber hinaus lassen sich auf diese Art und Weise aber natürlich alle weiteren Erkrankungen bei Tieren behandeln, die im Kapitel 3 für den Menschen aufgelistet wurden. Da man von Tieren kein Verständnis oder keine Einsicht für die Einnahme eines „seltsam“ schmeckenden Getränkes erwarten darf, schon gar nicht regelmäßig über den Tag verteilt und vollständig, muss man hierbei kreativ sein. Ein Beispiel: Ein Zuchtkaninchen (Wiener) sollte mit DMSO behandelt werden, weil es ein ausgedehntes Hautekzem hatte. Zunächst rührte es die Trinklösung in seiner Tropfflasche nicht an. Deshalb bekam es vorübergehend kein frisches Grünfutter, wie zu dieser Jahreszeit üblich, sondern nur trockene Pellets. Der nach dem Fressen einsetzende Durst veranlasste das „Häschen“ dann doch dazu, aus der Flasche zu trinken, weil es keine Alternativen gab. Bei Tieren, die in „Kasernen“ leben, kann man also die Aufnahme der DMSO-Lösungen ganz gut steuern.

Anders sieht es bei den Freiläufern aus. Hunde, Pferde und vor allem Katzen, die auch draußen sein dürfen (was man für diese hofft), lassen sich ungern etwas vorschreiben. Dann muss man entweder versuchen, den Stall- oder Hausaufenthalt für die Trinkration zu nutzen, oder mit verschiedenen Geschmacksvarianten der Getränke sein Glück versuchen. Vielleicht benötigt man auch einfach etwas Geduld, bis sich das Tier an den neuen Geschmack/Geruch gewöhnt hat. Manche von ihnen, so höre ich, würden es ohne weiteres trinken. Eventuell haben diese ja ein Gespür für die heilsame Wirkung. Bei verschiedenen anderen und kleinen Tieren ist es sicher auch möglich, die DMSO-Lösung mit einer Pipette direkt zu füttern.

Die Dosierungen richten sich für die innerliche Einnahme auch grob nach dem Körpergewicht der Tiere, wobei man, wie erwähnt, ruhig großzügig vorgehen kann. Beispiel: Ein Hund mit 15 kg soll DMSO in einer Dosierung von 0,5 Gramm pro kg Körpergewicht aufnehmen. Das wären rein rechnerisch 7,5 Gramm reines DMSO, also knapp 7 ml. Da man es in seine Wasserschüssel mischt, von der vielleicht auch ein gewisser Teil verschüttet bzw. nicht komplett getrunken wird, könnte man getrost 10 ml DMSO vorsehen. Das sind ungefähr drei Teelöffel.

Infusionen für Tiere sind zwar eine sichere Option für die Verabreichung einer vorgesehenen DMSO-Menge, aber für den Hausgebrauch meist schwierig umzusetzen. Im Pferdesport ist diese Art der Behandlung weit verbreitet. Alle möglichen Gelenkprobleme werden bei ihnen gerne mit DMSO-Infusionen therapiert. Auch als Regenerationsmittel nach Operationen oder Verletzungen finden DMSO-Infusionen bei Hochleistungspferden Anwendung. So wurde diese Art der Medikation zum Beispiel auch von dem bekannten friesischen „Pferde-Einrenker" in einer Fernseh-Reportage für ein von ihm behandeltes Sportpferd „verordnet".

Übliche Dosierungen sind dabei etwa 300 Gramm (!) DMSO in einer 2,5 Liter Infusion. Wenn Sie also der Meinung sind, DMSO würde ihrem (Haus-)Tier gut tun, können Sie eine/n Tierärztin/arzt danach fragen. Viele von ihnen haben gewisse Berührungsängste, weil das reine DMSO eben keine offizielle Zulassung* als Tier-Medikament hat und sie es deshalb, aus bürokratischen Gründen, bei Nutztieren (Milchkühe, Schweine ...) überhaupt nicht einsetzen dürfen. Alle Fleisch, Milch oder sonstige Produkte liefernden Viecher unterliegen strengster Überwachung. Die betreuenden Veterinäre und die Besitzer dürfen nur die vorgeschriebenen Produkte einsetzen und müssen diese genauestens dokumentieren – das ist Planwirtschaft. Bei (Säuge-)Tieren, die „nur" als LebensgefährtInnen oder zum Sport gehalten werden, sieht das anders aus. Dort entscheiden die Besitzer selbst, wie und womit diese behandelt oder gefüttert werden.

Ein Glückspilz ist man in diesem Fall, wenn man die Heilpraktikerin Karin Fietzner kennt oder zumindest in ihrer Nähe wohnt oder sie auf-

* News: Seit 1.11.2015 DMSO-Ampullen mit Zulassung verfügbar! (Vgl. „Bezugsquellen")

suchen kann. Sie geht mit der Injektions- und Infusionsnadel bei Mensch und Tier gleichermaßen routiniert wie professionell ans Werk und hat auf diesem Gebiet umfassende Erfahrung. Sie hat auf ihrem eigenen Hof begrenztem Umfang die Möglichkeit, kleine und große Tiere aufzunehmen, die gequält, falsch behandelt oder sonst wie „aussortiert“ wurden (siehe www.naturheilpraxis-fietzner.de). Zur Zeit behandelt sie ihre an Hufrehe erkrankte Stute Riccina mit DMSO-, CDL- und Superoxid-Infusionen in einem geeigneten zeitlichen Ablauf nach meinen „Rezepturen“ (zur Erinnerung: CDL heißt Chlordioxidlösung).

Die nachfolgenden Bilder zeigen, wie Riccina mit einer DMSO-Infusion behandelt wird. Es ist gut zu erkennen (Abb. 42), dass das kranke Tier normalerweise versucht, die schmerzenden Vorderbeine durch Gewichtsverlagerung zu entlasten. Sobald die Infusion einige Minuten gelaufen ist, steht sie schon viel entspannter und verteilt ihr Gewicht gleichmäßig (Abb. 43). Zusätzlich habe ich zu MMS und/oder H_2O_2 „Fußbädern“ geraten.

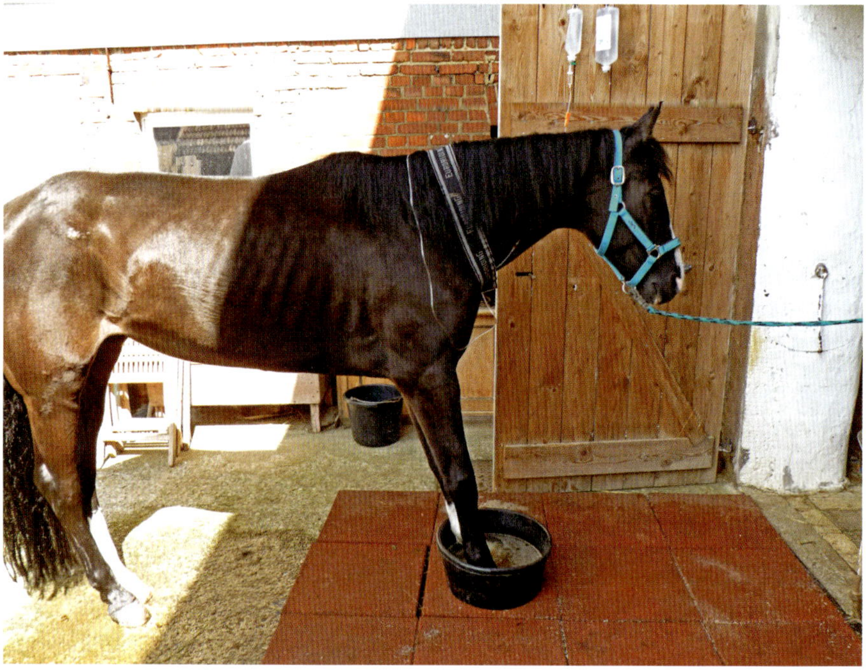

Abb. 42: Die Stute Riccina mit DMSO-Infusion und H_2O_2-Fußbad

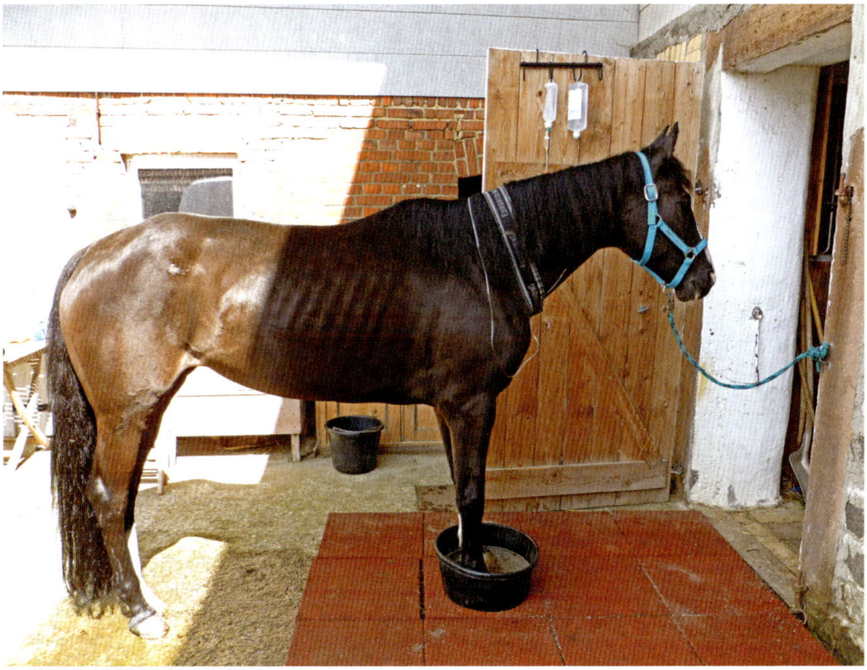

Abb. 43: Riccina schon ganz entspannt

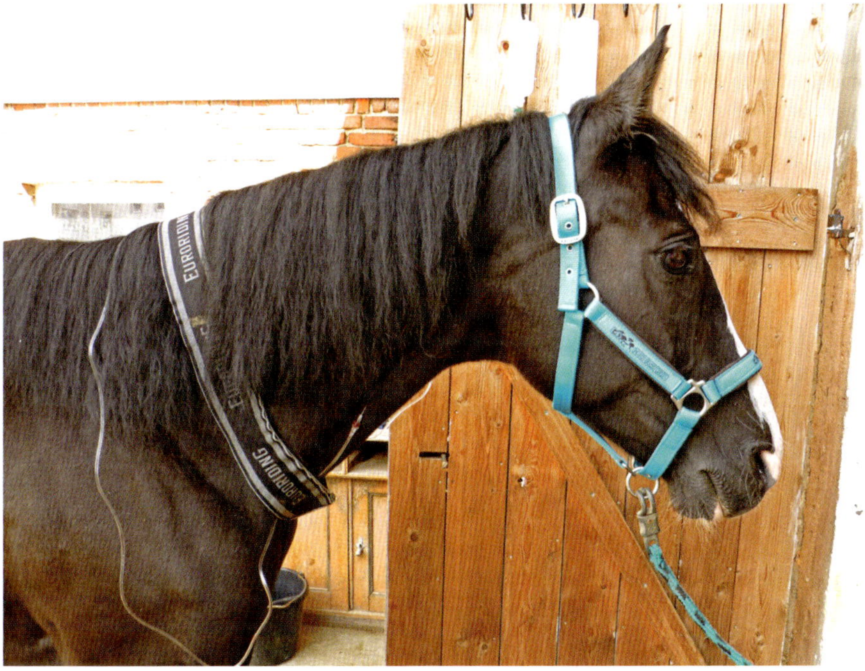

Abb. 44: Das brave Mädchen nimmt die Hilfe gern an

Dabei haben wir eine höchst interessante Beobachtung gemacht, die eine von mir vorweggenommene Theorie stützt. Riccina bekam zuerst eine mittlere Dosis DMSO per Infusion und entwickelte darauf hin den viel beschriebenen Geruch in enorm starken Ausmaß, so dass es sogar der Nachbarschaft auffiel ... Im weiteren Verlauf der Behandlung und nach Einsatz der CDL ging diese Erscheinung deutlich zurück. Deshalb gehe ich inzwischen davon aus, dass eine fortschreitende Entgiftung des Körpers die reduktive Umwandlung von DMSO in das gasförmige Dimethylsulfid vermindert. Anders herum ausgedrückt fällt die Geruchsentwicklung stärker aus, wenn es einem Organismus krankheits- oder belastungsbedingt an oxidativer Kraft fehlt, d.h. eine Immunsystem-Schwäche vorliegt. Da wir menschliche Patienten in der Regel nicht so genau beobachten können, weil diese nach einer Behandlung die Praxis verlassen oder sich eigenständig zu Hause mit DMSO therapieren, war es bisher nicht möglich, diese Annahme zu untermauern. Wenn es sich bei der „Geruchsstärke", also der Menge an entstehendem Dimethylsulfid im Körper, tatsächlich um eine störungsbedingte Variable handeln würde, könnten wir sie als Verlaufskontrolle mit berücksichtigen. Kurz gesagt, erzeugt ein geschwächter oder vergifteter Organismus durch reduktive Stoffwechsellage mehr Geruch als ein gesunder, in dem das verabreichte DMSO fast ausschließlich zu Dimethylsulfon (MSM) oxidiert wird, was ja erwünscht ist – soweit die Annahme. Sie sind wie immer herzlichst aufgerufen, ihre eigenen Erfahrungen und Beobachtungen dem Verlag oder uns zur Verfügung zu stellen. Fälle aus der Praxis sind für die allgemeine Wissensvermehrung oft weitaus wertvoller als die „sterile" Grundlagenforschung im Labor, zumal diese für DMSO weitgehend versiegt ist.

Selbstverständlich ist das Ausmaß der Geruchsentwicklung zunächst einmal grundsätzlich von der individuellen Konstitution abhängig und hat mit der Stoffwechselsituation, insbesondere mit der Aktivität der Leberenzyme zu tun. Sie kennen ja auch Menschen, die mehr oder weniger Alkohol vertragen. Trotzdem scheint von der Erstbehandlung ausgehend eine deutliche Verminderung der jeweiligen DMS-Entwicklung einzutreten, wenn eine zunehmende Gesundung des Organismus erfolgt. In gleichem Maße beobachte ich regelmäßig, dass die Hauterscheinungen bei äußerlicher Anwendung, wie Juckreiz, Rötung usw., bei den nachfolgenden Anwendungen deutlich nachlassen.

Karin Fietzner ist gleichzeitig eine begnadete Chiropraktikerin und behandelt auf diese Weise ebenfalls erfolgreich Zwei- und Vierbeiner.

In ihrem Umfeld ist sie deshalb zusätzlich als „Pferdeeinrenkerin“ bekannt.

Alles, was in den vorherigen Kapiteln über die möglichen Kombinationen von DMSO mit anderen (alternativen) Wirkstoffen erläutert wurde, gilt auch bei der Therapie von Tieren. So können etwa die oxidativen Infektionsmittel MMS oder Wasserstoffperoxid jederzeit im Wechsel mit DMSO zum Beispiel dem Trinkwasser zugemischt werden. Auch die Krebstherapie nach Dr. Tucker, bei der eine Mischung aus DMSO und dem natürlichen Hämatoxylin eingesetzt wird, zeigte bei Hunden ausgezeichnete Wirksamkeit.[16] Tiere, die körperlich gefordert werden, weil sie viel Auslauf haben oder arbeiten, können meines Erachtens nach sogar vorbeugend mit DMSO gefüttert werden. Die Verletzungs- und Krankheitsanfälligkeit sinkt und die Leistungsfähigkeit erhöht sich, weil DMSO zusammen mit seinem Haupt-Metabolit MSM für eine hervorragende Versorgung des Körpergewebes mit organischem Schwefel sorgt. Der Gelenk- und Muskelapparat erlangt gleichzeitig Stabilität und Flexibilität.

Bis jetzt war nur von Säugetieren die Rede. Bei ihnen können wir davon ausgehen, dass viele physiologische Vorgänge im Organismus, hier hauptsächlich die Verstoffwechselung des DMSO, gleich oder ähnlich wie beim Menschen verlaufen. Dies ist aus wissenschaftlicher Sicht eine starke Vereinfachung, reicht aber im Rahmen unserer Betrachtungen vollkommen aus. Ausscheidungsprozesse oder Gewebereaktionen, wie Entzündungen, gehen bei Tieren teilweise anders vonstatten. Ein Beispiel dafür ist auch die verbesserte „interne“ Reparaturmöglichkeit von Wunden mit Hilfe von Allantoin, das andere Säugetiere aus dem Stoffwechselprodukt Harnsäure bilden können. Darüber verfügen alle Hominiden leider nicht, weil bei ihnen das entsprechende Enzym fehlt und die Harnsäure „ungenutzt“ ausgeschieden wird oder sogar zur Gicht führt, wenn zuviel davon im Blut ist. Allantoin steht dem Menschen aber durch den Verzehr von allantoinhaltigen Nahrungsmitteln (Schwarzwurzel, grüne Bohnen, Blumenkohl ...) oder als Kosmetikazusatz für die äußerliche Hautbehandlung zur Verfügung. Zurück zur DMSO-Anwendung bei Tieren: Für Vögel, Reptilien, Fische und Insekten gibt es bisher nur Einzelerfahrungen von experimentierfreudigen Zeitgenossen, die irgendwann einmal auf die Idee gekommen sind, ihre DMSO-Vorräte auch zum Wohle des Gesundheitszustandes ihrer exotischen Haustiere anzuwenden. Es wäre schön, wenn sich hierzu Leser melden und ihre „Patientenfälle“ schildern, damit sich die Datenlage für den DMSO-Einsatz bei solchen Tieren in Zukunft verbessert. So kann DMSO etwa dem Wasser von Aquarien oder Terrarien zugegeben werden, eventuell abwechselnd mit MMS. Auch der Zusatz in das Trinkwasser von Vögeln ist naheliegend.

Ebenso ist eine „Behandlung“ von Bienenvölkern mit Hilfe einer flachen Schale am Kastenboden denkbar. Gegen die offiziell für die Bekämpfung des Milbenbefalls (Varroa destructor) an Bienen zugelassenen synthetischen Mittel haben die Parasiten längst Resistenzen entwickelt. Die natürlichen Wirkstoffe gegen Varroa, Ameisen-, Oxal- und Milchsäure sind häufig nicht sicher oder wirksam genug. Die kombinierte Bienenvolkbehandlung mit DMSO und MMS kann daher eine ganz neue und ebenfalls einfach anzuwendende Alternative sein. Dazu gibt es erste Versuche und Erfolge …

Bezugsquellen

Leider können an dieser Stelle die empfehlenswerten Lieferanten, die uns zuverlässig, in der gewünschten Qualität und zugleich kostengünstig mit allen Rohstoffen und Hilfsmaterialien versorgen, nicht namentlich genannt werden. Für Hinweise zum Auffinden geeigneter Verkäufer können Sie sich an den Daniel-Peter-Verlag oder an das Praxisinstitut Naturmedizin (www.PraNatu.de) wenden. Ebenso können Sie persönlich einen Vortrag oder Workshop besuchen.

Ascorbinsäure

das sogenannte Vitamin C gibt es frei verkäuflich in drei verschiedenen Kategorien. Erstens als reines, farbloses Pulver für den menschlichen Verzehr in Packungsgrößen von etwa 50, 100 oder mehr Gramm. Die entsprechenden Dosen können sowohl in Reformhäusern, Supermärkten oder Apotheken besorgt werden. Zweitens als fertig konfektionierte Tabletten, Kapseln, Brausetabletten u.a. mit einem Gehalt von meist 100 bis 1000 Milligramm Ascorbinsäure, die ebenso in Kaufhäusern und Apotheken erhältlich sind. Drittens als sterile, wässrige Lösungen in Form von Ampullen (z. B. 500, 750 oder 1000 mg) oder Injektionsflaschen (z. B. 7,5 Gramm in 50 Milliliter) für die intravenöse Verabreichung. Auch diese sind frei verkäuflich und werden beispielsweise von den Firmen Pascoe, Dr. Loges, Wörwag u.a. angeboten. Erhebliche Preisunterschiede sind möglich. Hohe Dosierungen müssen vor der intravenösen Anwendung in isotonischer Infusionslösung verdünnt werden. Grundsätzlich ist zu beachten, dass die Aufnahme der freien Ascorbinsäure in/aus saurer Lösung (wie etwa in den Brausetablettengetränken) erschwert ist. Dagegen funktioniert es aus alkalischer Lösung, in der das sogenannte Ascorbat vorliegt, besser.

Calcium-Hypochlorit

die Ausgangssubstanz für MMS 2, auch als $Ca(OCl)_2$ bezeichnet, ist als ca. 70%iges weißes Pulver bei Chemikalienhändlern oder in Pool-Fachgeschäften erhältlich. Da es wegen seiner Neigung zur Selbstzersetzung als Gefahrstoff eingestuft wird, ist die Abgabe an Privatpersonen eingeschränkt. Preise bewegen sich um 20 bis 30 Euro pro Kilogramm. Es muss trocken und möglichst fern von anderen Materialien gelagert werden. Für die Anwendung als wässrige Lösung zur Wunddesinfektion, als Badezusatz o.ä. lässt man die benötigte Menge des pulverförmigen Calciumhypochlorits unter Rühren in das zuvor abgemessene Wasser einrieseln.

DMSO

in reiner Form von ca. 99,9% als zertifizierte Pharmaqualität (Ph. Eur.) gibt es bei Internetshops in „offenen" Flaschen. Üblich sind Volumina zwischen 100 ml und einem Liter. Sogenanntes DMSO reinst mit Konzentrationsangaben 99,9% oder ähnlich, garantiert keine Zertifizierung nach Pharmastandard und kann sehr wohl Spuren von z.B. kanzerogenem Benzol aus der Produktion enthalten!

Sterile DMSO-Fertiglösungen, zugelassen für Infusionen/Injektionen, gibt es in Form von 50 ml Stechampullen bei der Viktoria Apotheke in Saarbrücken. Die insgesamt vier verschiedenen Rezepturen sind verschreibungspflichtig und auf *www.internet-apotheke.de* im Therapeutenbereich zu finden. Dieses sinnvoll vorverdünnte DMSO ermöglicht eine einfache und zugleich sichere Anwendung. Neben DMSO gibt es dort noch DMSO M (mit Magnesiumchlorid), DMSO MP (zusätzlich Procain) und DMSO ML (zusätzlich rechtsdrehende Milchsäure). Die jeweils enthaltenen 7,5 Gramm DMSO entsprechen der Tagesmenge, die für Erwachsene üblich ist. Auch ein DMSO-Magnesiumchlorid-Gel mit wahlweise 15 oder 60% DMSO-Gehalt gibt es bei dieser Apotheke.

Weiterhin ist steril abgefülltes DMSO in Deutschland allen Ärzten/Heilpraktikern über die sogenannte Eigenherstellung nach §13 (2b) AMG zugänglich. Dafür gibt es einige spezialisierte Abfüll-Dienstleister, bei denen man dies in Auftrag geben kann. Nachteile: Es sind gewisse Mindestabnahmemengen vorgegeben und vor allem: Diese Eigenherstellungs-Präparate müssen einzeln, penibel genau und durchgängig auf jeden Patienten dokumentiert sein.

EM

die sogenannten **E**ffektiven **M**ikroorganismen sind als reine Kulturlösungen oder als flüssige Fertigprodukte mit präbiotischen Zusatzstoffen erhältlich. Enthalten sind Milchsäurebakterien, Hefen, Photosynthebakterien u.a. Ihre therapeutischen und allgemeinen Anwendungsmöglichkeiten bzw. Wirkungen, offiziell meist als „Botenhilfsstoff" beschnitten, sind genauso vielfältig wie erstaunlich. Ob als schnell wirksames Mittel bei vielen Hautproblemen, zur Regulierung der Darmflora oder als natürliche Raumklimaverbesserung. Die Beschäftigung mit diesen Kulturen wird Ihnen viel Freude machen. Einfach im Internet nach „effektiven Mikroorganismen" suchen. Mit etwas Geschick und geeigneten Nährlösungen kann man sich die EM selbst vermehren. Dies ist anzuraten, weil die verschiedensten Fertigprodukte recht teuer verkauft werden.

Galactose

ist als weißes Pulver erhältlich und sieht ähnlich aus wie gewöhnlicher Traubenzucker. Im Gegensatz zu diesem ist sie jedoch wesentlich teurer, da ihre Herstellung ziemlich aufwändig ist und die produzierten Mengen viel geringer sind. Die Preise liegen für 500 Gramm zwischen ca. 100 und 150 Euro, so dass es sich empfiehlt, im Internet nach einem günstigen Anbieter zu suchen.

Gereinigtes Wasser

kann gekauft oder selbst hergestellt werden. Zu unterscheiden sind einerseits salzfreie von salzhaltigen sowie sterile von unsterilen Wässern. Salzfreies Wasser wird meist als „destilliertes Wasser" bezeichnet und beispielsweise in 5 Liter Kanistern für das Befüllen von Autobatterien, Bügeleisen etc. angeboten. In der Regel ist es nicht destilliert, sondern ultrafiltriert oder entstammt einer sogenannten Umkehrosmoseanlage. Dieses wiederum trägt dann die Bezeichnung RO-Wasser, weil der englische Ausdruck für Umkehrosmose „Reverse Osmose" lautet. Umkehrosmoseanlagen gibt es inzwischen auch in vielfältigen Varianten für den Hausgebrauch, so dass salzfreies, unsteriles Wasser jederzeit selbst zubereitet werden kann. Die RO-Filtermembranen entfernen dabei nicht nur die gängigen Salz-Ionen wie Natrium, Calcium, Sulfat etc., sondern auch Mikroorganismen, Schwermetalle, Zuschlagstoffe oder Arzneimittelrückstände aus dem gewöhnlichen Trinkwasser. Es gibt diese Vorrichtungen als Standgeräte für die Küche, die teilweise einen eigenen Vorratsbehälter haben und teilweise einfach in eine untergestellte Glaskanne ablaufen. Manche werden direkt an die Hauswasserversorgung angeschlossen, andere einfach per Hand befüllt. Wie gesagt, die Auswahl ist riesig und das Umkehrosmosewasser ist für alle Anwendungen hervorragend geeignet. Ob Sie damit Tee zubereiten, Getreideschrot einweichen oder eben Arzneimittel herstellen, das gereinigte Wasser wird Ihnen ganz neue Eigenschaften „präsentieren". Echtes destilliertes Wasser, also solches, das durch Verdampfen und Kondensieren gewonnen wird, gibt es bei Chemikalienhändlern oder in Apotheken. Dieses ist völlig salzfrei, jedoch ebenfalls nicht steril.

Wenn Sie ein gereinigtes, aber nicht salzfreies Wasser haben wollen, so wird das RO- oder das destillierte Wasser einfach wieder mit einem vollwertigen Meer- oder Steinsalz remineralisiert. Das kann man entweder nach Gefühl machen, indem man eine Prise davon dem Wasser zugibt. Soll ein isotonisches Wasser entstehen, so muss die Salzmenge jedoch genauer bestimmt werden. Isotonische Wässer haben einen Elektrolytgehalt von 0,9%, das heißt es werden 9 Gramm Salz in einem Liter Wasser gelöst. Gereinigtes und remineralisiertes Wasser ist optimal für die Verdünnung von DMSO geeignet, egal ob es um die äußerliche Anwendung oder die Zubereitung einer Trinklösung geht.

Für die Herstellung von Verdünnungen, die als Ohren-, Augen- oder Nasentropfen eingesetzt werden und erst recht für Infusionslösungen muss jedoch steriles, isotonisches Wasser benutzt werden!

Wie und woher bekommt man dieses? Ganz einfach: Man kauft in einer (online-)Apotheke fertige Infusionslösungen in Glas- oder Kunststoff-Flaschen oder Beuteln in der gewünschten Anzahl und Größe. Die Bezeichnungen lauten „Sterile isotonische Kochsalzlösung" oder „0,9% NaCl-Lösung steril". Solche Infusionslösungen gibt es von 100 ml bis 1 Liter frei verkäuflich und zu erschwinglichen Preisen. Für die Zubereitung von DMSO-Verdünnungen, die nicht als Infusion verabreicht werden, wird die benötigte Menge dieses sterilen Wassers einfach mit einer Kanüle (gelb) und einer Spritze durch die vorhandenen Stechmembranen an den Flaschen oder Beuteln entnommen. Für die Zubereitung von Infusionslösungen geht man vor, wie in Kapitel 2.4 beschrieben.

Zusammenfassung: „Destilliertes Wasser", also gereinigtes, salzfreies Wasser, kann in Drogerien, Supermärkten oder Apotheken erworben oder zu Hause mit einer Umkehrosmoseanlage selbst erzeugt werden. Eine Remineralisierung erfolgt durch Zugabe von vollwertigem Natursalz bis zu einer Menge von 9 Gramm pro Liter (isotonisch). Diese Wässer sind allesamt nicht steril!

Wird steriles Wasser benötigt, etwa für die Zubereitung von Ohrentropfen, zur Anwendung auf offenen Wunden oder für Injektionen/Infusionen, so kauft man in einer Apotheke sterile, isotonische Infusionsflüssigkeiten in Flaschen oder Beuteln. Es handelt sich dann um 0,9%ige Natriumchlorid-Lösung.

Hämatoxylin

ist ein beigefarbener pulverförmiger Naturstoff, der vornehmlich für mikroskopische Anfärbetechniken in der Biologie, Physiologie und Pathologie eingesetzt wird. Man muss darauf achten, dass man bei den entsprechenden Labor-Lieferanten auch wirklich die Reinsubstanz erhält. Meist werden nämlich flüssige Fertigzubereitungen mit weiteren Inhaltsstoffen angeboten, die üblicherweise für die Probenvorbereitung beim Mikroskopieren verwendet werden. Preise für das reine Pulver liegen bei ungefähr 300 Euro pro 100 Gramm.

Infusionslösungen

samt Zubehör für die Verabreichung erhält man bei (Online-)Apotheken in den verschiedensten Varianten. In der Regel benutzt man für die geschilderten Anwendungen Infusionsflaschen (Glas oder Kunststoff) mit 500 oder 1000 ml steriler, isotonischer Kochsalzlösung (= 0,9%ige NaCl-Lösung). Unterschiede zwischen den gängigen Produkten (Braun, Fresenius, ...) gibt es vor allem im Bereich der Durchstech-Membranen. Manche davon sind so eng oder „störrisch", dass das Durchstecken des Infusionsbestecks oder das Zuspritzen von Inhaltsstoffen schwerfällt. Weitere Unterschiede bestehen in der Füllmenge. So gibt es speziell für die Zugabe größerer Substanzmengen geeignete Infusionsflaschen, die nicht komplett mit der isotonischen „Grundlage" befüllt sind, sondern genug Platz für das Zuspritzen von weiteren flüssigen Rezepturbestandteilen bieten. Machen Sie Ihre eigenen Erfahrungen! In unseren Workshops und Seminaren zeigen wir die verschiedensten Möglichkeiten und „Preisvarianten". Ebenso können Sie die Herstellung und Selbstverabreichung unterschiedlicher Infusionslösungen lernen.

α-Liponsäure

sprich: Alpha-Liponsäure, wird von verschiedenen Firmen meist als 600 mg Kapsel, Tablette oder Ampulle/Infusionslösung angeboten. Ich versuche stets Tabletten jeglicher Art, wegen der Hilfsstoffe, zu vermeiden und benutze deshalb reines Pulver (in der Regel als Nahrungsergänzung deklariert) oder Ampullen.

Magnesiumchlorid $MgCl_2$

Die genaue Bezeichnung, die Sie beim Kauf eventuell benötigen, ist Magnesiumchlorid-Hexahydrat, denn die wasserfreie Form reagiert sehr heftig beim Lösungsvorgang. Beim Einkauf dieses pulverförmigen Salzes stößt man, was beworbene Reinheiten angeht, auf ganz ähnliche Missverständnisse wie wir sie beim DMSO vorfinden. Für die eigene äußerliche oder innerliche Anwendung sollte man auf die Zertifizierung nach Ph. Eur. (europäische Pharmakopöe) achten. Die Werbung „natürlichen Ursprungs" kann insofern irreführend sein, als sich in solchen Qualitäten alle möglichen Spuren von mehr als unerwünschten Stoffen befinden dürfen.

Magnesiumchlorid ist ein wirklich universales Mittel. Die vielen hilfreichen Anwendungsmöglichkeiten beinhalten etwa die Einnahme, den Badezusatz, das „Muskelkaterspray", das Haarwasser, die Infusion (als sterile Lösung, vgl. Wasserstoffperoxid-Infusion), als Speisesalzersatz usw. Wenn man den Suchbegriff $MgCl_2$ Ph. Eur. verwendet, findet man genügend Anbieter im Internet. Die Kilopreise bewegen sich bei ca. 10 bis 20 Euro. Kaufen Sie also ruhig ein bisschen mehr, denn Sie werden es lieben!

MMS/CDL

gibt es bei zahlreichen Internetanbietern zu relativ ähnlichen Preisen (z. B. MMS Lotus 2 x 100 ml für ca. 25 Euro). Im Falle des klassischen MMS handelt es sich in der Regel um Sets aus zwei Fläschchen, nämlich die 22,4%ige wässrige Natriumchlorit-Lösung und den sogenannten Aktivator. Er besteht meist aus Zitronen-, Wein-, oder Salzsäure in der geeigneten Konzentration. Falls Sie einen anderen Aktivator benutzen wollen (Milchsäure, Natriumhydrogensulfat, Essig ...), müssen Sie darauf achten, dass Sie die Stammlösung als Einzelflasche alleine kaufen können. Eine weitere, sehr kostengünstige Variante besteht darin, das reine pulverförmige Natriumchlorit zu kaufen und sich die 22,4%ige Lösung in Wasser selbst herzustellen. Man bekommt es bei Chemikalienhändlern oder Pool-Dienstleistern. Auch die 22,4%ige Fertiglösung wird inzwischen von Großhändlern angeboten. Nachteil: Das reine Natriumchlorit ist wegen seiner ätzenden Wirkung als Gefahrstoff klassifiziert und darf offiziell nicht an jedermann verkauft werden. Außerdem braucht man als Privatanwender in der Regel nur geringe Mengen und keine Kilogramm-Gebinde. Es sei denn, Sie wollen öfters mal ein MMS-Bad nehmen oder sogar Ihren eventuell vorhandenen hauseigenen Pool damit versetzen. Es darf immer wieder daran erinnert werden, dass Natriumchlorit bzw. der entstehende Wirkstoff Chlordioxid, Bestandteil der deutschen Trinkwasser-Verordnung sind und in reichen Ländern (oder Haushalten) eine Behandlung des Badewassers gern damit vorgenommen wird. Im Vergleich zur üblichen, billigen Wasserbehandlung mit Chlor, die ja bekanntermaßen gesundheitsschädlich ist, bietet ein Chlordioxid-Wasser in der empfohlenen Konzentration äußerst positive Wirkungen. Deshalb kann auch überhaupt nicht die Rede davon sein, dass MMS beziehungsweise Natriumchlorit für die Anwendung „am Menschen“ verboten wären! Die teilweise bekannt gewordenen Drohungen von Seiten verschiedener Behörden oder „Hintermännern“ kann man sich „verständnisvoll“ mit der einseitigen Interessenlage der Pillenindustrie erklären. Mit Blick auf die allgemeingültige, gesetzliche Situation sowie die enorm umfangreiche Datenlage zum Thema Stoffsicherheit für $NaClO_2$ kann man ganz gelassen bleiben. Dieser Wirkstoff wird neben seinem Einsatz in der Trink- und Badewasseraufbereitung nämlich auch seit langer Zeit in der Lebensmittelindustrie und anderen Branchen zur Wasserbehandlung und zur Bekämpfung von Mikroorganismen eingesetzt. Dass es von den MMS-Verkäufern nicht als Therapeutikum deklariert werden darf, nehmen wir also gerne hin, bewerten es als „typische Bürokratie“ und tun weiter das, was wir bisher auch tun – zum Wohle unserer Gesundheit …

Die neueren CD-Lösungen beinhalten den eigentlichen „MMS-Wirkstoff“, das gasförmige Chlordioxid (ClO_2) in reiner Form. Deshalb die Bezeichnung **C**hlor**D**ioxid**S**olution. Es handelt sich also um Fertiglösungen, die nicht aktiviert werden müssen. In der Regel sind diese mit einem Gehalt von $< 0{,}29\,\%$ ClO_2 deklariert, weil sie dann nicht als Gefahrstoff eingeordnet werden und sich auf normalem Wege versenden lassen. Die Fläschchen sind kühl, dunkel und gut verschlossen zu lagern, weil Chlordioxid bei Raumtemperatur schnell entweicht und sich durch Lichteinfluss oder Verunreinigungen zersetzt. Ungeöffnete CDL-Violettglasflaschen zeigten jedoch auch nach über 1 Jahr Lagerung nur minimalen Gehaltsverlust. Wie Sie zum Beispiel eine frische Chlordioxidlösung geeigneter Konzentration mit einfachsten Mitteln selbst herstellen können, lernen Sie in meinen Workshops (www.PraNatu.de).

(+) – Milchsäure

wird meist als RMS (Rechtsmilchsäure) bezeichnet und ist in der Regel als 21%ige Lösung in Apotheken, sowie als Nahrungsergänzung im Internet erhältlich. In dieser Form kann sie beispielsweise Getränken zugesetzt oder für die Aktivierung des MMS benutzt werden. Höher konzentrierte rechtsdrehende Milchsäure ist bei Chemikalienhändlern erhältlich. Durch entsprechende Verdünnung mit gereinigtem Wasser erhält man daraus ebenfalls die anwendungsfertige Lösung von ca. 20%.

Natriumbicarbonat

heißt auch Natriumhydrogencarbonat, Na-Hydrogencarbonat, NaBic oder schlicht und einfach Natron. Die chemische Formel ist $NaHCO_3$. Natron gibt es für die medizinisch-therapeutische Verwendung in prinzipiell zwei verschiedenen Formen, die für uns von Bedeutung sind. Erstens als weißes Pulver in verschiedenen Reinheitsstufen. Zweitens als sterile 8,4 oder 4,2%ige Infusions- und Injektionslösung für die Alkalisierung solcher Arzneimittelgaben.

Die Verwendung des pulverförmigen, reinen Natrons ist enorm vielfältig. Es ist Bestandteil von Backpulvern, (Brause-)Tabletten oder Sodawasser. Es gilt als bewährtes Mittel bei Sodbrennen. Prof. Dr. Max Schmidt, der „Kultprofessor" an der Uni Würzburg, der in den 1980er- und frühen 1990er-Jahren die Chemie-Grundvorlesung für alle Naturwissenschaftler und Mediziner prägte, verwies beim Thema Natriumhydrogencarbonat immer auf den alten Werbeslogan: „So nötig wie die Braut zur Trauung, ist Bullrich-Salz für die Verdauung!" Dieses enthält nämlich zu 100% Natriumhydrogencarbonat, ohne die langfristigen Nebenwirkungen von PPIs. Es wird weiterhin für Badezusätze und Zahncremes, in Putzmitteln, zur Enthärtung von Wasser oder als Lebensmittelzusatz (Säureregulator E 500) in der Industrie eingesetzt. Andere Verwendungen sind die landwirtschaftliche Pilzbekämpfung, die pH-Wert Stabi lisierung in Aquarien oder Pools sowie die Beimischung zu illegalen Drogen. Kurz gesagt, Natron können Sie überall (Lebensmittelmärkte, Reformhäuser, Apotheken) in guter Qualität und für wenig

Geld als Pulver erwerben. Wir benötigen es als pH-Wert Regulator bei verschiedenen Zubereitungen.

Die sterilen 8,4%igen Fertiglösungen dagegen können Sie nur über Apotheken beziehen. Sie werden für basische Infusionen (vgl. Kapitel 2.5.2) bei Azidose (Übersäuerung) eingesetzt oder in Kombination mit Procain zur Wirkungsverbesserung. Eine 250 ml Flasche davon kostet zur Zeit mindestens 6 bis 8 Euro, vorausgesetzt, es werden Staffelpreise genutzt. Die Entnahme einer Teilmenge erfolgt mit Hilfe einer Spritzen-Kanüle oder eines Spikes (Dorn mit Entlüftungsfunktion und Luer-Ansatz), der für die mehrmalige Verwendung im Flaschenseptum verbleiben kann.

Procain

ist in 2 und 5 ml Ampullen als 0,5 bis 2%ige Lösung in Form des Procain-Hydrochlorids über Apotheken frei verkäuflich. Gängige Fabrikate sind beispielsweise Pascoe, Loges, Hevert, Steigerwald u.a.. Die Preise für eine 2 ml Ampulle 1%iges Procain liegen je nach Menge bei ca. 30 Cent bis 1,25 Euro! Deshalb lohnt sich der Vergleich. Procain-Lösungen können als Reinstoff injiziert oder mit anderen Mitteln (Natriumbicarbonat, DMSO, Homöopathika ...) gemischt werden. Viele Therapeuten haben ihre eigenen Rezepturen, je nach Behandlungsziel. Quaddelungen, Narbenentstörung nach Hunecke oder die „stoffbasierte Akupunktur" sind nur einige wenige der vielen Anwendungsmöglichkeiten dieses alten, bewährten Arzneimittels.

Wasserstoffperoxid

erhält man als verschieden konzentrierte Lösungen in Apotheken oder bei Chemikalienhändlern. Üblicherweise werden in Apotheken 1,5 bis 3%ige H_2O_2-Zubereitungen verkauft, die nach dem deutschen Arzneibuch zertifiziert sind. Die Bezeichnung lautet dann beispielsweise „Wasserstoffperoxid 3% DAB 11". Sie kosten etwa 8 bis 15 Euro pro Liter und können direkt eingesetzt werden. Will man sich andere Konzentrationen selbst zubereiten, so empfiehlt sich der Kauf von 30%igem Wasserstoffperoxid in Ph. Eur. Qualität. Achtung: Stark ätzend !!! Dieses kann dann in der gewünschten Menge mit Wasser verdünnt werden (Schutzbrille/geeignete Handschuhe!). Für solche höher konzentrierten H_2O_2-Lösungen verlangen die Verkäufer in der Regel einen sogenannten Verwendungsnachweis oder eine Endverbleibserklärung bzw. einen Sachkundenachweis. Erstens, weil es sich um einen Gefahrstoff handelt, und zweitens, weil irgendwelche fanatischen Mörder damit gelegentlich eine bestimmte Art von Flüssigsprengstoff herstellen. Auch hier also wieder ein Beispiel dafür, wie sich ein und dasselbe „Etwas" zum Wohl oder zum Unheil für die Menschen einsetzen lässt. Da es offensichtlich nur ein einziges gesamtes Weltbewusstsein gibt, sollten wir uns allen Mitmenschen mit Wohlwollen zuwenden, nicht mit Mordgelüsten.

Niedrig konzentrierte Wasserstoffperoxid-Lösungen haben überraschend vielfältigen Nutzen zu bieten – sich damit zu beschäftigen und es auf verschiedene Weise auszuprobieren lohnt sich.

Weitere Hilfsmittel,

insbesondere für das Abmessen, Handhaben und Anwenden von DMSO und vielen anderen Stoffen werden benötigt, wenn Sie über das „Teelöffel-Stadium" hinauswachsen wollen. Messpipetten und -zylinder, Spritzen, Kanülen, Filter, ... sind meist für wenige Cent oder Euro pro Stück zu erhalten. Beispielsweise kostet eine Kanüle im Hunderterpack ca. 2 Cent, eine 10 ml Spritze ca. 5 Cent und ein Spritzenfilter (Porengröße 200 Nanometer) ungefähr 1 bis 2 Euro. All diese Sachen können Sie über Apotheken beziehen, bei befreundeten Ärzten oder Heilpraktikern „erbetteln" oder bei Praxisausstattern und Großhändlern kaufen. Das Gleiche gilt für Hilfsmaterialien der „zweiten Reihe" wie Tupfer, Einmalhandschuhe, „Butterflys" oder Venenverweilkanülen, Infusionsbestecke, Desinfektionsspray, Staugurt etc. Trotzdem sei hier noch einmal betont, dass sich in Bezug auf DMSO mit einfachsten Gegenständen, nämlich Pinsel, Metall-Teelöffel, Porzellan-Eierbecher, etc. Gutes vollbringen lässt. Lassen Sie sich darauf ruhig ein und schöpfen Sie diese kostengünstigen Möglichkeiten voll aus. Kaufhinweise für Hilfsmittel, die man für Umgang und Anwendung von DMSO und Co. benötigt, gibt es ebenfalls unter dem Menüpunkt „Bezugsquellen" auf der Internetseite www.PraNatu.de.

Dosierungsübersicht

Hier finden Sie in Kurzform Anwendungsmöglichkeiten und Mengenangaben für den Gebrauch von DMSO. Obwohl die Verträglichkeit im Sinne des sogenannten LD_{50}-Wertes ausgezeichnet ist, sollte man bei der Selbstbehandlung stets mit geringen Mengen beginnen.

Mengenangaben beziehen sich immer auf reines DMSO Ph. Eur. (Pharmacopoea Europaea, zertifiziert nach dem Europäischen Arzneibuch), das einen Gehalt von ca. 99,9% aufweist. Die bloße Gehaltsangabe ist nicht geeignet ein reines DMSO zu identifizieren. Der Wildwuchs von DMSO-Anbietern im Internet zeigt, dass manche von ihnen „Pharmaqualität" oder ähnliches dazu schreiben, jedoch kein Ph. Eur. Zertifikat haben! Also: nur die Bezeichnung DMSO Ph. Eur. ist verlässlich!

Praktische Tipps zum Messen, Mischen und Lagern finden sich in den Anwendungskapiteln.

Denken Sie vor der Erstanwendung an den Verträglichkeitstest (S. 72)!

ÄussereAnwendungaufderHaut

Äußerlich-lokal werden praktisch immer verdünnte DMSO-Lösungen verwendet. Pures DMSO verwende ich lediglich für die punktuelle An-wendung, etwa das Betupfen von Warzen, Aphten, Nagelpilz oder Herpesbläschen mit Hilfe eines Holzwattestäbchens oder der Fingerspitze. Die Verdünnungen sind sehr einfach herzustellen: z.B. werden für eine 60%ige DMSO-Lösung 6 Teile reines DMSO mit 4 Teilen Wasser oder einer anderen geeigneten Verdünnungslösung vermischt. Das kann etwa auch Magnesiumchlorid-Lösung 12%, Procain-Lösung 2%, isotonisches Meerwasser oder Eigenurin sein.

Geeignete Konzentrationen für die äußerliche Anwendung:

Füße/Beine:	40–80%ige wässrige DMSO-Lösung
Rumpf/Arme:	30–70%ige wässrige DMSO-Lösung
Hals/Kopf:	20–50%ige wässrige DMSO-Lösung
Ohren-/Nasentropfen:	10–25%ige isotonische, wässrige DMSO-Lösung
Offene Hautstellen:	15–60%ige isotonische, wässrige DMSO-Lösung
Hautwarzen/Herpes:	80–100%ige DMSO mit Wattestäbchen auftupfen
Augentropfen:	1-3%ige Keim arme, isotonische DMSO-Lösung

Man geht in der Regel von einer 1 Mal täglichen Anwendung aus. In Sonderfällen wie z.B. Augentropfen oder Betupfen von Warzen kann mehrmals täglich angewendet werden. Die äußerliche Anwendung der verschiedenen DMSO-Verdünnungen auf der Haut erfolgt etwa mit Pinsel, Sprühflasche oder direkt mit den Fingern (keine Handschuhe!). Die Haut wird großzügig benetzt und anschließend ca. 30 Minuten ohne Kleidungskontakt belassen. Andernfalls wäscht man kurz ab, bevor wieder Kleidung angelegt wird. Steriles, isotonisches Wasser für Mischungen zur Anwendung auf offenen Wunden oder für Augentropfen bekommt man als Infusionslösung in Kunststoff- und Glasflaschen von 0,1 bis 1 Liter in jeder Apotheke.

Eine Nutzung von DMSO für Bäder empfehle ich nicht mehr. Es ist wesentlich effektiver sich ca. 15 Minuten vor dem Bad mit den gewünschten DMSO-Lösungen zu benetzen und damit die Haut für andere Wirkstoffe im Badewasser zu „öffnen“. Dies können beispielsweise Wasserstoffperoxid, Basensalze, Chlordioxid, ätherische Öle, Magnesiumchlorid u.a. sein.

Innere Anwendung

Das Trinken einer stark verdünnten DMSO-Lösung (ca. 1–5 Teelöffel auf ein 300 ml Getränk) ist die einfachste und schnellste Möglichkeit der Aufnahme. Allerdings kommt es bei dieser Art der Anwendung am ehesten zu den seltenen Fällen von anfänglichen, vorübergehenden Kopf-, Leberschmerzen, Schwindel, weil DMSO rasch die Blutgefäße erweitert und höhere Entgiftungsraten ermöglicht. Für die Versorgung des Körpers mit der gewünschten Menge an DMSO reicht es aus, einmal täglich ein solches Gemisch zu trinken. Zum Beispiel nach dem Frühstück.

Die Tagesdosis, also die Gesamtmenge an DMSO, die pro Tag üblicherweise in bisherigen klinischen Studien verabreicht wurde, orientiert sich am Körpergewicht. Sie liegt im Bereich von 0,05–1 Gramm DMSO pro Kilogramm Körpergewicht. Für einen Menschen der 70 kg wiegt, sind das 3,5 bis 70 Gramm oder ca. 3 bis 65 ml. **Auch bei der innerlichen Anwendung darf das DMSO niemals pur verwendet werden!** Es werden stets stark verdünnte Mischungen mit maximal 15 ml (ca. 16,5g) reinem DMSO in einem großen Trinkglas mit 0,3 Liter Wasser, Saft, Schorle, Tee ... benutzt. Als einfaches Maß kann ein Teelöffel aus Metall verwendet werden: 1 Tl entspricht etwa 3,5 Gramm DMSO. **Also maximal zwischen 4 und 5 Teelöffel**

DMSO pro Trinkglas mit 0,3 Liter Wasser, Saft, Schorle oder Tee. Wenn die Tagesdosis noch höher sein soll, muss ein weiteres Getränk angesetzt werden.

Dosierungsbeispiele

Körpergewicht	Anfangsdosis	Maximaldosis
40 kg	2 g	40 g
50 kg	2,5 g	50 g
60 kg	3 g	60 g
70 kg	3,5 g	70 g
80 kg	4 g	80 g
90 kg	4,5 g	90 g
100 kg	5 g	100 g

Für Mundspülungen eignen sich 5–20%ige wässrige Lösung. Das heißt, man mischt zum Beispiel in einem kleinen Trinkglas 10 Gramm reines DMSO (ca. 3 Teelöffel) in 100 ml Wasser und erhält dadurch eine etwa 10%ige Lösung. Einzelne Stellen an der Mundschleimhaut, die beispielsweise entzündet oder verletzt sind, können auch mit Hilfe eines Wattestäbchens mit stärkeren DMSO-Lösungen (bis zu 80%ig) betupft werden.

Seminare und Vorträge

Der Autor Dr. Hartmut Fischer gibt sein Wissen in Seminaren und Vorträgen zur Therapie mit natürlichen, bewährten Mitteln und deren sinnvolle Kombination mit DMSO weiter. Informationen dazu finden Sie auf der Internetseite www.pranatu.de unter dem Menüpunkt „Seminare/Vorträge“.

Nachwort

Was DMSO alles kann und eventuell auch für Sie bewirken könnte, haben Sie auf den vorangegangenen Seiten gelesen, und wenn es Ihnen ergangen ist wie mir, mit großer Freude, so dass ich fast bedaure, dass dieses lehrreiche, gut verständliche und übersichtliche Buch nun dem Ende entgegengeht. Denn es verbindet Lesevergnügen auf angenehme Art mit anschaulicher Wissensvermittlung, und so gestehe ich gerne, dass ich auch noch neue Erkenntnisse gewonnen habe, obwohl mir die Thematik vertraut ist.

Froh bin ich, dass Dr. Hartmut Fischer die Aufgabe übernommen hat, das DMSO-Handbuch zu schreiben, denn ich bin überzeugt davon, dass er weitaus besser geeignet ist als jeder andere, den ich kenne (mich selbst eingeschlossen). Das erklärt sich u.a. aus seinen Vorkenntnissen, die ihm ermöglichten, chemisches Wissen, chemisch-pharmazeutische Forschungskenntnisse und praktische Erfahrung am kranken Menschen aus seiner Heilpraktikertätigkeit in idealer Weise zu integrieren und in das DMSO-Handbuch einzubringen. So konnte ein meisterhaftes Werk entstehen, dessen Vorzug darin besteht, dass es komplizierte Prozesse einfach erklärt, begreifbar werden lässt und die Erkenntnisse aus jahrelanger Erfahrung durch Reduzierung auf das Wesentliche für viele nutzbar macht. Zudem hat Dr. Hartmut Fischer noch viele eigene „Erfindungen“ und Ideen mit eingebracht.

Sein Ausbildungsweg begann mit einer humanistisch geprägten Gymnasialbildung, ging über in ein naturwissenschaftliches Studium an der Fakultät für Chemie und Pharmazie der Bayerischen Julius-Maximilians-Universität in Würzburg. Anschließend war er mehrere Jahre in bedeutenden Unternehmen der forschenden Pharmaindustrie tätig. Außerdem arbeitete er für ein Forschungsprojekt der Deutschen Forschungsgemeinschaft am Institut für Organische Chemie der Universität Würzburg zur Entwicklung chiraler Synthesen und verbrachte mehrere Jahre seines Berufslebens mit der Entwicklung und Anwendung im Bereich der Wasseraufbereitung. Er nahm für seine beiden Kinder Elternzeit und entschloss sich aus gefühlter Berufung zu einer Heilpraktikerausbildung. Nebenbei engagierte er sich ehrenamtlich im Rettungsdienst und in der Erwachsenenbildung des Bayerischen Roten Kreuzes und durchlief eine Ausbildung zum Sterbebegleiter beim Hospizdienst Fulda.

In seiner Person vereinen sich profunde naturwissenschaftliche Kenntnisse mit einer lebenserfahrenen, am Heil des Menschen orientierten, interessiert forschenden Lebensart. Was immer Dr. Hartmut Fischer sagt oder schreibt, zeugt von Wissen, Tiefe und Respekt vor dem Mitmenschen. Und so schätze ich an ihm vor allem seine Integrität. Sie dürfen sicher sein, dass alles, was für Sie hier höchst professionell zusammengetragen wurde, einzig den Zweck hat, Ihrem Wohl zu dienen. Herr Dr. Fischer hat getan, was er konnte – und das war viel. Nun liegt es an Ihnen, für sich etwas daraus zu machen. Möge es Ihnen gelingen!

Mit guten Wünschen für Sie,
Dr. Antje Oswald

Literaturverzeichnis

1 Muir, M.: DMSO: Many Uses. Much Controversy, *Alternative and Complementary Therapies,* 1996, 230

2 Kleberger E.: Linse mit doppeltem Brennpunkt (Butzenscheibenlinse) erzeugt durch toxische Dosen von Dimethylsulfoxyd (DMSO) an Hunden, *Graefe's Archive for Clinical and Experimental Ophthalmology,* 1967, 173/2, 269

3 Wood, D.C., Wirth, N.V.: Weitere Untersuchungen zur Wirkung von Dimethylsulfoxyd am Kaninchenauge, *DMSO-Symposium, Vienna,* Berlin/Saladruck, 1966, 58

4 Saytzeff, A.M.: Über die Einwirkung von Salpetersäure auf Schwefelmethyl und Schwefeläthyl, *Liebigs Annalen der Chemie und Pharmazie,* 1867, 144, 148

5 Ueltschi, G., Schlatter, C.: Effect of dimethyl sulfoxide on the percutaneous penetration of phenylbutazone and 3H-flumethasone, *Archiv für Experimentelle Veterinärmedizin,* 1974, 28, 101

6 Layman, D.L., Jacob, S.W.: The absorption, metabolism and excretion of dimethyl sulfoxide by rhesus monkeys, *Life Sciences,* 1985, 37, 2431

7 Hucker, H.B., Miller, J.K., Hochberg, A., Brobyn, R.D., Riordan, F.H., Calesnick, B.: Studies on the absorption, excretion and metabolism of dimethylsulfoxide (DMSO) in man, *The Journal of Pharmacology and Experimental Therapeutics,* 1967, 155, 309

8 Gerhards, E., Gibian, H.: Stoffwechsel und Wirkung des Dimethylsulfoxids, *Naturwissenschaften,* 1968, 9, 435

9 Williams, K.I.H., Burstein, S.H., Layne, D.S., Dimethyl sulfone: Isolation from human urine, *Archives of Biochemistry and Biophysics.,* 1966, 113, 251

10 Kolb, K.H., Jaenicke, G., Kramer, M., Schulze, P.E., Absorption, distribution, and elimination of labeled dimethylsulfoxide in man and animals, *Annals of the New York Academy of Sciences* 1967, 141, 85

11 Kietzmann, M., Scherkl, R., Schulz, R.: Pharmakologie der Entzündung und der Allergie, *Lehrbuch der Pharmakologie und Toxikologie für die Veterinärmedizin* (Stuttgart, Enke Verlag), 2002, 2. Edition, 318

12 Self, R., Casey, J.C., Swain, T.: Origin of Methanol and Dimethyl Sulphide from Cooked Foods, *Nature,* 1963, 200, 885

13 Brayton, C.F.: Dimethyl sulfoxide (DMSO): A Review, *The Cornell Veterinarian,* 1986, 76, 61

[14] Martin, D., Weise, A., Niclas, H.-J.: Das Lösungsmittel Dimethylsulfoxid, *Angewandte Chemie,* 1967, 79, 340

[15] Schläfer, H. L., Schaffernicht, W.: Dimethylsufoxyd als Lösungsmittel für anorganische Verbindungen, *Angewandte Chemie,* 1960, 72, 618

[16] Gaylord Chemical: DMSO-Sicherheitsdatenblatt gemäß 1907/2006/EG, Artikel 31, überarbeitet am: 04.05.2011 Versions-Nr: 3

[17] Sears, P.G., Lester, G.R., Dawson, L.R., A Study of the Conductance Behaviour of Some Uni-univalent Electrolytes in Dimethyl Sulfoxide at 25°, *Journal of Physical Chemistry,* 1956, 60, 1433

[18] MacGregor, W.S., The Chemical and Physical Properties of DMSO, *Annals of the New York Academy of Sciences* 1967, 141, 3

[19] Walker, MD M.: DMSO – NATURE'S HEALER, New York/Avery, 1993

[20] Jacob, S.W., Herschler R.: Pharmacology of DMSO, *Cryobiology,* 1986/23(1), 14–27, Academic Press, 1985

[21] Sommer, S., Tauberger, G., *Arzneimittel Forschung,* 1964, 14, 1050

[22] Clinical Reports, *Annals of the New York Academy of Sciences* 1967, 141, 493

[23] Ali, B.H.:Dimethyl sulfoxide: recent pharmacological and toxicological research, *Veterinary and Human Toxicology,* 2001,43(4), 228

[24] Wood, D.C., Wood, J.: Pharmacologic and biochemical considerations of dimethyl sulfoxide, *Annals of the New York Academy of Sciences,* 1975, 243, 7

[25] Baptista, L., Silva, E.C. Da, Arbilla, G.: Oxidation Mechanism of Dimethyl Sulfoxide (DMSO) by OH Radical in liquid Phase", *Physical Chemistry Chemical Physics,* 2008, 10, 6867

[26] Herscu-Kluska, R., Masarwa, A., Saphier, M., Cohen, H., Meyerstein, D.: „Mechanism of the Reaction of Radicals with Peroxides and Dimethyl Sulfoxide in aqueous Solution", *Chemical European Journal,* 2008, 14, 5880

[27] Chang, C.K., Albarillo, M.V., Schumer, W.: „Therapeutic effect of dimethyl sulfoxide on ICAM-1 gene expression and activation of NF-kappaB and AP-1 in septic rats.", *Journal of Surgical Research,* 2001, 95, 181

[28] Santos, N.C., Figueira-Coelho, J., Martins-Silva, J., Saldanha, C.: „Multidisciplinary utilization of dimethyl sulfoxide: pharmacological, cellular, and molecular aspects", *Biochemical Pharmacology* 2003, 67, 1035

[29] Shealy, C.N., *Headache* 1966, 6, 101

30 Broadwell, R.D., Salcman, M., Kaplan, R.S.: „Morphologic effect of dimethyl sulfoxide on the blood-brain barrier.“, *Science* 1982, 217, 164

31 Saeed, S.A., Karimi, S.J., Suria, A.: „Differential effects of dimethyl sulfoxide on human platelet aggregation and arachidonic acid metabolism“, *Biochemical Medicine and Metabolic Biology* 1988, 40, 143

32 Gorog, P., Kovacs, I.B.: „Antiarthritic and antithrombotic effects of topically applied dimethyl sulfoxide“, *Annals of the New York Academy of Sciences,* 1975, 243, 91

33 De la Torre, J.C., Rowed, D.W., Kawanaga, H.M., Mullan, S.: „Dimethyl sulfoxide in the treatment of experimental brain compression“, *Journal of Neurosurgery* 1973, 38, 345

34 Kligman, A.M.: „Dimethyl Sulfoxide“, *The Journal of the American Medical Association* 1965, 193, 923

35 Jacob, S.W., Rosenbaum, E.E.: „Dimethylsulfoxyd: Ein Werturteil nach zweijähriger klinischer Erfahrung“, *DMSO-Symposium, Vienna,* Berlin/Saladruck, 1966, 90

36 Klemm, G.M., Lindner, D., Dietz, O., Mill, J., Richter, W.: „Pharmacologic mechanism of dimethyl sulfoxide (DMSO) based on cytological studies in cattle and clinical observations in sport horses“, *Monatshefte für Veterinärmedizin* 1969, 24, 612

37 Chen, D., Song, D., Wientjes, M.G., Au, J.L.: „Effect of dimethyl sulfoxide on bladder tissue penetration of intravesical paclitaxel“, *Clinical Cancer Research* 2003, 9, 363

38 Douwes, R.A., van der Kolk, J.H.: „Dimethylsulfoxide (DMSO) in horses: a literature review“, *Tijdschrift voor Diergeneeskunde,* 1998, 123, 74

39 Ehrlich, G.E., Joseph, R.: „Dimethyl sulfoxide in scleroderma“, *Pennsylvania Medical Journal,* 1965, 68, 51

40 Sams, W.M. Jr., Carroll, N.V.: „Cholinesterase inhibitory property of dimethyl sulphoxide“, *Nature,* 1966, 212, 405

41 Perlman, R.L., Wolff, J.: „Dimethyl sulfoxide: an inhibitor of liver alcohol dehydrogenase“, *Science,* 1968, 160, 317

42 Hillidge, C.J.: „The case for dimethyl sulphoxide (DMSO) in equine practice“, *Equine Veterinary Journal,* 1985, 17, 259

43 Finney, J.W., Urschel, H.C. Jr., Balla, G.A.; Race, George J.; Jay, B.E., Pingree, H. P. Dorman, H.L. Mallams, J.T., *Annals of the New York Academy of Sciences* 1967, 141, 231

44 Lishner, M., Lang, R., Kedar, I., Ravid, M.: „Treatment of diabetic per-

forating ulcers with local DMSO", *Journal of the American Geriatrics Society,* 1985, 33, 41
45 Leake, C.D., *Science,* 1966, 152, 1646
46 Smith, E.R., Hadidian, Z., Mason, M.M., *Journal of Clinical Pharmacology,* 1968, 5, 315
47 Lohs, K. von, Damerau, W., Schramm, T., *Archiv für Geschwulstforschung,* 1971, 37, 1
48 David, N.A., *Annual Review of Pharmacology,* 1972, 12, 353
49 Sulzberger, M.B., Cortese Jr., T.A., Fishman, L., Wiley, H.S., Peyakovich, P.S., *Annals of the New York Academy of Sciences* 1967, 141, 437
50 Brobyn, R.D., *Medical Tribune,* 1968, 10, 3
51 Brobyn, R.D.: The human toxicology of dimethylsulfoxide, *Annals of the New York Academy of Sciences* 1975, 243, 497
52 Kolb, K.H., *Arzneimittel Forschung,* 1965, 15, 1292
53 Wiberg, N., „Lehrbuch der Anorganischen Chemie / Holleman-Wiberg", Berlin, W. De Gruyter, 1985, 461
54 Abdel-Rahman M. S., Gerges S. E., Alliger H., *Journal of Applied Toxicology* 1982, Volume 2, Issue 3, 160-164
55 Imaizumi, N., Kanayama, T., Oikawa, K.: „Effect of dimethylsulfoxide as a masking agent for aqueous chlorine in the determination of oxychlorines", *Analyst,* 1995, 1983
56 Pies, J.: „Wasserstoffsuperoxid", Freiburg, VAK Verlags GmbH, 2004
57 Last, W., „Krebs natürlich heilen", Immenstadt, Mobiwell Verlag, 2010
58 McCabe, E.: „Flood your Body with Oxygen", Carson City/Energy Publications LLC, 2010
59 Mutschler, E., Arzneimittelwirkungen - Lehrbuch der Pharmakologie und Toxikologie, Suttgart, Wissenschaftliche Verlagsgesellschaft, 1991, 6. Auflage
60 Montes, M., Iglesias-Martinez, E., Penedo, F., Brandariz, I.: „Protonation constants of Procaine in different salts", *Journal of Chemical & Engineering Data,* 2008, 53/7, 1514
61 Reuter, U., Oettmeier, R., StK-Zeitschrift für angewandte Schmerztherapie, 4/2000
62 Brockhaus F.A., Mannheim; Auflage: 19, 1984
63 Tucker, E. J., Carrizo, A., *International Surgery,* 1968, 49, 516
64 http://de.wikipedia.org/wiki/Ignaz_Semmelweis, 22.03.2012
65 Michelakis, E., *Cancer Cell* 2007, 11/37
66 Wenzel, U., Nickel, A., Daniel, H.: „Alpha-Lipoic acid induces apoptosis

in human colon cancer cells by increasing mitochondrial respiration with a concomitant O2-*-generation“, *Apoptosis* 2005, 10/359

67 Persönliche Information von Prof. em. Siegfried Hünig, Universität Würzburg

68 Zingerman, L. I.: „Dimethylsulfoxide in the treatment of multiple sclerosis“, *Zhurnal Neuropatologii I Psikhiatrii Imeni S. S. Korsakova,* 1984, 84, 1330

69 Dubner, S. J.: „How real is Restless-Legs-Syndrome“, *New York Times,* 20.7.2007

70 Steven Woloshin, Lisa M. Schwartz: Giving Legs to Restless Legs: A Case Study of How the Media Helps Make People Sick, http://www.plosmedicine.org/article/info:doi/10.1371/journal.pmed.0030170

71 Miranda-Tirado, R.: Dimethylsulfoxide therapy in chronic skin ulcers, *Annals of the New York Academy of Sciences* 1975,241,408

Stichwortregister

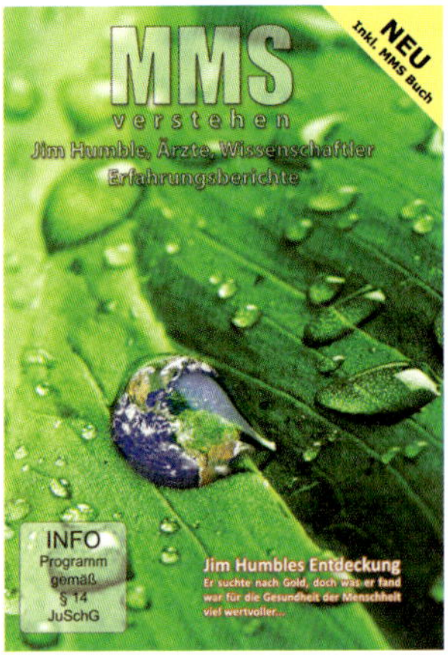

DVD-Dokumentarfilm

MMS verstehen

Dieser Film vermittelt ein vertieftes Wissen über MMS. Ärzte, Wissenschaftler, Anwender kommen zu Wort. Sie lernen auch einige der Menschen kennen, die im MMS-Handbuch erwähnt werden, wie zum Beispiel Jim Humble, den Arzt Dr. Humiston, Clara Beltrones und andere.

Anhand von zahlreichen Zeugenberichten wird die Wirksamkeit des Mittels anschaulich dokumentiert. Es ist beeindruckend, diese Erfahrungsberichte mit zum Teil schwerwiegenden und hartnäckigen Erkrankungen direkt von den Betroffenen zu hören.

- 16 Seiten MMS-Booklet mit interessanten Artikeln über MMS und genauer Anwendungsanleitung für die meisten der marktüblichen MMS-Sets;
- einem Bonusvideo über strukturiertes Wasser und die überraschende Wirkung von strukturiertem Wasser auf Pflanzen.

Format: DVD9, Spieldauer: 105 Min., Sprachen: Deutsch, Englisch, Spanisch
ISBN 978-3-9812917-0-4, Preis: 28,00 Euro

Das CDL-Handbuch

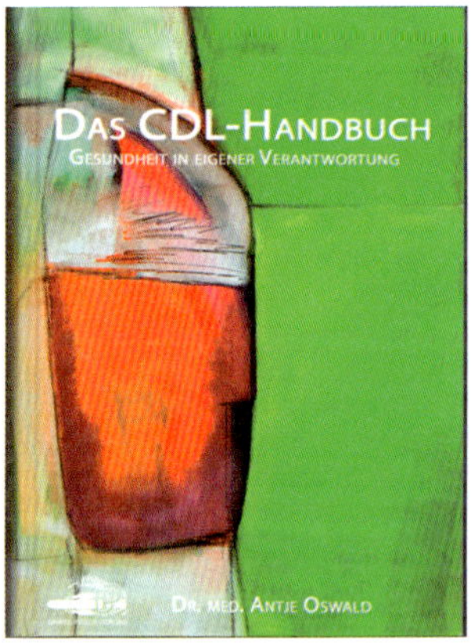

Die Allgemeinmedizinerin Dr. Antje Oswald, bekannt geworden durch *Das MMS Handbuch* beschreibt in ihrem neuen Buch die Weiterentwicklung von MMS – dem CDL.

CDL ist die Abkürzung für „Chlordioxidlösung". CDL besteht aus dem gleichen Wirkstoff wie MMS, ist aber sanfter, verträglicher, einfacher in der Anwendung und nahezu Geschmacksneutral. Das macht dieses äußerst effektive Mittel besonders interessant. CDL hat die Fähigkeit, nahezu alle Krankheitserreger durch den natürlichen Prozess der Oxidation zu beseitigen und dadurch dem Immunsystem einen enormen Schub zur Selbstheilung zu geben. In diesem Buch erfahren Sie die praktische Anwendung von CDL.

Hardcover, 259 Seiten, 24 Euro, ISBN 978-39815255-7-1

Mehr Infos auf www.daniel-peter-verlag.de